ENERGÍA VITAL

DRA. CASEY MEANS
CON CALLEY MEANS

ENERGÍA VITAL

La sorprendente conexión entre la glucosa,
el metabolismo y la inflamación para una salud
sin límites

Traducción de Fernando Borrajo y Remedios Diéguez

Diana

Obra editada en colaboración con Editorial Planeta – España
Título original: *Good Energy*, de la doctora Casey Means con Calley Means
© 2024, Casey Means y Calley Means
© 2025, de la traducción, Fernando Borrajo Castanedo y Remedios Diéguez Diéguez
Diseño de portada: © Caroline Johnson
Adaptación del diseño original de portada: Planeta Arte & Diseño
Adaptación de portada al formato de esta edición: Genoveva Saavedra / aciditadiseño
Imagen de portada: © Theromb / Shutterstock
© 2025, Editorial Planeta, S.A. – Barcelona, España
Derechos reservados

© 2025, Editorial Planeta Mexicana, S.A. de C.V.
Bajo el sello editorial DIANA M.R.
Avenida Presidente Masarik núm. 111,
Piso 2, Polanco V Sección, Miguel Hidalgo
C.P. 11560, Ciudad de México
www.planetadelibros.us

Primera edición impresa en esta presentación: noviembre de 2025
ISBN: 978-607-39-3325-4

Los ejemplos que se emplean en este libro son ficticios, o bien la información sobre las personas ha sido alterada para proteger su identidad.

Este libro no pretende sustituir sino complementar el consejo de un profesional de la salud cualificado. Si sabe o sospecha que tiene un problema de salud, debe consultar a un profesional sanitario. El autor y el editor no se hacen responsables de cualquier pérdida o riesgo asumido, personal o de otro tipo, en los que se incurra como consecuencia directa o indirecta del uso y aplicación de cualquiera de los contenidos de este libro.

Los contenidos ofrecidos en las páginas web indicadas en este libro se ofrecen sin ningún tipo de garantía sobre su exactitud. Estos contenidos podrían estar incompletos o ser incorrectos, así como ser retirados o modificados en cualquier momento sin previo aviso por parte del titular del sitio web o por terceros. Editorial Planeta no tiene el control sobre los contenidos accesibles a través de estas URL ni sobre la naturaleza del sitio web y declina toda responsabilidad por los posibles errores o modificaciones que se pudieran producir en dichos contenidos. El sitio web accesible a través de las URL puede, asimismo, tener políticas y términos de privacidad que están fuera del control de Editorial Planeta. Asegúrese de consultar las Políticas de Privacidad del sitio web, así como sus Términos de uso, antes de realizar cualquier transacción o de facilitar cualquier tipo de información.

Impreso en los talleres de Litográfica Ingramex, S.A. de C.V.
Centeno núm. 162-1, colonia Granjas Esmeralda, Ciudad de México
Impreso en México - *Printed in Mexico*

A Gayle Means,
nacida en 1949, fallecida en 2021 de cáncer de páncreas
(una enfermedad metabólica prevenible)

ÍNDICE

RECETAS DEL PLAN DE ENERGÍA VITAL

Desayuno

Comida

Cena

Aperitivos/salsas/guarniciones/postres

TODO ESTÁ RELACIONADO

Al nacer, pesé cinco kilos. Los médicos felicitaron a mi madre por haber dado a luz a uno de los bebés más grandes en la historia del hospital.

A mi madre le costó perder peso tras el parto y siguió intentando adelgazar durante años. El médico de cabecera le dijo que aquello era normal. Al fin y al cabo, acababa de tener un bebé y estaba envejeciendo. Le aconsejaron que comiera «alimentos sanos».

Cumplidos los cuarenta años, el cardiólogo le diagnosticó hipertensión. El médico dijo que eso era muy habitual entre las mujeres de su edad y le recetó un inhibidor de la enzima convertidora de la angiotensina (IECA), con el fin de que las arterias se relajaran.

Al llegar a los cincuenta, el especialista en medicina interna le informó que tenía el colesterol alto (o, en terminología médica, triglicéridos altos, HDL bajo [HDL son las siglas en inglés de «lipoproteínas de alta densidad» o, coloquialmente, «colesterol bueno»] y LDL alto [«lipoproteínas de baja densidad» o «colesterol malo»]). Le recetaron una estatina y le dijeron que aquello era prácticamente un rito iniciático para una persona de su edad: las estatinas son uno de los medicamentos más recetados en Estados Unidos, donde se prescriben más de 221 millones de unidades al año.

Al cumplir los sesenta, el endocrinólogo le dijo que tenía prediabetes. El médico hizo hincapié en que esa afección era también muy frecuente y que no revestía demasiada importancia. Se trataba de una simple «preenfermedad», y el 50 % de los adultos son propensos a contraerla. Mi madre salió del consultorio con su receta de metformina, un fármaco que se prescribe más de 90 millones de veces al año en Estados Unidos.

Un día de enero de 2021, cuando mi madre tenía setenta y un años, estaba dando su paseo diario con mi padre por los alrededores de la casa que tenían en el norte de California. De repente, sintió un dolor agudo en el abdomen y notó un cansancio inusitado. Lógicamente preocupada, acudió al médico de atención primaria, el cual le hizo un TAC y unos análisis de sangre.

Al día siguiente recibió un mensaje de texto con los resultados: cáncer de páncreas en fase 4.

Murió al cabo de trece días.

El oncólogo del Hospital Stanford calificó de «desafortunado» aquel cáncer de páncreas. A mi madre —que, cuando le diagnosticaron el cáncer estaba siendo tratada por *cinco especialistas diferentes* que le recetaban *cinco medicamentos diferentes*— los médicos solían felicitarla, durante la década anterior al diagnóstico, por la buena «salud» de la que gozaba en comparación con la mayoría de las mujeres de su edad. Y, estadísticamente, estaba sana: el estadounidense promedio de más de sesenta y cinco años acude a veintiocho médicos a lo largo de su vida. En Estados Unidos se extienden catorce recetas por habitante al año.

Es evidente que algo falla en materia de salud, y que ello condiciona a nuestros hijos, a nuestros padres y a nosotros mismos.

Entre los adolescentes, el 18 % tienen hígado graso, alrededor del 30 % son prediabéticos y más del 40 % presentan sobrepeso u obesidad. Hace cincuenta años, muchos pediatras ejercían toda su carrera profesional sin detectar estas patologías entre sus pacientes. En la actualidad, los jóvenes adultos viven en una cultura en la que determinadas patologías como la obesidad, el acné, la fatiga, la depresión, la esterilidad, el colesterol alto o la prediabetes están a la orden del día.

Seis de cada diez adultos padecen una enfermedad crónica. Casi el 50 % de los estadounidenses tendrán que lidiar con alguna enfermedad mental a lo largo de su vida. El 74 % de los adultos tienen sobrepeso u obesidad. Las tasas de cáncer, enfermedades cardiacas, trastornos hepáticos, infecciones de las vías respiratorias altas y patologías autoinmunes aumentan en proporción directa a la cantidad de dinero que invertimos en tratarlas. Frente a estas tendencias, la esperanza de vida en Estados Unidos está descendiendo como no lo hacía desde 1860.

Estamos convencidos de que el aumento de estas patologías —tanto físicas como mentales— es inherente al ser humano. Y nos dicen que podemos corregir la tasa ascendente de enfermedades crónicas mediante las «innovaciones» de la medicina moderna. A mi madre le aseguraron, durante las décadas previas a la aparición del cáncer, que el colesterol alto, el cambio de peso, la glucemia en ayunas y la presión arterial eran cosas que ella misma podría «controlar» durante toda la vida tomándose una pastilla.

Pero, en lugar de enfermedades aisladas, todos los síntomas que fueron manifestándose en mi madre hasta su muerte eran indicios de una misma cosa: la forma caótica en que sus células producían y utilizaban la energía. Incluso mi gran tamaño al nacer —que técnicamente concuerda con los criterios para determinar una macrosomía fetal— era un claro indicio de una disfunción energética en sus células y, casi con toda seguridad, un síntoma de diabetes gestacional sin diagnosticar.

Pero, a lo largo de décadas de síntomas, a mi madre —y a la mayoría de los adultos del mundo moderno— simplemente le recetaron pastillas, pero nunca buscaron la relación existente entre las enfermedades que padecía ni pensaron en cómo invertir la causa fundamental de todas ellas.

La mejor manera de llegar al fondo de la cuestión consiste en empezar a comprender que la mayor mentira de la asistencia médica reside en afirmar que la raíz del problema —la causa de que enfermemos, engordemos, nos deprimamos y seamos estériles— es demasiado compleja.

Todo esto parece muy radical hasta que nos damos cuenta de que prácticamente ningún animal salvaje padece enfermedades crónicas generalizadas. Entre los leones o las jirafas no se observa obesidad mórbida, enfermedades cardiacas o diabetes tipo 2. Las patologías asociadas al estilo de vida —perfectamente evitables— son las causantes del 80 % de las muertes humanas.

La depresión, la ansiedad, el acné, la esterilidad, el insomnio, las cardiopatías, la disfunción eréctil, la diabetes tipo 2, el mal de Alzheimer, el cáncer y la mayoría de las enfermedades que nos atormentan y nos acortan la vida tienen su origen realmente en la misma cosa. Y la posibilidad de prevenir y corregir esas patologías —y de sentirse de maravilla hoy— está en tu mano y es mucho más sencilla de lo que imaginas.

LA ENERGÍA VITAL

Quiero compartir una visión de la salud que sea ambiciosa y audaz. Que la salud y la longevidad se basen en algo sencillo, poderoso y absolutamente fundamental: un solo fenómeno fisiológico capaz de cambiarlo prácticamente todo con respecto a cómo te sientes y actúas hoy y en el futuro. Se llama energía vital, o buena energía, y su capacidad para cambiarnos la vida se debe a que gobierna (literalmente) lo que nos hace funcionar. Las células necesitan energía para cumplir sus funciones, como, por ejemplo, nutrirnos, mantener nuestra mente despejada, conservar el equilibrio hormonal, proteger el sistema inmunitario, tener un corazón sano, reforzar la estabilidad estructural... y muchas cosas más. La energía vital es el núcleo que subyace tras las funciones fisiológicas, es lo que determina nuestra predisposición a la salud física y mental o a la enfermedad.

Esta energía recibe también el nombre de salud metabólica. El metabolismo es el conjunto de mecanismos celulares que transforman los alimentos en una energía capaz de alimentar todas y cada una de las células del cuerpo. A lo mejor nunca te has planteado si tienes energía vital o no. Cuando la producción de energía celular funciona bien, no hay que «pensar» en ella ni ser consciente de su existencia. Simplemente está ahí. Nuestro cuerpo cuenta con un prodigioso conjunto de mecanismos que hacen posible la energía vital durante todos los segundos de cada día; estos mecanismos celulares crean una energía continua y equilibrada y limpian los residuos resultantes de ese proceso, que de otro modo atascarían el sistema.

Cuando sabes cómo funciona este proceso corporal, y actúas en consecuencia, te sientes contento y animado y ves las cosas con mayor claridad. Estás en tu peso, no te duele nada, tienes la piel sana y tu estado de ánimo es estable. Si estás en edad de procrear y esperas tener hijos, puedes disfrutar del estado de fertilidad que te corresponde por naturaleza. Si te estás haciendo mayor, puedes vivir sin la insoportable ansiedad que te produciría la idea de un rápido deterioro físico o mental o el desarrollo de una enfermedad «de familia».

Sin embargo, cuando no controlas la energía vital, muchas cosas empiezan a ir mal. Los órganos, los tejidos y las glándulas son, al fin y al cabo, simples conjuntos de células. Si perdemos la capacidad de alimentar adecuadamente esas células, los órganos que estas forman comienzan — ¿por qué será? — a pasar apuros y a fallar. Como consecuencia de ello pueden aparecer numerosas enfermedades, y, en la actualidad, dadas las presiones a las que la energía vital se ve sometida, eso es exactamente lo que está sucediendo.

El problema, en pocas palabras, es fruto de una incoherencia. Los procesos metabólicos que estructuran nuestro cuerpo se desarrollaron a lo largo de cientos de miles de años mediante una relación sinérgica con el entorno que nos rodea. Pero las condiciones ambientales en que viven las células del cuerpo han cambiado rápida y drásticamente durante las últimas décadas. Empezando por la alimentación, pero incluyendo también los hábitos de sueño y de actividad física, los niveles de estrés y la exposición a sustancias químicas artificiales, las cosas ya no son como eran. El entorno en el que viven las células de una persona cualquiera es hoy radicalmente distinto de lo que las células esperan y necesitan. Este desajuste evolutivo está convirtiendo la función metabólica normal en una disfunción. Y, cuando se producen pequeñas alteraciones celulares en cada célula, a cada momento, las consecuencias de esos cambios son tremendas, pues afectan a los tejidos, los órganos y los sistemas e influyen negativamente en los sentimientos, el pensamiento, la productividad, la apariencia, la edad e incluso la forma de combatir los patógenos y evitar las enfermedades crónicas. En realidad, casi todos los síntomas crónicos que la medicina occidental aborda se deben a que las células están siendo hostigadas por nuestro estilo de vida. Es un derrame interminable: la energía mala o negativa acarrea la rotura de células, órganos y cuerpos enteros, con el dolor que ello conlleva.

Hay doscientos tipos diferentes de células en el cuerpo humano, y, cuando la energía negativa se manifiesta en distintos tipos de células, los síntomas pueden ser dispares. Por ejemplo, si una célula de la teca interna del ovario tiene energía negativa, parecerá que se trata de esterilidad en forma de síndrome ovárico poliquístico (SOP). Si una célula de revestimiento de un vaso sanguíneo tiene energía negativa, parecerá que sea disfunción eréctil, cardiopatía, presión alta, problemas retinales o enfermedad hepática crónica (todo ello se debe al escaso flujo de sangre que llega a diferentes órganos). Si el hígado tiene energía negativa, parecerá que nos encontramos ante una enfermedad por hígado graso no alcohólico (NAFLD, por sus siglas en inglés). En el cerebro, la energía negativa puede hacernos pensar en demencia, depresión, embolia, migraña o dolor crónico, según dónde se presenten esos procesos celulares disfuncionales. Recientemente, las investigaciones han demostrado que cada una de esas patologías —y muchas más— está relacionada directamente con el metabolismo, con la forma errónea de producir energía por parte de las células: energía negativa. Sin embargo, a causa de nuestra forma de practicar la medicina no hemos llegado a comprender todavía las causas profundas de ello. Seguimos «tratando» las «consecuencias específicas» de la energía negativa, pero «no» la energía negativa propiamente dicha. Y nunca llegaremos a devolver la salud a la población enferma si no abordamos esta cuestión específica (la disfunción metabólica), por lo que, cuanto más gastemos en sanidad y cuanta más experiencia médica tengamos y cuanto más accesible sea la atención sanitaria y más medicamentos pongamos a disposición de los pacientes, peores serán los resultados.

En comparación con lo que sucedía hace cien años, hoy consumimos muchísimo más azúcar (hasta un 3000 % más de fructosa líquida), tenemos trabajos más sedentarios y dormimos un 25 % menos. También estamos expuestos a más de ochenta mil sustancias químicas sintéticas en los alimentos, el agua y el aire. Como consecuencia de estos factores y de muchos más, nuestras células ya no son capaces de producir energía como debieran. Muchos aspectos de nuestra vida industrializada durante el siglo pasado tienen la capacidad única y sinérgica de dañar la maquinaria interna de las células que producen energía química. Las consecuencias: disfunción celular en todo el cuerpo, que se manifiesta como una explosión de síntomas crónicos y de enfermedades a las que nos enfrentamos en la actualidad.

Nuestro cuerpo tiene formas sencillas de mostrarnos si hemos estado avivando una disfunción metabólica: aumento del tamaño de la cintura, niveles insuficientes de colesterol, glucosa alta en ayunas y presión alta. Mi madre pasó por todo eso, y el 93 % de los estadounidenses están en la zona de riesgo en al menos uno de los marcadores metabólicos fundamentales.

Aparte de un significativo exceso de grasa en el vientre, mi madre tenía un aspecto sano. Era dinámica, animosa y feliz. Esa es una de las curiosidades de la disfunción metabólica: no aparece de golpe en todo el cuerpo, y puede manifestarse de muy distintas maneras en diferentes personas, según en qué tipo de células se manifieste la disfunción de forma más evidente.

El caso de mi madre es solo un ejemplo de algo que está sucediendo diariamente a millones de personas y familias. He escrito este libro porque su historia es importante para todo el mundo. La enfermedad no es un hecho aleatorio que tal vez ocurra en el futuro, sino que es la consecuencia de las decisiones que tomas y de cómo te sientes «ahora». Si tienes problemas de salud molestos pero en apariencia pasajeros —como astenia, obnubilación, artritis, esterilidad, disfunción eréctil o dolor crónico—, un contribuidor subyacente a la aparición de esas patologías suele ser el mismo factor que conducirá a una enfermedad «grave» años más tarde si no tomas en serio el cuidado de tu cuerpo. Esta información escuece y a veces incluso da miedo, pero hay que darla a conocer: si no interpretas los problemas menores como señales de la energía negativa que se está gestando ahora en el interior de tu cuerpo, podrías descubrir señales mucho más preocupantes en el futuro.

DESPERTARSE

Durante la mayor parte de mi vida adulta, he sido una firme defensora del moderno sistema de atención sanitaria y he ido acumulando créditos para ascender en el escalafón: prácticas de investigación en los National Institutes of Health (NIH) a los dieciséis años, delegada de mi clase en Standford a los dieciocho, premio a la mejor tesis de primer ciclo sobre biología humana a los veintiuno, primera de mi generación en la Facultad de Medicina de Stanford, residente de cirugía otorrinolaringológica en la Oregon Health & Science University (OHSU) a los veintiséis y ganadora de varios premios de investigación sobre otorrinolaringología a los treinta. Publicaron artículos míos en prestigiosas revistas médicas, presenté mis investigaciones en algunos congresos nacionales, pasé miles de noches estudiando a solas y fui el orgullo de mi familia. Esa era toda mi identidad.

Pero en mi quinto año de residencia conocí a Sophia.

Esta mujer, de cincuenta y dos años, sufría infecciones recurrentes de los senos paranasales que le provocaban un constante mal olor en la nariz y dificultad para respirar. Durante el último año, sus médicos le habían recetado aerosoles nasales con esteroides, antibióticos, esteroides orales y enjuagues nasales. Le habían hecho varios TAC, endoscopias y biopsias de pólipos nasales. Las infecciones recurrentes le hacían faltar al trabajo y perder horas de sueño, y, además, tenía sobrepeso y padecía prediabetes. También tomaba un medicamento para la hipertensión y sufría dolores de espalda y depresión, que ella atribuía a sus problemas de salud y al envejecimiento. Acudió a un médico diferente, que le recetó un tratamiento distinto para cada problema.

Como el tratamiento no le hacía efecto, Sophia acudió a mi departamento para someterse a una operación. En 2017 yo era una joven médica que comenzaba su quinto y último año de especialización en cirugía.

Cuando Sophia llegó al quirófano le introduje una cámara rígida en la nariz y usé un pequeño instrumento para romper los huesos y el tejido inflamado, sacándolo todo por aspiración, a tan solo unos milímetros del cerebro. En el postoperatorio, los anestesistas se esforzaron por controlar la glucemia y la presión arterial con un goteo de insulina y antihipertensivos intravenosos.

«Me salvaste la vida», dijo tomándome la mano tras la intervención. Pero, mirándola a los ojos tras la operación, no me sentí orgullosa. Me sentí derrotada.

Como mucho, había aliviado los síntomas de la inflamación nasal crónica, pero no había hecho absolutamente nada para dar con la causa de la tumefacción. Tampoco hice nada para curar sus otras patologías. Sabía que volvería con muchos más síntomas y que seguiría pasando por las puertas giratorias de diversos especialistas a causa de sus problemas de salud, los cuales no eran de mi incumbencia. ¿Saldría del postoperatorio «sana», tras haberle modificado permanentemente la anatomía de la nariz? ¿Qué probabilidades había de que los factores que provocaron la prediabetes, el exceso de grasa, la depresión y la hipertensión (patologías que a mi entender estaban relacionadas de algún modo con la inflamación) no tuvieran nada que ver con la hinchazón recurrente de la nariz?

La de Sophia fue la segunda operación de sinusitis de aquel día y la quinta de la semana. Durante la especialización había realizado cientos de intervenciones de ese tipo en tejidos sinusales irritados e inflamados, pero muchísimos pacientes seguían volviendo al hospital para que les hicieran un seguimiento de la sinusitis y para que les trataran otras enfermedades; las más frecuentes eran diabetes, depresión, ansiedad, cáncer, cardiopatía, demencia, hipertensión y obesidad.

A pesar de haber operado tejidos inflamados del cuello y la cabeza día tras día, ni una sola vez —nunca— me explicaron qué es lo que provoca la inflamación o qué relación tiene con las enfermedades inflamatorias crónicas que tantas personas padecen. De hecho, ni una sola vez me animaron a preguntar a qué se debían tantas inflamaciones. Mi instinto me decía que todas las patologías de Sophia podían estar relacionadas entre sí, pero, en vez de aprovechar esa curiosidad, siempre me mantuve en el ámbito de mi especialidad, limitándome a utilizar el bisturí y a recetar medicamentos.

Poco después de conocer a Sophia, llegué al convencimiento de que no podía operar a otro paciente hasta que comprendiera por qué —a pesar del enorme tamaño y alcance de nuestro sistema sanitario— los pacientes y las personas de mi entorno habían enfermado.

Quería entender por qué estaban aumentando exponencialmente tantas enfermedades, siguiendo además unos patrones que indicaban con claridad la posible relación que había entre ellas. Me había hecho médico para que mis pacientes estuvieran sanos y tuvieran vitalidad, no para medicar, operar y pasarles la minuta al máximo número de personas posible cada día.

Cada vez estaba más convencida de que, aunque estuviera rodeada de facultativos que habían estudiado medicina para ayudar a los pacientes, lo cierto es que todas las instituciones relacionadas con la salud —desde las facultades de medicina hasta las compañías de seguros, los hospitales y las empresas farmacéuticas— ganan dinero «gestionando» las enfermedades, no curando a los pacientes. Esos incentivos estaban creando una mano invisible que llevaba a las buenas personas a obtener malos resultados.

Mi objetivo era escalar a lo más alto en el campo de la medicina. Si dejaba de operar a los pacientes, además de no tener un plan alternativo, habría tirado por la borda el medio millón de dólares que había costado mi formación. En aquella época, no se me ocurría qué otra cosa hacer aparte de ser cirujana.

Pero todas esas consideraciones parecían nimiedades en comparación con un hecho incontestable que no podía quitarme de la cabeza: los pacientes no están mejorando.

En septiembre de 2018, el día en que cumplía treinta y un años y solo unos meses antes de completar los cinco de especialización, entré en el despacho del director de la OHSU y presenté mi dimisión. Con una pared llena de premios y distinciones por mi trabajo clínico y de investigación, y con prestigiosos sistemas hospitalarios tras mis pasos para que ocupara puestos docentes con sueldos de seis cifras, dejé el hospital y emprendí un viaje para entender las verdaderas razones por las que la gente enferma y para averiguar cómo se puede ayudar a los pacientes a recobrar y conservar la salud.

Lo que he aprendido en mi investigación es que no pudieron salvar a mi madre; su cáncer había estado creciendo en silencio mucho antes de que yo dejara la práctica de medicina convencional. Estoy escribiendo este libro para que las personas puedan mejorar y alargar sus vidas con principios sencillos que no se explican en la Facultad de Medicina.

También estoy convencida de que nuestro escaso conocimiento del origen de las enfermedades refleja una gran crisis espiritual. Nuestro cuerpo y nuestra vida ya no nos asombran: nos hemos desentendido de la producción de los alimentos que comemos, nos hemos vuelto más sedentarios a causa del trabajo y los estudios, y nos hemos olvidado de nuestras necesidades biológicas fundamentales, como la luz del sol, el sueño de calidad y el agua y el aire limpios, lo cual ha sumido a nuestro cuerpo en un estado de confusión y miedo. Nuestras células están alteradas a pequeña escala, lo cual repercute sin duda en el cerebro y el cuerpo, los cuales a su vez determinan nuestra percepción del mundo. El sistema sanitario ha capitalizado ese miedo y ofrece «soluciones» a los síntomas de esa disfunción. Por eso el sistema sanitario es la mayor industria de Estados Unidos, y la que más deprisa crece. Nuestra visión reduccionista y fragmentada del cuerpo nos divide en docenas de partes separadas. Esta visión no favorece la prosperidad humana. En realidad, el cuerpo es una entidad interconectada y sorprendente que a cada instante se regenera e intercambia materia y energía con el medioambiente cada vez que comemos, respiramos o tomamos el sol.

Es indudable que el sistema sanitario ha hecho milagros en los últimos ciento veinte años, pero en Estados Unidos nos hemos desorientado en lo tocante a la prevención y curación de las patologías metabólicas, que suponen más del 80 % de los costos sanitarios y de las muertes que se producen hoy en día. La situación es nefasta, pero este libro aspira a ser optimista y práctico. El hecho de que podamos criticar a fondo nuestro sistema sanitario y reformarlo es uno de sus puntos fuertes. A lo largo de anteriores momentos cruciales de la historia, el ingenio humano ha modificado sistemas y ha hecho progresos que pocos podían imaginar. La siguiente revolución en la sanidad se producirá cuando comprendamos que el origen de casi todas las enfermedades está relacionado con la energía y que la solución no consiste en aumentar el número de especialidades, sino en reducirlo. Entonces nos daremos cuenta de que nuestras dolencias no están aisladas, sino relacionadas entre sí, realidad que la investigación nos permite constatar desde que contamos con los instrumentos y la tecnología necesarios para comprender qué ocurre realmente en el interior de las células a escala molecular. Cuando nos acostumbremos a este paradigma energético, podremos curar con rapidez nuestro cuerpo y nuestro sistema. Por suerte, potenciar la energía vital es más fácil y sencillo de lo que parece; además, podemos tomar una serie de medidas para darle prioridad en nuestra vida. Este libro pretende mostrar cómo lograrlo.

La primera parte explica por qué el metabolismo está en el origen de las enfermedades y por qué el sistema actual tiende a desentenderse de él. La segunda parte expone puntos de vista y tácticas que puedes empezar a aplicar para sentirte mejor hoy. La tercera parte reúne todos esos conceptos en un plan realista y la cuarta parte presenta treinta y tres recetas basadas en los principios de la energía vital. A lo largo del libro echaré mano de historias sacadas de mis vivencias dentro y fuera del sistema sanitario y de las opiniones de distintos expertos en salud metabólica.

El objetivo es comprender qué es la energía vital; una energía que genera un estado de ánimo —y lo que de este deriva— verdaderamente increíble... Conoceremos un mundo en el que comemos alimentos fascinantes, movemos el cuerpo, interactuamos con la naturaleza, disfrutamos del mundo que nos rodea y nos sentimos realizados, trepidantes y vivos. La perspectiva es apasionante, porque vivir con energía vital equivale a buena comida, gente feliz, conexiones reales y adentramiento en la más hermosa expresión de nuestra prodigiosa vida.

Es cierto que los retos a los que nos enfrentamos para mejorar nuestra salud son enormes, pero me he dado cuenta de que todo puede empezar a cambiar ahora mismo. Solo necesitas formularte una simple pregunta: ¿cómo me sentiría si tuviera energía vital? Te invito a que te hagas ahora esa pregunta: ¿cómo me sentiría si mi cuerpo funcionara a la perfección, si estuviera a gusto disfrutando de mi experiencia humana, si mi mente funcionara de forma clara y creativa, y si sintiera que mi vida se cimienta sobre una fuente sólida y estable de fuerza interior? Imagina dentro de ti una poderosa fuerza vital que te permite comenzar cada día con gozo, energía, regocijo y gratitud. Tómate un momento. Siéntelo de verdad. Imagínatelo. Permítetelo.

Lo que espero de este libro es que llegue a cambiar tu vida al hacer posible que te sientas mejor hoy y que prevengas las enfermedades del día de mañana. Todo comienza con la comprensión y aplicación de la ciencia de la energía vital.

Primera parte

LA VERDAD SOBRE
LA ENERGÍA

Capítulo 1
LA SALUD AISLADA FRENTE A LA SALUD ENERGÉTICA

Cuando terminé la carrera de medicina tuve que elegir una de entre cuarenta y dos especialidades: una parte del cuerpo a la que dedicar mi vida.

La división es la característica principal de la medicina moderna. Desde mi primer año de carrera fui pasando de una perspectiva amplia a una visión cada vez más estrecha. Cuando decidí estudiar medicina dejé atrás los estudios de física y química para centrarme exclusivamente en la biología. En la facultad de medicina tenía que memorizar todos los datos sobre la biología «humana», y ya no estaba interesada en otros sistemas biológicos, como los de los animales y las plantas. Como residente, me limitaba a operar una zona específica: la cabeza y el cuello, y apenas pensaba en el resto del cuerpo.

Si hubiera completado los cinco años de formación habría podido dedicarme posteriormente a una rama de esa especialidad. Podría haber sido rinóloga (especializada solo en la nariz), laringóloga (especializada solo en la laringe), otóloga (especializada solo en los tres huesitos del oído interno, además de la cóclea y el tímpano) o especialista en cáncer de cabeza y cuello (entre otras opciones). El objetivo principal de mi carrera profesional habría sido conocer cada vez mejor los secretos y entresijos de una parte cada vez más pequeña del cuerpo.

Si hubiera sido «realmente» buena en mi trabajo, a lo mejor el *establishment* médico habría puesto mi nombre a una enfermedad de una parte del cuerpo, como fue el caso del decano de la Facultad de Medicina de Stanford — un otólogo de fama mundial que se llamaba Lloyd B. Minor —, que dedicó toda su carrera profesional a unos diecinueve centímetros cuadrados del cuerpo humano. En la patología que lleva su nombre — el síndrome de Minor —, se cree que una serie de cambios microscópicos en los huesos del oído interno provocan que aparezcan diversos síntomas otológicos relacionados con el equilibrio. El doctor Minor representaba el ideal de todos los médicos para alcanzar el éxito: céntrate en tu especialidad y sigue ascendiendo en tu carrera. De ese modo, además, también te proteges a ti mismo: para el médico promedio, mantenerse en la senda correcta es una forma de no incurrir en errores por tratar incorrectamente un problema ajeno a su especialidad.

En mi quinto año, era la jefa de los residentes de otología, una rama de la cirugía de cabeza y cuello, centrada en esos diecinueve centímetros cuadrados del cuerpo que rodean el oído y controlan la audición y el equilibrio. Recibía con frecuencia a pacientes como Sarah, una mujer de treinta y seis años que acudía al consultorio de otología atenazada por una migraña contumaz que la torturaba más de diez veces al mes. Dado que los mareos y los síntomas auditivos pueden ser una característica de esta debilitante enfermedad neurológica, quienes la padecen suelen llegar a este servicio especializado a través de un laberinto de facultativos. Tras una década de lacerantes episodios de migraña, el mundo de Sarah se había reducido drásticamente, puesto que, por su discapacidad, vivía prácticamente confinada en casa y su existencia giraba en torno a su enfermedad. Era tan sensible a la luz que siempre llevaba puestos unos lentes de sol y, debido a la artritis inflamatoria, caminaba con un bastón. Un perro guía la acompañaba en todo momento.

Al revisar las cien páginas de historiales médicos que me enviaron por fax, observé que Sarah había acudido a ocho especialistas a fin de tratar un conjunto más amplio de persistentes y dolorosos síntomas. Un neurólogo le había prescrito fármacos para los episodios de migraña. Un psiquiatra le había recetado un inhibidor selectivo de recaptación de la serotonina (ISRS) para tratar la depresión. Un cardiólogo le había prescrito un tratamiento para combatir la hipertensión. Un especialista en cuidados paliativos le había recetado fármacos adicionales para mitigar el incesante dolor en las articulaciones. A pesar de todo el tratamiento, Sarah seguía sufriendo.

Al revisar detenidamente esos informes, me sentí abrumada. ¿Qué «más» podía ofrecerle a aquella mujer que no hubiera probado ya?

Como parte de las preguntas habituales en relación con la toma de medicamentos, le pregunté si había probado alguna dieta específica para hacer desaparecer la migraña. Nunca había oído hablar de tal cosa. Aquello me sorprendió. En nuestras clínicas había montones de folletos sobre esa cuestión para pacientes como ella, pero a mis colegas la nutrición les parecía tan superflua que ni siquiera la mencionaban. En cambio, le habían hecho toda clase de pruebas, incluso costosos TAC, y le habían recetado fármacos psicoactivos y de otro tipo, todos simultáneamente. Sarah se mostró renuente cuando le describí las esperanzadoras posibilidades de una dieta que excluyera los alimentos que provocan migrañas. Su lenguaje corporal parecía sugerir que, si una cosa tan prosaica como la comida hubiera servido de algo, los expertos en medicina ya se lo habrían dicho hacía mucho tiempo. Quería probar con un medicamento distinto.

El caso de Sarah no era el primero en el que yo veía esa confluencia de circunstancias. A menudo acudían a mi consultorio pacientes con casos pertinaces de enfermedades crónicas y con montones de documentos. Pero Sarah era injustamente joven para tanto sufrimiento y, además, había pasado por tantos especialistas diferentes en tan poco tiempo que su caso demostraba a las claras el preocupante fracaso del sistema sanitario. Estaba cada vez más enferma y tenía que vivir no con una, sino con varias enfermedades crónicas. Ella no lo sabía, pero su esperanza de vida se estaba acortando. Sarah se sentía frustrada por los cuidados que había recibido, pero, aun así, seguía confiando en ellos, seguía incluso aferrándose a ellos.

Intenté ocultar mi desazón. ¿Cómo iba a extenderle otra receta sin animarla a probar algunas estrategias sencillas con datos significativos que las respaldaran? Se me revolvía el estómago ante la idea de que ningún medicamento iba ser la solución mágica que le cambiaría radicalmente la vida. Ella y yo podíamos seguir con la farsa de depositar esperanzas en un nuevo medicamento, programar un seguimiento a las seis semanas para ver cómo funcionaba, y salir de nuestra reunión sintiéndonos satisfechas de haber hecho todo lo posible, pero, en cierto modo, ambas sabíamos que un «error en el medicamento» no era el motivo por el que Sarah padecía enfermedades que se manifestaban en todo su cuerpo.

Podía hacer lo que habían hecho los otros médicos encargados de atenderla: poner nombre a la enfermedad según criterios basados en síntomas, extenderle una receta, descartar problemas que pudieran poner en peligro su vida, anotar los datos de facturación y pasar a otra cosa. Eso sería ejercer la medicina respetable. Pero Sarah, y otros casos tan complejos como el suyo, me incitó a trabajar de otra manera, a mirar atrás y preguntarme por qué tenía todos esos síntomas.

VAYAMOS QUITANDO LAS CAPAS: ¿CUÁL ES LA CAUSA DE LA ENFERMEDAD?

Inflamación invisible: a la vez en todas partes

En caso de duda, lo primero que hay que hacer es preguntar. Y una pregunta ineludible en el caso de Sarah era la siguiente: ¿eran sus patologías realmente tan diferentes entre sí o había algo que las relacionaba y que mis colegas y yo no éramos capaces de ver?

Repasando sus análisis, observé que uno de los marcadores inflamatorios estaba muy alto. Vagamente recordé lo que me habían enseñado en la facultad, que ese marcador se elevaba en el caso de enfermedades como la diabetes y la obesidad. Reparé en que Sarah tenía también artritis inflamatoria. Ahí entraba en juego la inflamación crónica. De modo que me pregunté otra cosa: ¿sería la inflamación una de las causas de la migraña? Curiosamente, una búsqueda rápida en PubMed me mostró enlaces a más de mil documentos científicos que las relacionaban.

Sabía de sobra que la inflamación hace referencia a la hinchazón, el calor, el enrojecimiento, el pus o el dolor que aparecen cuando las células inmunitarias se dirigen al lugar de una herida o infección. Todos esos síntomas son de gran ayuda, pues indican que se está organizando una sólida y coordinada defensa para contener, remediar y curar el tejido dañado o amenazado. El sistema inmunitario está siempre en busca de cualquier elemento extraño, superfluo o dañino, y reaccionará de esa manera segundos después de detectar alguna anomalía. Tras solucionar el problema, el sistema inmunitario neutraliza la inflamación y todo vuelve a la normalidad: el calor, el enrojecimiento, la hinchazón y el dolor desaparecen.

Pero el examen físico de Sarah, así como otros marcadores clínicos, eran desconcertantes. Yo no veía ninguna herida, ninguna infección destacable. En este caso no había ningún elemento que explicara la inflamación, pero la reacción inflamatoria se había activado —y seguía activada— hasta el punto de producir daños colaterales en su cuerpo. ¿Por qué continuaba actuando el sistema inmunitario y por qué permanecía en un estado constante de alarma y prevención —crónicamente inflamado— en situaciones nada preocupantes, incluso hasta el extremo de provocar daños colaterales en los tejidos del cuerpo?

Cuando reflexioné sobre los problemas que trataba en calidad de cirujana otorrinolaringóloga, hubo algo que me chocó. En medicina, el sufijo *-itis* significa «inflamación», y nosotros estábamos tratando a diario sinusitis, amigdalitis, faringitis, otitis, condritis, tiroiditis, traqueítis, adenoiditis, rinitis, sialoadenitis, parotiditis, celulitis, mastoiditis, osteomielitis, neuronitis vestibular, laberintitis, glositis, etcétera. Yo era una médico de las inflamaciones, y ni siquiera me había dado cuenta. En cuanto otorrinolaringóloga, mi trabajo consistía en combatir las inflamaciones que aparecían en el oído, la nariz o la garganta. A menudo el proceso incluía la utilización de medicamentos «antiinflamatorios» por vía oral, nasal, intravenosa, inhalatoria y tópica: Flonase en espray, irrigaciones nasales a base de esteroides, cremas de prednisona, metilprednisolona y nebulizadores de esteroides; fármacos todos para estimular el sistema inmunitario.

Supongamos que el medicamento no surte efecto, como le pasaba a Sophia. En ese caso pasábamos al siguiente nivel en cirugía: crear orificios en el cuerpo de un paciente para reducir la obstrucción provocada por la inflamación y dar salida al fluido que esta produce. A veces interveníamos mecánicamente, forzando la anatomía para esquivar la inflamación. En ocasiones insertábamos tubos a través del tímpano para dar salida al fluido, perforábamos los huesos del cráneo a fin de liberar el pus atrapado o insertábamos un globo para agrandar una vía aérea que se había estrechado a causa de la inflamación crónica.

El medicamento y la cirugía neutralizaban temporalmente la inflamación o reducían al mínimo sus efectos —algo así como tumbar a un atacante mediante una llave de *jiu-jitsu*—, pero a menudo los tejidos volvían a inflamarse o el pus se acumulaba de nuevo en la zona bloqueada. ¿No nos correspondía a nosotros, como expertos en medicina, averiguar «por qué» reaparecía la inflamación?

Pero, en cuanto me puse a sacar capas de la cebolla, las preguntas comenzaron a multiplicarse. ¿Por qué estaban tan revolucionados los sistemas inmunitarios de pacientes como Sarah y Sophia? ¿Por qué las células que deberían estar sanas enviaban señales de «miedo» con el fin de que otras células inmunitarias acudieran en su ayuda? Ni yo ni mis pacientes veíamos ningún peligro evidente, como pudiera ser un corte o una infección. Entonces, viéndolas por el microscopio, ¿por qué estaban esas células tan asustadas?

Reflexioné sobre los análisis de Sarah y el marcador inflamatorio que estaba estrechamente relacionado con padecimientos crónicos como la diabetes, la obesidad y las enfermedades autoinmunitarias. Y de repente se me ocurrió. ¿Era posible que todos sus síntomas — no solo los relativos a la otorrinolaringología — se debieran a la inflamación? ¿Puede un mecanismo producir tantas enfermedades diferentes? ¿Estaba cada parte de su cuerpo reaccionando con miedo a los mismos peligros «invisibles»? Desde mi punto de vista actual, la verdad resulta más que evidente. Las investigaciones han demostrado que la inflamación crónica provoca toda clase de enfermedades y patologías ajenas al oído, la nariz y la garganta: desde cáncer y afecciones cardiovasculares hasta infecciones respiratorias, patologías gastrointestinales, dolencias dermatológicas y trastornos neurológicos. Pero centrarse en esas relaciones o indagar las causas de todas esas inflamaciones no formaba parte de la cultura médica institucional.

Fue entonces cuando caí en lo mucho que sabía. Desde que hice los deberes de histología y observé cientos de portaobjetos de tejido y piel humanas en el microscopio, me había maravillado de los casi cuarenta billones de células que componen el cuerpo humano. Me fascina su complejidad, su diminuta importancia como fundamento mismo de la vida y el hecho de que somos un cúmulo de células. Contienen tanta información en su interior, cada célula es un universo en miniatura lleno de actividad que no cesa de trabajar, cuyo resultado, básicamente, es nuestras vidas.

Nuestras células no pueden hablar ni decirnos de qué tienen miedo. Pero, aunque parezca increíble, si observamos las cosas desde la perspectiva de la célula, las respuestas a las preguntas que nos hacemos están ahí: son complejas, sí, pero no tan desconcertantes, inextricables o especializadas como algunos quieren hacernos creer.

Tras dejar mi puesto de jefa de residentes en el hospital de la OHSU, tuve la oportunidad de hacer nuevos descubrimientos. Ante la posibilidad de llenar las lagunas de mi educación convencional —y puesto que me sentía muchísimo más sana y con más energía—, empecé a estudiar con entusiasmo bioquímica nutricional, biología celular, biología de redes y sistemas, así como medicina funcional, ampliando y modernizando mis conocimientos sobre la salud y la enfermedad. Conocí a docenas de médicos que, como yo, habían abandonado prestigiosas instituciones en busca de una medicina mejor y con la intención de aprender a ayudar de verdad a los pacientes a curarse, en vez de solo gestionarlos. Inspirada y revitalizada, pronto abrí un pequeño consultorio médico en el barrio de Pearl District en Portland, instalándome en un espacio colaborativo con ventanas soleadas y muchas plantas. Les conté a algunos amigos y colegas que estaba haciendo algo diferente: en lugar de ofrecer cuidados a enfermos, me centraba en generar salud. En vez de tratar las enfermedades desde la cima de la medicina como una cirujana de prestigio, trabajaría para devolver y mantener la buena salud desde la base de la pirámide, mediante largas conversaciones y la creación de planes personalizados. Juntos, mis pacientes y yo construiríamos los fundamentos de un cuerpo sólido y sano desde la base. Cuando se corrió la voz, mi agenda se llenó rápidamente.

Muchos pacientes acudían a mí con enfermedades en apariencia crónicas e intratables como las de Sarah y Sophia. Pero entonces empezamos a tratar el problema desde un punto de vista diferente: el plano celular fundamental. Incidí en dar a las células lo que necesitaban para hacer su trabajo y eliminar lo que las bloqueaba, haciendo hincapié en los cambios nutricionales, los cambios en el estilo de vida y el refuerzo celular en general. Mis pacientes obtuvieron resultados diferentes y, en ocasiones, transformadores. Algunos problemas persistentes —aumento de peso, dificultades para dormir, dolor agudo, enfermedades crónicas, colesterol alto e incluso problemas reproductivos— comenzaron a solucionarse, a veces en cuestión de días, a veces de meses. La inflamación empezó a desaparecer para no volver a presentarse más. Algunos pacientes redujeron, e incluso interrumpieron, el medicamento que les habían prescrito. La esperanza y el optimismo respecto a lo que la vida podía ofrecerles volvió a aquellas personas entregadas a las que tuve la fortuna de ayudar. A veces, los resultados llegaban con mucho menos esfuerzo incluso. Se producían haciendo lo contrario de lo que siempre me habían enseñado, que era aumentar el medicamento y realizar nuevas intervenciones.

Aprendí muchas cosas practicando la medicina de esta nueva forma. Una de las más importantes fue que la inflamación —que conduce a la enfermedad, el dolor y el sufrimiento— se origina porque en el interior de nuestras células se producen disfunciones básicas que afectan a su funcionamiento, transmisión y replicación. Una cosa ha quedado meridianamente clara: si de verdad queremos restablecer la salud general del cuerpo y la mente, debemos examinar una capa más profunda que el mecanismo de la inflamación y llegar hasta el centro mismo de las células.

Problemas difíciles de ver: metabolismo, mitocondrias y disfunciones

Tras años intentando encontrarla, la respuesta a lo que estaba causando la inflamación en pacientes como Sarah resultó ser extraordinariamente sencilla: con frecuencia se debe a que las células del cuerpo se sienten continuamente amenazadas por la debilidad que les produce la energía negativa. Las células inmunitarias acuden enseguida a las partes del cuerpo que están en peligro, y eso es lo que produce la inflamación.

Una célula débil, disfuncional desde el punto de vista metabólico, que se esfuerza por producir energía y avanza a trompicones en su labor diaria, es una célula amenazada y en peligro. Esa célula insegura envía señales de alarma y atrae al sistema inmunitario para que acuda en su auxilio. En sus esfuerzos por servir de ayuda, las células inmunitarias provocan grandes daños colaterales —creando una auténtica guerra dentro del cuerpo para defenderse de sí mismo—, lo que da lugar a síntomas aún más llamativos. Esta es una de las principales razones por las que la inflamación crónica suele ir acompañada de disfunciones metabólicas y síntomas generalizados.

Sumergirse en el mundo de la biología celular puede parecer intimidante, pero hay un sencillo método para reformular nuestra comprensión de la salud y la enfermedad: lo bien o mal que las mitocondrias de la célula producen energía.

Probablemente habrás oído hablar de la palabra «mitocondria», que te sonará del bachillerato, donde la describen más o menos así: «Organelo de la mayor parte de las células, rodeado de una doble membrana, que se encarga de la producción de energía». Las mitocondrias convierten la energía alimentaria en energía celular. Esos organelos son transformadores: aprovechan los desechos de los alimentos que comemos y se encargan de convertirlos en una forma de energía que las células pueden utilizar para llevar a cabo numerosas funciones. Diferentes clases de células presentes en el cuerpo —hepáticas, epidérmicas, cerebrales, ováricas, oculares, etcétera— tienen en su interior cantidades completamente dispares de mitocondrias. Algunas células contienen cientos de miles, mientras que otras tienen solo un puñado, según la función que cumpla esa célula y la cantidad de energía que necesite para llevarla a cabo.

Cuando el cuerpo está sano, los ácidos grasos de la alimentación y la glucosa (el azúcar) de los carbohidratos se descomponen durante la digestión. Luego entran en el torrente sanguíneo y son transportados a las células individuales. La glucosa se descompone todavía más en el interior de la célula. Estas moléculas son transportadas al interior de las mitocondrias y, mediante una serie de reacciones químicas, generan electrones (partículas cargadas). Los electrones se desplazan y son sometidos a un proceso mitocondrial especializado para finalmente sintetizar el trifosfato de adenosina (TFA). Esta es la molécula más importante del cuerpo humano: es la divisa energética que «costea» toda la actividad que se desarrolla en el interior de las células, y, por consiguiente, costea nuestra vida.

Pero resulta que hay una enorme cantidad de TFA. En nuestro cuerpo se producen billones y billones de reacciones químicas cada segundo. Todas esas actividades requieren energía —esto es, el TFA que las mitocondrias generan— y requieren una cantidad suficiente en todo momento. Sin todo ese bullicio nos desmoronaríamos literalmente: nos vendríamos abajo por falta de energía.

Aunque el TFA sea una molécula microscópica, el ser humano produce unos cuarenta kilos acumulativos al día, generándolos, utilizándolos y reciclándolos a tanta velocidad que ni siquiera nos damos cuenta de ello. Cada una de nuestros treinta y siete billones de células es como una ciudad en miniatura —que no para de moverse, hacer transacciones y producir resultados— dentro de su membrana celular. Aunque los procesos que desarrollan nuestras células son demasiado numerosos para contarlos, los principales elementos que necesita una célula para funcionar a la perfección se pueden agrupar en siete categorías de actividad, y todas ellas necesitan TFA.

1. **Fabricación de proteínas.** Las células sintetizan aproximadamente setenta mil tipos diferentes de las proteínas necesarias para todos los aspectos del crecimiento y el funcionamiento del cuerpo. Las proteínas tienen diferentes formas, tamaños y funciones, y se encargan de una serie de cometidos. Pueden ser receptores sobre

la superficie de las células; canales por los que la glucosa entra y sale de la célula; andamios situados en el interior de esta para darle forma y ayudarla a desplazarse; reguladores que se asientan en el ADN y activan o desactivan los genes; moléculas señalizadoras, como las hormonas y los neurotransmisores, que envían información a otras células, y anclas que impiden que las células adyacentes se separen.

2. **Reparación, regulación y replicación del ADN.** Las células replican su ADN para garantizar que cada nueva célula tenga una copia completa del material genético durante el proceso de división celular. Las células también reparan cualquier daño en el ADN para evitar mutaciones que pudieran provocar cáncer u otras enfermedades. Además de eso, las células poseen complejos mecanismos para modificar el plegamiento y la estructura tridimensional del genoma por medio de cambios epigenéticos, los cuales regulan qué genes se expresan en un tipo de célula determinada y en qué momento. Nuestras células se renuevan constantemente, lo cual es posible gracias a los procesos de replicación del ADN y de división celular.

3. **Señalización celular.** En el interior de una célula, toda la actividad está coordinada por medio de la señalización celular: microscópicos mensajes bioquímicos que son enviados constantemente al interior y el exterior de la célula para dar instrucciones e información sobre lo que hay que hacer, adónde debe ir cada cosa y qué es lo que hay que activar o desactivar. Por ejemplo, en el intento de reducir a su nivel normal el azúcar en sangre tras una comida, el cuerpo produce insulina. Esta se adhiere a la superficie de las células, emitiendo una serie de señales que hacen que la célula envíe canales de glucosa a la membrana celular para que la glucosa pueda fluir. Las células también se comunican constantemente entre sí a través de diversas vías de señalización mediante las cuales reciben y transmiten información por medio de señales químicas, como las hormonas, los neurotransmisores y los impulsos eléctricos.

4. **Transporte.** Del mismo modo que los camiones transportan cargamentos por todo el país, también las células deben trasladar materiales moleculares por su interior para que todo funcione correctamente.

Cada célula es capaz de embalar, etiquetar y enviar moléculas a lo largo y ancho de su entorno microscópico con una precisión increíble. Por ejemplo, cuando la célula despacha un lote de serotonina (que sirve, entre otras cosas, para regular el estado de ánimo), lo envuelve en una bolsa celular que se llama vesícula y la envía en una proteína motora (como un coche pequeño) a la membrana celular para que esta actúe sobre las neuronas contiguas. Este proceso es el que crea nuestros pensamientos y sentimientos. En ocasiones algunas células —como las inmunitarias— también deben transportarse a sí mismas alrededor del cuerpo. Una célula inmunitaria, cuando es activada por una señal química inflamatoria para acudir al lugar donde se está produciendo una situación peligrosa, en ocasiones pasa de la médula ósea al torrente sanguíneo, como si estuviera saltando el camellón de una autopista. Cuando llega al órgano amenazado, se arrastra a lo largo de este valiéndose de unos apéndices digitiformes para cumplir su función.

5. **Homeostasis.** Las células se encargan constantemente de mantener unas condiciones de funcionamiento saludables, como el pH, la concentración de sales, los gradientes de moléculas cargadas, que pueden generar impulsos eléctricos, y la temperatura. Este mantenimiento de un entorno óptimo en el que se puedan producir reacciones químicas se denomina «homeostasis».

6. **Limpieza de desechos celulares y autofagia.** Las células también son capaces de reciclar sus propios componentes mediante un proceso denominado «autofagia», que es la forma que tienen las células de vaciar las partes y las proteínas dañadas y de reciclar las materias primas. Este reciclaje y renovación de las mitocondrias se denomina «mitofagia», un elemento fundamental para mantener la salud de las poblaciones mitocondriales en el interior de las células. De manera más drástica, las células también pueden provocar su propia muerte para dejar paso a otras células más sanas, proceso que se conoce como apoptosis.

7. **Metabolismo.** Y, por supuesto, la producción de la energía. ¡Incluso estos cambios requieren energía para funcionar!

Todas estas actividades requieren TFA —compuesto de mitocondrias sanas— para tener lugar. Cuando los materiales adecuados están disponibles en las cantidades adecuadas, las mitocondrias producen la energía necesaria para la actividad celular, lo cual va instilando salud en todo el cuerpo. Los órganos son agrupaciones de células. Los grupos de células sanas y llenas de energía que pueden desempeñar todas sus funciones se convierten en órganos sanos que realizan su trabajo. Cada célula tiene los elementos que necesita para funcionar; solo le faltan los recursos. Pero las mitocondrias, cuando no viven en las condiciones adecuadas o se ven invadidas por materiales extraños en cantidades desproporcionadas, no producen el TFA necesario para que las células cumplan su función. Este problema de la energía negativa a escala celular no solo genera problemas en los órganos, sino que conduce a que las células hagan sonar las alarmas: «¡Algo va mal, necesitamos ayuda!». El sistema inmunitario —siempre dispuesto a echar una mano— acude de inmediato.

Pero en este caso no se trata de una infección o una herida que las células inmunitarias puedan neutralizar o contrarrestar: estamos ante un problema más grave, que es el funcionamiento de las células. Es una cuestión que las células inmunitarias no pueden resolver porque lo que impide a las mitocondrias desempeñar su función, incapacitándolas para realizar su trabajo, está «fuera de nosotros»: es el entorno en el que vive nuestro cuerpo, un entorno que —desde la perspectiva de las células— es prácticamente irreconocible desde hace cien años.

La dieta y el estilo de vida modernos están devastando las mitocondrias. Nuestras mitocondrias y las células que las albergan han evolucionado conjuntamente durante eones con relación a nuestro entorno. Sus mecanismos funcionan en colaboración con una serie de datos y flujos de información que desde el mundo exterior llegan a nuestro cuerpo y, finalmente, a ellas. Ciertas clases de nutrientes, la luz del sol y la información procedente de las bacterias del intestino, entre otras cosas, contribuyen a activar las células y sus fuentes de energía, suministrándoles todo lo que necesitan para funcionar. Pero muchos de esos datos y flujos de información han cambiado de forma radical, y lo único que han conseguido es bloquear la función mitocondrial y dañarla peligrosamente.

Una célula inmunitaria fuerte, si intenta ayudar a una célula enferma y amenazada por su disfunción mitocondrial se debilita por completo. La célula inmunitaria no puede detener los factores perjudiciales y la falta de recursos resultantes del entorno antinatural del mundo industrializado moderno. Una célula inmunitaria no puede impedir que tomes refrescos, que filtres el agua, que escuches los enojosos mensajes que te dejan en el contestador, que tragues pesticidas y microplásticos o que te acuestes tarde. Así pues, la célula inmunitaria usará las herramientas que tiene a su disposición: reunirá más células inmunitarias, enviará más señales inflamatorias y seguirá combatiendo hasta que las cosas se solucionen. Pero los problemas no se resuelven, porque los perjudiciales daños medioambientales no tienen solución. Ese es el origen de la inflamación crónica.

Un grupo de células inoperantes a causa de una disfunción mitocondrial y de la inútil fogosidad del sistema inmunitario para penetrar en esa zona y desinfectarla produce una disfunción orgánica que se manifiesta en un síntoma. La mayoría de los síntomas crónicos a los que nos enfrentamos hoy en día son solo diferentes expresiones del mismo desastre que se está produciendo en otras partes del cuerpo: las mitocondrias sufren el daño que les ocasiona nuestra forma de vivir, las células con poca energía se vuelven disfuncionales, el sistema inmunitario intenta ayudar pero no puede, y, en su intento desesperado, no hace más que empeorar la situación.

Entonces, el entorno en el que vivimos ¿hasta qué punto deteriora las mitocondrias? La respuesta se resume en diez factores fundamentales (que analizaremos más a fondo en la segunda parte de este libro), y todos están estrechamente relacionados:

1. **Sobrealimentación crónica.** La sobrealimentación crónica, que hace referencia al consumo durante un largo periodo de tiempo de más calorías y macronutrientes de los que el organismo necesita, puede producir distintas disfunciones mitocondriales. Comemos aproximadamente un 20 % más de calorías que hace cien años, y entre un 700 y un 3 000 % más de fructosa, y el cuerpo debe procesar toda esa ingesta. Imagina que te piden que trabajes cada día un 700-3 000 % más de lo que trabajas habitualmente: ¡te derrumbarías! Las células no pueden procesar todo el material procedente de tal abundancia de alimentos, por lo que las cosas se alteran, se origina un exceso de subproductos artificiales y muchos procesos celulares, incluido el trabajo de las mitocondrias, se malogran. Esta saturación hace que el interior de la célula se llene de grasas tóxicas, lo cual impide que desempeñe su actividad normal. Ade-

más, las mitocondrias, forzadas a convertir en energía tantos alimentos, producen y liberan moléculas reactivas que reciben el nombre de radicales libres. Los radicales libres son moléculas con un electrón muy reactivo, con carga negativa, que intenta neutralizarse uniéndose a otras estructuras presentes en las mitocondrias y la célula, causando un daño considerable. El cuerpo cuenta con varios mecanismos para neutralizar los radicales libres, incluida la producción de antioxidantes, que desgastan y debilitan los radicales. Sin embargo, cuando la producción de esas moléculas perjudiciales sobrepasa la capacidad del organismo para manejarlas (como sucede en el caso de la sobrealimentación crónica), puede producirse un desequilibrio denominado estrés oxidativo, que daña las mitocondrias y las estructuras celulares circundantes. Normalmente, un nivel bajo y controlado de radicales libres es saludable, porque estos actúan como moléculas de señalización en la célula, pero cuando el nivel se desboca y el estrés oxidativo toma el control, se produce una reacción en cadena nociva. Los niveles saludables de radicales libres son como una agradable hoguera en un campamento; el estrés oxidativo es como un destructivo incendio forestal.

Una de las principales razones por las que consumimos tantísima energía alimentaria es la amplia accesibilidad de alimentos ultraprocesados y fabricados industrialmente, que alteran los mecanismos corporales de autorregulación de la saciedad y desencadenan directamente el hambre y los antojos. Estos alimentos industriales ultraprocesados están diseñados químicamente para crear adicción y representan casi el 70 % de las calorías que se consumen hoy en día.

2. **Déficits nutricionales.** La falta de ciertos micronutrientes, como las vitaminas y los minerales, puede provocar una disfunción mitocondrial. Las últimas etapas de la producción de energía en las mitocondrias implican el desplazamiento de electrones a través de cinco estructuras proteínicas a las que se da el nombre de «cadena de transporte de electrones», los cuales alimentan un pequeño motor molecular que produce el TFA. Estos cinco complejos proteínicos necesitan para funcionar la presencia de ciertos micronutrientes que los activen. Por desgracia, nuestra dieta actual es la que menos micronutrientes tiene a lo largo de la historia. La mitad de las per-

sonas tienen déficit de al menos varios micronutrientes fundamentales, lo cual se debe en parte al empobrecimiento del suelo (debido a las prácticas agrícolas industriales, como el uso de pesticidas y el laboreo mecanizado) y a la falta de diversidad de nuestra dieta. Al menos el 75 % de las personas no comen las cantidades recomendadas de fruta y verdura. La mayoría de las calorías provienen de formas refinadas de cultivos básicos como el trigo, la soya y el maíz, los cuales, al carecer de micronutrientes, plantean el doble de problemas, puesto que inundan el organismo de un exceso de carbohidratos y grasas inflamatorias. Por ejemplo, un déficit de la coenzima Q_{10} (CoQ_{10}), un micronutriente esencial para el funcionamiento de la cadena de transporte de electrones, reduce, según las investigaciones, la síntesis de TFA. Otros micronutrientes que intervienen en los procesos mitocondriales básicos son el selenio, el magnesio, el zinc y diversas vitaminas del grupo B.

3. **Cuestiones relativas al microbioma.** Un microbioma intestinal sano y vigoroso, nutrido con alimentos que lo estimulen y libre de sustancias químicas que lo dañen, produce miles de sustancias «posbióticas» que viajan a nuestro organismo desde el intestino y actúan como valiosas moléculas de señalización, algunas de las cuales afectan directamente a las mitocondrias. Las moléculas posbióticas, como, por ejemplo, los ácidos grasos de cadena corta o ácidos grasos volátiles (AGV), son esenciales para el correcto funcionamiento de las mitocondrias y para proteger a estas frente al estrés oxidativo. Cuando se produce un desequilibrio del microbioma —denominado *disbiosis*—, la producción de estas útiles sustancias químicas se interrumpe, con lo que se priva a las mitocondrias de esta señalización y ayuda. La disbiosis puede deberse al exceso de azúcar refinada y alimentos ultraprocesados, a los antiinflamatorios no esteroideos (AINE) como el ibuprofeno, a los antibióticos, al estrés crónico, a la falta de sueño, al consumo de alcohol, a la falta de ejercicio, al tabaco y a las infecciones, entre otros factores.

4. **Vida sedentaria.** La falta de actividad física puede provocar una disminución de la función mitocondrial y una reducción del número y el tamaño de las mitocondrias en las células. El movimiento es una poderosa señal que recuerda a las células la necesidad de producir más energía para que los músculos hagan su trabajo, y,

por consiguiente, la actividad física está relacionada con la estimulación vital de dicha función y el número de mitocondrias presentes en las células a través de la regulación al alza de diversos genes y vías hormonales. Por otra parte, el ejercicio físico estimula el organismo para que genere moléculas antioxidantes. Cuando somos sedentarios, estamos menos protegidos de los radicales libres, los cuales pueden entonces dañar las mitocondrias, que dejan de recibir señales vitales, lo que redunda en un empeoramiento de la función mitocondrial.

5. **Estrés crónico.** El estrés prolongado puede causar una disfunción mitocondrial mediante diversos mecanismos. El primero consiste en activar la liberación de cortisol, una hormona esteroidea que puede dañar directamente las mitocondrias. Sabemos que el cortisol inhibe la expresión de los genes que intervienen en la producción de nuevas mitocondrias, reduciendo, por tanto, la cantidad de estas en la célula, lo que origina una menor producción de energía. El exceso de cortisol también genera un aumento de los radicales libres al inhibir la producción de antioxidantes.

6. **Fármacos y tratamientos.** Muchos tratamientos desvirtúan la función de las mitocondrias. Entre ellos se encuentran diversos antibióticos, los fármacos empleados en quimioterapia, los antirretrovirales, las estatinas, los betabloqueantes y los medicamentos para combatir la hipertensión denominados bloqueadores de los canales de calcio. El alcohol, las metanfetaminas, la cocaína, la heroína y la ketamina también pueden afectar negativamente a las mitocondrias.

7. **Privación del sueño.** La escasa calidad y cantidad del sueño genera una amplia gama de efectos secundarios que dañan las mitocondrias. La falta de sueño de calidad causa desequilibrios hormonales, como alteraciones en los niveles de cortisol, insulina, hormona del crecimiento y melatonina, que interactúan con las mitocondrias. Además, la privación de sueño modifica la expresión de los genes que intervienen en la producción de nuevas mitocondrias y en su replicación. Al igual que el estrés, la falta de sueño genera un incremento de los radicales libres, ya sea activando el mecanismo celular que crea los radicales libres o inhibiendo la producción de antioxidantes.

8. **Toxinas y contaminantes ambientales.** Muchas de las sustancias químicas sintéticas que han entrado en la oferta alimentaria, en el agua, en el aire y en los productos de consumo desde el siglo pasado están causando estragos en las mitocondrias. He aquí una lista nada exhaustiva: los pesticidas; los bifenilos policlorados (BPC); los ftalatos presentes en los plásticos y los productos aromáticos; las sustancias perfluoroalquiladas y polifluoroalquiladas (PFAS, por sus siglas en inglés) presentes en los utensilios de cocina antiadherentes, en los empaques de alimentos y en muchos productos de consumo; el bisfenol A (BPA) presente en los plásticos y las resinas, en las dioxinas y en otros productos, etcétera. Algunas sustancias naturales, como los metales pesados, se han abierto camino en nuestro medioambiente y también pueden deteriorar las mitocondrias. Entre ellas se encuentran el plomo, el mercurio y el cadmio. Además, el humo de los cigarros y los vapeadores contiene algunas de las toxinas más perjudiciales para nuestras mitocondrias y nuestra biología. ¿Alguna vez te has preguntado por qué los cigarros son tan nefastos para la salud? Una de las razones principales es que las sustancias químicas presentes en el humo de los cigarros (el cianuro, el aldehído y el benceno) generan enseguida energía negativa: alteran la función mitocondrial, producen mutaciones en el ADN mitocondrial y provocan cambios mitocondriales estructurales (como la inflamación mitocondrial). El alcohol también puede considerarse una toxina mitocondrial, pues se ha demostrado que modifica la forma y la función mitocondriales, daña el ADN mitocondrial, genera estrés oxidativo y altera la generación de nuevas mitocondrias.

9. **Luz artificial y alteraciones circadianas.** Con la llegada de los dispositivos digitales portátiles, estamos expuestos constantemente a fuentes de luz azul artificial, que contribuye de manera directa e indirecta a la disfunción mitocondrial. La exposición a una luz intensa a horas intempestivas afecta a los ritmos circadianos y a las numerosas vías metabólicas que deberían activarse en ciclos diarios específicos que dependen del momento en que los ojos (y, por tanto, el cerebro) se exponen a la luz. Y, para colmo, ahora pasamos menos tiempo al aire libre, renunciando a ver la luz directa del sol a primera hora de la mañana, que es una de las mejo-

res señales que podemos enviar al cerebro para afianzar los ritmos circadianos naturales.

10. **«Termoneutralidad».** Una característica de la vida industrial moderna es la de pasar la mayor parte del tiempo en interiores a temperaturas relativamente constantes, concepto este al que denominaremos «termoneutralidad». Curiosamente, los cambios de temperatura son muy buenos para la función mitocondrial, pues el frío hace que el organismo genere más calor al incrementar la actividad mitocondrial e impulsa la generación y uso de más TFA. La exposición al calor activa las proteínas de choque térmico (HSP, por sus siglas en inglés) en el interior de las células, que protegen las mitocondrias y ayudan a mantener su funcionamiento. Las HSP también estimulan la generación de nuevas mitocondrias y mejoran su eficacia a la hora de producir TFA.

Insulina y azúcar en la sangre

Las mitocondrias, cuando se ven afectadas por los factores antes mencionados, son incapaces de transformar la energía alimentaria en energía celular propiamente dicha. Se convierten en máquinas ineficaces que ocasionan bloqueos, lo cual supone un grave problema.

Normalmente, los productos de la degradación de la glucosa y las grasas van a parar a las mitocondrias, donde se transforman en TFA. En circunstancias ideales, nuestras necesidades energéticas coincidirían aproximadamente con nuestra ingesta de alimentos, las mitocondrias no se verían afectadas por los diez factores ambientales descritos anteriormente y todo el proceso se desarrollaría a la perfección.

Pero las cosas no son así. Cuando las mitocondrias no funcionan adecuadamente, la transformación de la glucosa y las grasas en TFA se ve alterada, y esas materias primas se almacenan como grasas nocivas en el interior de la célula. Cualquier célula que no sea una célula adiposa llena de grasas plantea un gran problema, porque las actividades celulares normales que ya hemos descrito, como la señalización celular y el transporte de elementos alrededor de la célula, que hacen posible el normal funcionamiento celular, se bloquean. Se trata de un embotellamiento en el interior de la célula causado por el exceso de grasa. Una de las vías de señalización celular que se bloquea cuando la célula se llena de grasas tóxicas es la señalización insulínica, que influye enormemente en los niveles de azúcar en sangre.

En circunstancias normales, cuando se produce un aumento de azúcar en el torrente sanguíneo tras comer y digerir una comida con muchos hidratos de carbono, el páncreas libera insulina, que circula por todo el cuerpo, uniéndose a los receptores de insulina e indicando a las células que lleven los canales de glucosa desde el interior de la célula hasta la membrana celular para que la glucosa fluya por su interior. Sin embargo, cuando una célula se llena de grasa, este proceso de señalización de la insulina se deteriora; la glucosa se bloquea porque sus canales no pueden penetrar en la célula. Este bloqueo, llamado «resistencia a la insulina», les sirve a las células para no ser bombardeadas con demasiada energía procedente de los alimentos (glucosa). La célula «sabe» que, debido a problemas mitocondriales, no puede convertir esa materia prima (la glucosa) en energía celular, y por eso le cierra el paso. La resistencia a la insulina hace que haya un exceso de glucosa en el torrente sanguíneo, donde provoca un montón de problemas.

Pero ese no es el final de la historia. El cuerpo humano es muy inteligente. Sabe que un exceso de azúcar circulando por el torrente sanguíneo puede causar problemas, por lo que se esfuerza al máximo para que las células lo absorban. Para ello, hace que el páncreas produzca mucha más insulina (lo que incrementa los niveles de esta en la sangre) con el fin de contrarrestar el bloqueo de señalización de la insulina. Increíblemente, esto funciona... durante un tiempo. A lo largo de los años, el organismo compensa la resistencia a la insulina bombeándola en exceso, bombardeando sus receptores y forzando la entrada de glucosa en las células. Durante ese periodo de sobrecompensación, los niveles de azúcar en sangre pueden parecer normales, cuando, en realidad, lo que se produce es una disfunción grave y una resistencia a la insulina. Con el tiempo, la célula saturada —llena de grasa y mitocondrias disfuncionales— no puede seguir introduciendo glucosa en su interior. Es entonces cuando empezamos a ver que las personas tienen subidas bruscas de los niveles de azúcar en sangre y dificultades para controlarlos.

Ese es el origen de los problemas de azúcar en sangre, tales como la prediabetes y la diabetes tipo 2, enfermedades que afectan a más del 50% de los adultos y a casi el 30% de los niños en Estados Unidos. Se trata de un efecto dominó de la disfunción mitocondrial —causada por diversos factores ambientales— que provoca una acumulación de glucosa y ácidos grasos que se convierten en grasas tóxicas que saturan la célula, bloqueando así la señalización de la insulina, lo que hace que la célula tenga dificultades para absorber la glucosa del torrente sanguíneo. La resistencia a la insulina produce, en definitiva, un aumento de los niveles diarios de azúcar en sangre.

Añadiendo más leña al fuego, el aumento de los niveles de azúcar en sangre puede estimular por sí solo la activación del sistema inmunitario y la generación de un exceso de radicales libres, contribuyendo así a la formación de un torbellino de disfunciones en las células y en el organismo. A la disfunción mitocondrial que provoca inflamaciones y un exceso de radicales libres se suman los elevados niveles de azúcar en sangre. Y, por si fuera poco, los elevados niveles de azúcar presentes crónicamente en el torrente sanguíneo hacen que ese exceso de azúcar se adhiera a las cosas, proceso que se conoce como «glicación». Las estructuras corporales sometidas a glicación no funcionan correctamente, por lo que se consideran ajenas al sistema inmunitario, lo cual favorece aún más la inflamación crónica.

Un ejemplo sencillo de desajuste debido a la glicación es la formación de arrugas. El exceso de azúcar en sangre se adhiere a la proteína más abundante en la piel, el colágeno. Normalmente, el colágeno confiere a la piel cohesión estructural. La glicación provoca que el colágeno se deforme y se «entrecruce», lo que genera la aparición de arrugas y un envejecimiento prematuro. La glicación puede tener efectos mucho más graves que este y potencialmente mortales. Por ejemplo, la glicación puede causar problemas en el revestimiento de los vasos sanguíneos y acelerar el proceso de obstrucción vascular denominado aterosclerosis, que provoca infartos de miocardio, derrames cerebrales, enfermedades vasculares periféricas, retinopatía, enfermedades renales, disfunción eréctil, etcétera.

Aproximadamente el 74 % de los adultos estadounidenses tienen sobrepeso u obesidad, y el 93.2 % padecen disfunción metabólica. Estas cifras parecen elevadas hasta que nos damos cuenta de cuántos factores de la sociedad moderna perjudican a las mitocondrias y al metabolismo: demasiada azúcar, demasiado estrés, demasiado sedentarismo, demasiada contaminación, demasiadas pastillas, demasiados pesticidas, demasiadas pantallas, muy poco sueño y muy pocos micronutrientes.

Estas tendencias —con billones de dólares a sus espaldas— están originando niveles epidémicos de disfunción mitocondrial y cuerpos enclenques, enfermos e inflamados.

El triplete de disfunciones celulares que es el origen de prácticamente todos los síntomas y enfermedades que afligen a las personas hoy en día tal vez no sea uno de los principales temas de conversación a la hora de comer. Quizá no sea uno de los tópicos que más se publican en Instagram. Pero es muy interesante saber qué son, porque, al conocerlos, estamos más cerca de comprender el origen de la epidemia sanitaria que padecemos, más cerca que casi todos los médicos, y más cerca de ayudarnos a nosotros mismos y de ayudar a nuestros seres queridos a curarse, a estar sanos y a carecer de límites en esta esplendorosa vida. El triplete de disfunciones corporales que generan energía negativa se reduce a lo siguiente:

1. **Disfunción mitocondrial.** Las células no pueden producir energía correctamente porque contienen tantísima basura procedente del entorno que sus fábricas de energía —las mitocondrias— están sobrecargadas y dañadas, con la consiguiente disminución de la producción de TFA y el aumento de la grasa acumulada en su interior, lo que bloquea las funciones celulares normales.
2. **Inflamación crónica.** La disfunción mitocondrial y la escasa producción de energía celular se perciben como una amenaza, por lo que el cuerpo se prepara para defenderse. Esta reacción se cronifica porque la supuesta amenaza no desaparece a menos que el entorno cambie.
3. **Estrés oxidativo.** Las células crean residuos dañinos y reactivos en forma de radicales libres al intentar procesar toda la basura que les llega del entorno y de las mitocondrias deterioradas. Estos radicales libres dañan las células y provocan disfunciones.

CÓMO MEDIR LA ENERGÍA VITAL

Si eres como los miles de personas con las que he compartido esta información, probablemente hayas salido de esta inmersión en la biología celular con una pregunta apremiante: ¿cómo diablos voy a saber si esas anomalías invisibles se están produciendo dentro de mí?

Es una muy buena pregunta. Y, por suerte, tenemos buenas respuestas. Algunos simples marcadores pueden ponernos sobre aviso. La forma más sencilla de saber si tienes un nivel razonable de salud metabólica es comprobar cinco marcadores que casi siempre se analizan y controlan durante los chequeos anuales: el azúcar en sangre, los triglicéridos, el colesterol de lipoproteínas de alta densidad (HDL, por sus siglas en inglés), la presión arterial y el perímetro de la cintura. Cuando estos marcadores se encuentran en el rango óptimo, en ausencia de medicamentos —véase el capítulo 4 para más detalles—, se puede estar seguro de que la producción de energía celular marcha bien. Lo normal es que te sientas sano y lleno de vida y que no tengas ningún dolor. Esas sensaciones, además, deberían indicarte que tu organismo tiene energía vital, que es la base de la buena salud en general.

Sin embargo, la cosa cambia cuando varios de esos marcadores quedan fuera del rango óptimo. Los marcadores indican el estado contrario: el síndrome metabólico. Tener el síndrome metabólico significa que a las células les resulta difícil desempeñar su función a causa de la existencia de algún problema en el sistema de producción de energía. El síndrome metabólico se caracteriza clínicamente por la presencia de tres o más de los siguientes rasgos:

- Glucosa en ayunas de 100 mg/dl o superior.
- Cintura de más de 89 cm para las mujeres y más de 102 cm para los hombres.
- Colesterol HDL menor de 40 mg/dl para los hombres y menos de 50 mg/dl para las mujeres.
- Triglicéridos de 150 mg/dl o superior.
- Presión arterial de 130/85 mmHg o superior.

La razón por la que debes saber si tus marcadores han pasado a estados menos óptimos es que te proporciona una pista segura de que hay energía negativa dentro de tus células. Y eso hay que corregirlo para evitar o solucionar los innumerables problemas que pueden derivarse de una máquina a la que le falta potencia. Aprenderás mucho más al respecto en la segunda parte de este libro, donde te demostraré que —pese a los grandes problemas que han de resolver las células todos los días— establecer (o restablecer) el funcionamiento adecuado, mejorar los biomarcadores, tener buena salud y prevenir los achaques o recuperarse de las enfermedades más comunes en nuestros días está al alcance de cualquiera.

Nos han enseñado que las enfermedades suelen ser aleatorias (o hereditarias); por eso mi afirmación de que la prevención de algunas de las dolencias más mortíferas está en tus manos puede resultar chocante. Pero, cuando escarbas en la bibliografía científica, descubres cosas extraordinarias: las personas con energía vital tienen un riesgo muchísimo menor de padecer cardiopatías (1.ª causa de muerte en Estados Unidos), muchas formas de cáncer (2.ª causa de muerte), apoplejía (5.ª causa de muerte), alzhéimer (7.ª causa de muerte), diabetes tipo 2 (8.ª causa de muerte) y hepatitis (10.ª causa de muerte). Las personas con energía vital tendrán muchas más probabilidades de recuperarse de una neumonía (9.ª causa de muerte), del COVID-19 (3.ª causa de muerte) y de las enfermedades crónicas de las vías respiratorias inferiores. Los estudios muestran que el 70 % de las personas que padecen dolencias cardiacas y el 80 % de las que padecen alzhéimer tienen niveles disfuncionales de glucosa en la sangre.

Un metabolismo energético deficiente, representado en parte por unos niveles excesivos de glucosa, es una diana en la espalda para un lento y doloroso viaje hacia la muerte, hacia una vida más corta, innumerables síntomas cerebrales y corporales, y unos costos significativamente más elevados. Incluso si ahora tienes síntomas «menores», como cansancio, esterilidad y confusión mental, puedes solucionar esos problemas comprendiendo la forma en la que tu cuerpo procesa la energía, considerando la comida como la información necesaria para optimizar esa máquina y adoptando algunos hábitos muy sencillos en tu vida cotidiana, como si fueran los datos bioquímicos avanzados que tus células necesitan para desarrollarse. Puedes sentirte inmenso, positivo, vivo, poderoso y libre.

Pero, si no haces caso de las advertencias que esas dolencias «menores» suponen, la maquinaria de la energía vital se deteriora con el tiempo y da lugar a síntomas más graves. Por eso es terrible que se les diga a los pacientes que determinadas enfermedades, como la diabetes tipo 2, la cardiopatía y la obesidad, son dolencias que nada tienen que ver entre sí. Todas ellas son indicios de energía negativa y pueden curarse o invertirse de la misma manera.

Salir del marco sesgado y reduccionista de la medicina para adoptar perspectivas celulares unificadoras de la salud y la enfermedad me pareció un cambio radical. Probablemente les suceda lo mismo a los pacientes. Pero ahora es como si tuviera en la mano una llave de oro macizo que abre lo que parecía una cerradura inquebrantable. Esta llave te permite sentirte y funcionar mejor, incluso si llevas mucho tiempo en circunstancias difíciles y te sientes derrotado. Esta llave tiene una especie de superpoder que puede ayudarnos a todos, jóvenes y mayores por igual, a evitar enfermedades crónicas y síntomas de la mente y el cuerpo que se han normalizado trágicamente hoy en día, incluso en personas escandalosamente jóvenes. No es normal que el 74% de los estadounidenses tengan sobrepeso u obesidad, que 50 millones de personas padezcan enfermedades autoinmunes o que el 25% de los adultos jóvenes tengan el hígado graso. No es normal que la principal causa de las visitas al médico sea la vaga sensación de «sentirse cansado».

Ahora ya comprendes que casi todos los síntomas típicos del mundo occidental están relacionados entre sí y que uno de los mayores errores de la medicina consiste en creer que las personas de veinte, treinta y cuarenta años están «sanas», simplemente porque no están manifiestamente enfermas ni tienen sobrepeso. (De hecho, los datos dan a entender que la mayoría de las personas en ese grupo de edad —con independencia del peso— no están del todo sanas). El superpoder que te presentamos en este libro no tiene precio en un mundo en el que la baraja está en nuestra contra (y en contra de todas las formas de vida que nos rodean: plantas, animales y microorganismos por igual), y en el que la fuerza vital que nos anima está siendo sistemática y dramáticamente mermada.

Para comprender cabalmente el porqué de esta situación, tenemos que pasar del análisis del interior de nuestras células a un análisis más amplio y profundo: el espectro metabólico de la enfermedad.

Capítulo 2

LA ENERGÍA NEGATIVA ES EL ORIGEN DE LAS ENFERMEDADES

A los treinta y seis años, Lucy se sentía cada vez más frustrada por un cúmulo de problemas de salud que afectaban a su bienestar, su confianza y sus sueños para el futuro. Durante el año anterior, había acudido a un dermatólogo para que le tratara el acné, a un gastroenterólogo para solucionar la frecuente inflamación abdominal después de las comidas, a un psiquiatra para abordar la apatía y la ansiedad, y al médico de cabecera para tratar el insomnio. Ella y su marido llevaban más de dos años intentando tener un hijo, por lo que Lucy visitaba regularmente al ginecólogo para que le recetara medicamentos contra el SOP. Lucy estaba a punto de prepararse para una costosa fecundación *in vitro*.

Fue una de las primeras pacientes que se sentó frente a mí, en busca de respuestas, en la consulta privada que abrí tras abandonar la especialidad. Su organismo no funcionaba bien, y ella quería sentirse mejor, tener mejor aspecto y formar una familia. Parecía inquieta y un poco nerviosa, sentada en una cómoda butaca de mi nuevo despacho, que yo había decorado con muchas plantas para que pareciera una tranquila sala en vez de un entorno clínico. Lucy había visto en mi página web que yo me centraba en abordar las causas fundamentales de las enfermedades en vez de limitarme a tratar los síntomas aislados, y en cierto modo intuía que eso era lo que ella necesitaba.

Según las estadísticas, Lucy era una típica mujer estadounidense. Al fin y al cabo, no tenía ninguna enfermedad claramente «letal», no corría peligro de muerte ni estaba a punto de que la hospitalizaran. No se sentía tan bien como le gustaría, pero ¿no le pasa lo mismo a todo el mundo? Más del 19 % de las mujeres adultas toman algún antidepresivo, y hasta el 26 % de las mujeres tienen SOP. Las afecciones de Lucy son tan comunes que ella siempre se consideró una persona sana. Pero tenía la incómoda sensación de que algo no iba del todo bien y de que podría llevar una vida más tranquila, feliz y dinámica.

Durante la primera consulta, que duró dos horas, Lucy y yo empezamos a pelar la cebolla. El cansancio, el acné, los trastornos gastrointestinales, la depresión y el insomnio les parecían, a ella y a sus médicos, problemas aislados e independientes. Al notar el pesimismo de Lucy, le dije que cambiaríamos de perspectiva y que estudiaríamos su cuerpo de otra manera. Sus diversas dolencias, aunque estaban localizadas en distintas partes del cuerpo y tenían nombres diferentes, eran probablemente ramas del mismo árbol. Nuestro trabajo consistía en averiguar de qué árbol se trataba y cómo curarlo.

En una cita médica habitual, Lucy habría dicho que «comía y dormía bien», y la conversación sobre su estilo de vida habría terminado. Pero, al seguir escarbando, encontramos lo siguiente:

- **Sueño.** Su marido se acostaba más tarde que ella y el gato solía subirse a la cama de un salto; ambas cosas le interrumpían el sueño.
- **Comida.** Su dieta consistía en numerosos alimentos refinados y ultraprocesados, como los cereales refinados de los *hot cakes*, el pan pita y los crotones, así como los azúcares añadidos a las barritas de granola, a los panes procesados y a las bebidas.
- **Ejercicio.** Hacía yoga y salía de excursión los fines de semana, pero se trataba de episodios aislados; por lo demás, era sedentaria y trabajaba en una oficina. No hacía ningún ejercicio de resistencia y, por su complexión física, era bastante enclenque, con muy poca musculatura.
- **Estrés.** No conocía a nadie en una ciudad nueva, por lo que se sentía bastante sola. Su trabajo de ingeniera de *software*, el envejecimiento de sus padres y la incapacidad de quedar embarazada le producían un ligero estrés.
- **Toxinas.** El agua que bebía no estaba filtrada, lo que le suministraba buenas dosis de toxinas y sustancias químicas a lo largo del día. Los productos de cuidado personal y los de limpieza contenían diversas toxinas muy habituales. Bebía vino varias noches a la semana.
- **Luz.** Estaba expuesta a la luz azul todo el día frente a la computadora y luego hasta altas horas de la noche frente al televisor, mientras terminaba los correos electrónicos. Los focos de su casa tampoco le eran de gran ayuda. Estaba la mayor parte del tiempo

en su departamento, en la oficina o en clase de yoga, y al cabo de la semana pasaba muy pocas horas al aire libre.

Creamos un plan que pretendía considerar la comida como un medicamento, optimizar el sueño, reducir el estrés crónico, proteger su microbioma, reducir las toxinas ambientales y aprovechar al máximo la luz solar.

A lo largo de los seis meses siguientes, casi todos los síntomas desaparecieron: sus ciclos menstruales se normalizaron, el dolor de regla disminuyó significativamente, su estado de ánimo mejoró y las digestiones también. Lucy pudo reducir los medicamentos y — segura de que sus hormonas reproductivas se estaban equilibrando de nuevo — pospuso su primera cita para la fecundación *in vitro* (FIV). No solo había empezado a sentirse mejor, más llena de energía y más satisfecha consigo misma, sino que también había reducido considerablemente las probabilidades de desarrollar enfermedades crónicas en el futuro.

En mi consultorio he observado transformaciones similares en pacientes que han hecho cambios sustanciales en su estilo de vida. Estos cambios se basaban en la comprensión de tres simples verdades:

1. En la actualidad, la mayoría de los síntomas y enfermedades crónicas que afectan al organismo tienen en común una disfunción celular que con frecuencia produce energía negativa. Todos los síntomas se deben a un mal funcionamiento de las células, pues no pueden surgir de la nada. Y, para la mayoría de las personas, la disfunción metabólica es la causa principal de los desajustes celulares.
2. Las enfermedades crónicas relacionadas con la energía negativa ocupan un espectro que va desde aquellas que no ponen en peligro inmediato la vida (por ejemplo, la disfunción eréctil, el cansancio, la esterilidad, la gota o la artritis) hasta las que requieren un tratamiento urgente (como los derrames, el cáncer y las cardiopatías).
3. Los síntomas «leves» deberían considerarse indicios de que se avecina una enfermedad más grave.

La mejor manera de explicar la interrelación entre enfermedades «leves» y «graves» es profundizar en la historia de mi madre y yo.

UN BEBÉ «SANO»

Mi madre, cuando se preparaba para quedar embarazada en los años ochenta, seguía los consejos nutricionales de la época: abundantes cereales, pan, galletas saladas (nos decían que comiéramos entre seis y once al día) y muchos refrigerios bajos en grasa, ya que entonces las grasas debían consumirse «con moderación». No es de extrañar que no se tuviera en cuenta una cantidad suficiente de proteínas sanas, considerando que estas ocupaban una tierra de nadie en la cadena alimentaria. Entre los veinte y los treinta años, mi madre despreciaba las verduras y solo de vez en cuando comía, como plato «vegetariano», jitomates asados con parmesano. Caminaba, pero no hacía deporte con regularidad y siempre se acostaba tarde. Fumó entre los veinte y los cincuenta años, y solo lo dejaba durante los embarazos.

Imperceptiblemente, mi madre me transfirió en el útero las anomalías metabólicas que estaban produciéndose en su organismo. No naces pesando cinco kilos así por las buenas. Y tener un bebé grande aumenta el riesgo de futuros problemas metabólicos —como la diabetes tipo 2 y la obesidad— tanto para la madre como para el recién nacido. Está relación se debe a varios mecanismos:

1. **Resistencia a la insulina.** Los bebés macrosómicos están expuestos con frecuencia a altos niveles de glucosa en el útero, lo cual puede provocarle en el recién nacido resistencia a la insulina. Esta exposición precoz a niveles elevados de insulina puede perdurar hasta la edad adulta, aumentando el riesgo de desarrollar diabetes tipo 2 y otros problemas metabólicos.

2. **Cantidad y tamaño de las células adiposas.** En los bebés nacidos con macrosomía se suele observar un incremento de la cantidad y el tamaño de las células grasas, probablemente debido a que los ácidos grasos de la madre estimulan la transformación de las células troncales fetales en células adiposas. Esto puede dar lugar en el futuro a problemas metabólicos y de obesidad.

3. **Inflamación.** Los bebés macrosómicos suelen estar expuestos a elevados niveles de inflamación en el útero, lo que en ocasiones provoca el desarrollo de problemas metabólicos a medida que van creciendo.

El médico de mi madre insistió en hacerle una cesárea a causa de mi tamaño. Así pues, como no pasé por el canal vaginal, no ingerí aquellos organismos de su microbioma que habrían ayudado al mío. La lactancia es más difícil para las madres después de una cesárea, y mi madre no podía dar el pecho. Le dijeron que no levantara más de cuatro kilos y medio hasta que se le cerrara la cicatriz de la cesárea, y yo pesaba casi cinco kilos y medio, lo que dificultaba todavía más la lactancia. Por eso no gocé de las ventajas de la saludable transferencia bacteriana ni de los oligosacáridos que contiene la leche materna y que forman el microbioma del bebé para toda la vida.

En la primera infancia, aunque comíamos en familia muchos platillos caseros preparados con amor, yo comía también muchos alimentos estándar para niños: cereales Reese's Puffs, Lucky Charms, galletas de vainilla, frituras, Rice Krispies Treats, Goldfish y Hostess CupCakes. Las señales de advertencia de la energía negativa no tardaron en aparecer. Cuando yo era una chiquilla, las infecciones crónicas de oído y la amigdalitis obligaban a mi madre a llevarme con frecuencia al médico, que me recetaba antibióticos. Recuerdo que en mi juventud decían que ella vivía en el consultorio del pediatra y tuteaba a todo el personal.

Ahora me doy cuenta de que aquellas infecciones crónicas estaban probablemente relacionadas con la fragilidad de mi sistema inmunitario, que está en parte determinado por la composición del microbioma y la cohesión del revestimiento de los intestinos (que albergan el 70 % de nuestro sistema inmunitario). Siendo una niña nacida por cesárea y alimentada con leche artificial, que pronto pasó a comer alimentos procesados y a tomar muchos antibióticos, los cuales destruyen el microbioma, mi función intestinal era probablemente desastrosa (en la bibliografía científica, ese «desastre» es una combinación de disbiosis y permeabilidad intestinal) y estaba provocando un círculo vicioso consistente en un deterioro de la salud metabólica, un aumento de los antojos de comida procesada y un empeoramiento de la función inmunitaria.

Cuando tenía solo diez años, mi joven cuerpo había ganado mucho peso. Antes de entrar a segundo de secundaria pesaba ya 95 kilos. En los primeros años de mi adolescencia, tenía una ligera ansiedad, reglas dolorosas, acné en la mandíbula y en la espalda, dolores de cabeza intermitentes y constantes infecciones de las amígdalas. Yo no veía esas molestias como señales de alarma: eran los habituales ritos iniciáticos de los niños, y hasta los médicos decían que me veían «sana». Era normal tener cólicos, dolores de cabeza intermitentes, granos y faringitis de vez en cuando. Aunque se trate de afecciones comunes en el mundo moderno, yo no había comprendido que todas ellas reflejaban una grave disfunción biológica.

A los catorce años, al final de mi primer año de bachillerato, me empeñé tenazmente en alcanzar un peso saludable, lo que me llevó a leer un montón de libros sobre nutrición y cocina. Me comprometí a pasar un verano sano: me preparaba yo solita todas las comidas e iba todos los días al gimnasio, donde me exigía al máximo en la bicicleta elíptica y levantaba pesas mientras ponía a todo volumen un CD de los Backstreet Boys en mi *walkman*. En solo seis meses perdí saludablemente todos los kilos que me sobraban. Los otros síntomas también mejoraron un poco. Aunque entonces no sabía cómo denominar aquello, probablemente revertí tanto la resistencia a la insulina como la inflamación crónica que, desde la infancia, habían estado causando y agravando mi aumento de peso y otras complicaciones. Gracias a esa dedicación al deporte y a la cocina en mi adolescencia, logré mantener a raya muchos de los síntomas que presentaba.

DESAFÍOS «NORMALES» A LOS VEINTE AÑOS Y A LOS TREINTA

Diez años después, a los veintiséis, siendo ya licenciada en medicina y residente de primer año de cirugía, volví a caer en una espiral de tribulaciones celulares. El día que entré en el hospital en calidad de brillante y saludable residente de cirugía, mi mundo se redujo a un túnel de estrés crónico y adrenalina. El localizador no paraba de sonar en todo el día, y las luces fluorescentes del hospital me molestaban constantemente. Dormía a ratos durante los frecuentes turnos de noche, comía alimentos procesados en la cafetería, hacía poco ejercicio, tomaba café sin parar y respiraba aire viciado. Me pasaba días enteros sin ver la luz del sol, pues me levantaba antes del amanecer y salía del trabajo cuando ya era de noche. Mi organismo era de nuevo un epicentro de energía negativa que se manifestaba casi al instante en múltiples síntomas.

SII

El síndrome del intestino irritable (SII) fue el primer signo de que las células del intestino eran disfuncionales y literalmente no podían hacer su trabajo. No pude hacer una deposición sólida durante casi dos años. El SII se manifiesta de distintas maneras, que en mi caso fue flato acompañado de diarrea líquida entre ocho y diez veces al día.

Pruebas contundentes evidencian una reducción de la actividad mitocondrial y una disminución de la producción de energía en el interior de las células que revisten el intestino en aquellas personas que padecen SII. Esta reducción de la actividad agudiza los síntomas intestinales, como el dolor abdominal y los cambios en los hábitos de evacuación. Por extraña que parezca esa conexión, el SII está estrechamente relacionado con la resistencia a la insulina y con la energía negativa. Si te han diagnosticado SII, tienes el doble de probabilidades de padecer síndrome metabólico y de que los triglicéridos estén muy altos.

La resistencia a la insulina puede afectar negativamente al sistema nervioso entérico, al que algunos médicos llaman nuestro «segundo cerebro». Este problema altera en ocasiones la motilidad gastrointestinal, que es la contracción y relajación coordinadas de los músculos de la pared intestinal. La resistencia a la insulina altera también la función de la barrera intestinal, que es la capacidad del revestimiento intestinal para impedir la entrada de sustancias perjudiciales en el torrente sanguíneo. La alteración de esa barrera puede dar lugar a un aumento de la inflamación y la sensibilidad intestinales, lo que provoca dolor abdominal y otros síntomas característicos del SII. Además, la inflamación crónica causada por la debilidad de dicha barrera puede originar problemas metabólicos en todo el organismo.

Acné

Los granitos de acné que empezaron a salirme en la cara y el cuello cuando me licencié en medicina eran indicios de que los elevados niveles de glucosa e insulina estaban produciendo cambios hormonales. Algunos estudios han demostrado que las personas que presentan acné tienen niveles de insulina más altos que aquellas que no sufren esa molestia.

Los niveles elevados de insulina están relacionados con la producción de hormonas masculinas que estimulan la formación de sebo. Cuando las glándulas sebáceas secretan demasiada grasa, el sebo puede mezclarse con las células muertas de la piel y obstruir los folículos capilares, creando así un entorno idóneo para las bacterias. Numerosos estudios han descubierto que la baja carga glucémica (es decir, poco azúcar) o una dieta pobre en hidratos de carbono reducen significativamente el acné.

Se ha demostrado que las personas con acné tienen una mayor carga de estrés oxidativo y daño mitocondrial, características ambas de la energía negativa. Curiosamente, se sabe que más de una docena de afecciones cutáneas son consecuencia del estrés oxidativo y el daño mitocondrial, como la alopecia areata (un tipo de caída del cabello), la dermatitis atópica (eccema), el liquen plano, la esclerodermia, el vitíligo, la rosácea, el daño solar, la psoriasis y algunas más. Las disfunciones en diversos tipos de células de la piel pueden adoptar el aspecto de diferentes síntomas y enfermedades cutáneas, y parece que tales disfunciones se deben en gran medida a la energía negativa.

Depresión

La aparición de una depresión inusual durante mi especialización en cirugía está estrechamente ligada al metabolismo. El cerebro es extremadamente sensible al estrés oxidativo y a la inflamación, además de ser uno de los órganos del cuerpo que más energía consumen: utiliza el 20 % de la energía total del organismo, pese a representar solo el 2 % de su peso. Se sabe que los procesos energéticos negativos, como la disfunción mitocondrial, la inflamación y el estrés oxidativo influyen en el funcionamiento del cerebro y en la regulación del estado de ánimo, del mismo modo que afectan al funcionamiento del intestino en el caso del SII. El pernicioso entorno laboral y el estilo de vida de los residentes se aliaron para interrumpir las vías de producción de energía que mi intestino y mi cerebro utilizaban.

El eje intestino-cerebro alude a la comunicación existente entre el aparato digestivo y el sistema nervioso central. Esta conexión es de vital importancia en la depresión porque el microbioma intestinal desempeña un papel muy importante en la síntesis de los neurotransmisores, que controlan los pensamientos y los sentimientos y regulan el estado de ánimo y el comportamiento. Los desequilibrios en esos neurotransmisores propician la depresión. Más del 90% de la serotonina, que es la hormona que regula el estado de ánimo y la alegría, se produce en el intestino, no en el cerebro. Todo lo que perturbe el funcionamiento intestinal —como la fisiología de la energía negativa— puede incidir considerablemente en la salud mental. No es de extrañar, por tanto, que la depresión y el SII estén estrechamente relacionados, hasta el punto de que hay quien llama al primero «depresión intestinal». El SII, de hecho, se trata en ocasiones con antidepresivos.

En los estudios llevados a cabo con animales y personas también se ha descubierto que los cambios que se producen en el microbioma intestinal pueden influir en el desarrollo de comportamientos pseudodepresivos. Los trastornos en el microbioma intestinal se observan en pacientes con depresión.

Los problemas que la mala energía origina en las células agravan la fisiopatología de la depresión de distintas maneras:

1. **Producción de energía.** La disfunción mitocondrial puede reducir la producción de energía en el sistema nervioso central, lo que altera la señalización de la neurotransmisión, incluidos aquellos neurotransmisores que regulan el estado de ánimo, como la serotonina y la norepinefrina.

2. **Inflamación.** La disfunción mitocondrial también puede provocar un aumento del estrés oxidativo, que a su vez puede generar inflamación. La inflamación crónica se ha vinculado a la depresión, y son muchos los estudios que han demostrado que las personas deprimidas tienen niveles altos de marcadores inflamatorios.

3. **Función neuronal.** Las mitocondrias intervienen en varios procesos vitales para la función neuronal, incluidas la apoptosis (muerte celular), la regulación del calcio y las defensas contra el estrés oxidativo. La disfunción mitocondrial puede alterar esos procesos y producir una disfunción neuronal, propiciando así la depresión.

4. **Respuesta al estrés.** El eje hipotalámico-hipofisario-suprarrenal (HSS), que regula la respuesta al estrés, depende del funcionamiento de las mitocondrias. La disfunción mitocondrial puede alterar la

regulación del eje HSS y modificar la respuesta al estrés, lo que también puede redundar en una depresión.

Un nivel inestable de azúcar en la sangre puede bloquear las células del cerebro y las de cualquier otra parte del cuerpo, porque provoca que las células cerebrales estimulen la producción de más hormonas del estrés, con lo cual se crea un interminable bucle de retroalimentación del estrés y la disfuncionalidad. Curiosamente, los cinco biomarcadores metabólicos primarios que vimos en el capítulo 1 nos dan mucha información sobre el riesgo de depresión. Un estudio ha demostrado que cada 18 mg/dl adicionales de glucosa en ayunas está asociado a un aumento del 37 % del riesgo de desarrollar una depresión. Además, por cada incremento de una unidad en la proporción triglicéridos-HDL, los pacientes tenían un 89 % de probabilidades de desarrollar una depresión. Cuando les describía a mis padres mi crisis durante la etapa de residente, les contaba entre lágrimas que era como si mi cerebro hubiera pasado rápidamente del tecnicolor al monótono blanco y negro. La creatividad, la capacidad de conceptualización y la gran memoria que tenía se habían esfumado. Algunas veces, después de turnos de treinta horas, tenía la incómoda sensación de que sería mucho más fácil no existir. A través de la lente de la energía negativa, ahora todo eso cobra sentido para mí: debido a ciertos cambios en mi estilo de vida y a los niveles de estrés a los que estaba sometida como nueva residente de cirugía, mis células cerebrales no estaban en disposición de alimentar mis pensamientos y mis emociones, ni de proporcionarme la energía necesaria para seguir adelante.

Se han descrito diversas relaciones entre los biomarcadores del síndrome metabólico y las ideaciones suicidas, vínculo que habría que investigar y abordar de inmediato, puesto que las tasas de depresión y de suicidio están aumentando de manera alarmante, sobre todo entre los jóvenes.

Dolor crónico

Incluso el dolor de cuello crónico que tenía cuando era una joven cirujana estaba probablemente relacionado con el desbarajuste metabólico que experimentaba. Las investigaciones demuestran que el deterioro de la función mitocondrial y la resistencia a la insulina tienen mucho que ver con el desarrollo del dolor crónico. El estrés oxidativo y la inflamación de los nervios y de otros tejidos pueden provocar daños neurológicos y disminuir la sensibilidad. La disfunción mitocondrial disminuye en ocasiones la producción de neurotransmisores y otras moléculas señalizadoras que regulan la percepción del dolor. La resistencia a la insulina también altera a veces el metabolismo de las células de los músculos y otros tejidos, y provoca desgaste muscular, deterioro de las articulaciones y otros cambios que van acompañados de dolor. Probablemente, la poca energía que producían mis células era la que provocaba el dolor, y no la flexión repetitiva del cuello a la que lo achacaba por las muchas horas que pasaba encorvada sobre la mesa del quirófano. Pero desde luego no estaba sola: aproximadamente el 20 % de las personas padece algún dolor crónico.

Sinusitis y migrañas

Si bien yo ignoraba la causa de mis propios problemas de salud, mis compañeros del área de otorrinolaringología tampoco sabían a qué atribuir los dolores de cabeza y cuello que presentaban los pacientes a los que operábamos. Tomemos como ejemplo la sinusitis, la enfermedad que aquejaba a Sophia y a 31 millones de personas en Estados Unidos. Los médicos describen la sinusitis crónica —caracterizada por dolor y presión faciales, congestión nasal, cefaleas, goteo nasal y secreciones verdosas y amarillentas— como una inflamación crónica del tejido sinusal. Pero nunca indagamos lo suficiente. La pregunta es: ¿qué es lo que causa esa inflamación crónica?

Cuanto más alto sea el nivel de azúcar en la sangre de una persona, más probabilidades tendrá de padecer sinusitis. Esas probabilidades se multiplican por 2.7 cuando se tiene diabetes tipo 2.

Recuerdo la sorpresa que me llevé cuando leí un artículo sobre la sinusitis en el *Journal of the American Medical Association* (*JAMA*). Se veía una imagen que mostraba el crecimiento de las vías inflamatorias en el tejido nasal de un paciente aquejado de sinusitis. La mayoría de los marcadores inflamatorios que aumentan en el tejido nasal son los mismos que se incrementan en las personas que padecen cardiopatías, obesidad y diabetes tipo 2. Viendo la imagen de esa revista bajo la luz brillante de mi leonera, me dije: «¿Es posible que el mismo problema fundamental de sobrecarga inflamatoria se manifieste en distintas partes del cuerpo con síntomas diferentes?».

La migraña, como la que sufría Sarah, mi paciente, está también estrechamente relacionada con la mala salud metabólica. En la clínica de otorrinolaringología veíamos con frecuencia esa dolencia y poco podíamos hacer para tratarla. Quienes padecen esta debilitadora enfermedad neurológica −aproximadamente el 12 % de la población− suelen tener niveles de insulina altos y resistencia a la insulina. En un exhaustivo estudio de cincuenta y seis artículos médicos se observó una relación entre la migraña y la mala salud metabólica, con lo cual se pone de manifiesto que «los migrañosos suelen presentar una alteración de la sensibilidad a la insulina». El estudio respalda la teoría «neuroenergética» de la migraña.

Además, las pruebas sugieren que la carencia de micronutrientes en determinados cofactores mitocondriales también contribuye a la aparición de la migraña. Las investigaciones indican que las migrañas podrían tratarse restaurando los niveles de las vitaminas B y D, el magnesio, el CoQ_{10}, el ácido alfa-lipoico y la L-carnitina. Estos micronutrientes suelen tener menos efectos secundarios que los fármacos que se utilizan para tratar las migrañas, lo que los convierte en una prometedora opción para aliviarlas; conviene, pues, tomar una dieta rica en esos micronutrientes, o bien suplementos alimentarios.

La presencia de marcadores altos de estrés oxidativo −una característica fundamental de la energía negativa− se asocia a un riesgo considerablemente mayor de padecer migraña en las mujeres; algunos estudios sugieren que las crisis de migraña son una respuesta sintomática a los niveles elevados de estrés oxidativo. Las cefaleas de tipo tensional, menos dolorosas y más frecuentes, también están relacionadas con las grandes oscilaciones (exceso de picos y caídas) del azúcar en la sangre.

Pérdida de audición

La misma historia de desconocimiento del metabolismo en la especialidad de otorrinolaringología (ORL) se producía en el caso de los trastornos auditivos y la pérdida de audición, uno de los problemas más comunes en nuestro consultorio de ORL. Normalmente les decíamos a nuestros pacientes que su deterioro auditivo era inevitable a causa de la edad y de los atronadores conciertos de su juventud, y les recomendábamos que recurriesen a dispositivos como los audífonos. Pero se sabe muy poco acerca de la relación entre la resistencia a la insulina y los problemas auditivos. Si tienes resistencia a la insulina, es más probable que pierdas audición con la edad debido a la escasa producción de energía en las delicadas células auditivas y a la obstrucción de los pequeños vasos sanguíneos que irrigan el oído interno.

Según un estudio, la resistencia a la insulina está relacionada con la pérdida de audición debida a la edad, incluso cuando se controla el peso y el envejecimiento. Lo más probable es que el sistema auditivo requiera un gran consumo de energía para procesar señales complejas. En el caso de la resistencia a la insulina, el metabolismo de la glucosa se altera y origina una disminución de la producción de energía.

El efecto de la energía negativa en la audición no es sutil: según un estudio, la incapacidad de oír sonidos de alta frecuencia entre personas con elevados niveles de glucosa en ayunas era del 42 %, frente al 24 % de aquellas cuya glucosa en ayunas era normal. Además, la resistencia a la insulina se relaciona con la hipoacusia de alta frecuencia entre la población masculina de menos de setenta años, incluso antes de la aparición de la diabetes. Estos artículos sugieren que es esencial evaluar la función metabólica temprana y los niveles de resistencia a la insulina en la clínica de ORL y que es de suma importancia asesorar a las personas sobre los posibles signos de advertencia.

Enfermedades autoinmunes

Incluso en el caso de afecciones menos frecuentes, como las enfermedades autoinmunes, que se producen cuando el sistema inmunitario ataca a sus propios tejidos, los investigadores observan una estrecha relación con el metabolismo. En el consultorio de ORL tratamos diversos trastornos autoinmunes, como el síndrome de Sjögren, una enfermedad que provoca el mal funcionamiento de las glándulas del cuerpo, y la tiroiditis de Hashimoto, una afección autoinmune que afecta a la glándula tiroides. Aunque en la facultad de medicina nunca me enseñaron a ver las cosas desde la perspectiva del metabolismo celular, que probablemente genera autoinmunidad, va creciendo el número de libros en los que se demuestra la estrecha relación existente entre los problemas metabólicos y los autoinmunitarios. Recordemos que, al fin y al cabo, las células que no producen energía adecuadamente envían señales de peligro que pueden ocasionar una invasión del sistema inmunitario. Se ha demostrado que las personas con enfermedades autoinmunes presentan una tasa de resistencia a la insulina y de síndrome metabólico entre 1.5 y 2.5 veces superior a la de las personas que no padecen esas afecciones. La energía negativa puede dar lugar a la inflamación crónica y, en ocasiones, a la autoinmunidad.

El prestigioso médico e investigador Terry Wahls sostiene que la autoinmunidad podría deberse en parte a que el organismo pone en marcha la respuesta de peligro celular (CDR, por sus siglas en inglés), una reacción biológica, coordinada por las mitocondrias, que se produce cuando las células se enfrentan a peligros como la mala alimentación, las lesiones, las infecciones y la falta de nutrientes. La CDR activa una serie de mecanismos que culminan en la liberación de TFA (trifosfato de adenosina) fuera de la célula. (Habitualmente, el TFA debería estar dentro de ella para acelerar sus procesos biológicos). La liberación de TFA fuera de la célula es como una señal que pone sobre aviso a las células circundantes. La sobreestimulación de la CDR puede aumentar el riesgo de padecer enfermedades crónicas como los trastornos autoinmunes, la cardiopatía y el cáncer.

Las investigaciones han demostrado que las personas que padecen enfermedades autoinmunes —como artritis reumatoide, lupus, psoriasis, enfermedad intestinal inflamatoria (EII) y esclerosis múltiple— son más propensas a desarrollar trastornos metabólicos como la obesidad o la diabetes tipo 2. Las personas que padecen artritis reumatoide tienen un 50 % más de probabilidades de contraer diabetes. En las personas que sufren lupus, el riesgo de presentar el síndrome metabólico se multiplica por dos. Según los estudios, las personas que padecen esclerosis múltiple son 2.5 veces más propensas a tener resistencia a la insulina. Además, los pacientes con esclerosis múltiple y niveles altos de glucosa en ayunas sufren con más frecuencia alguna disfunción cognitiva. Esta relación entre los problemas metabólicos y la autoinmunidad se debe probablemente a la inflamación crónica benigna, que interrumpe la señalización de la insulina y produce resistencia a esta, así como al fenómeno concomitante del estrés oxidativo, lo que provoca el desencadenamiento de la inflamación.

No es de extrañar que las enfermedades autoinmunes hayan aumentado tan deprisa durante las últimas décadas. Según el National Institute of Environmental Health Sciences, las enfermedades autoinmunes afectan aproximadamente a 50 millones de personas en Estados Unidos, lo que equivale a casi el 20 % de la población. Según algunos estudios, el número de personas que padecen enfermedades autoinmunes ha aumentado entre un 50 y un 75 % desde la década de 1950, y además afectan a un número significativamente mayor de mujeres que de hombres. Actualmente, el 20 % de las personas viven en esta tesitura: algunas células del organismo atacan e intentan destruir a otras, proceso que parece tener su origen, al menos en parte, en un desbarajuste biológico que tiene que ver con la alimentación y el estilo de vida modernos. El aumento vertiginoso de las enfermedades autoinmunes es el ejemplo más evidente de las devastadoras consecuencias del miedo bioquímico. Es como si las células del cuerpo humano estuvieran mandando directamente a la mierda a los actuales usos y costumbres.

Esterilidad

A partir de los treinta y pocos años me di cuenta de que en mi grupo de amigas se hablaba con frecuencia del sexo y la fertilidad. A muchas les costaba quedar embarazadas y algunas tuvieron que abortar. También se murmuraba en las reuniones que algunas parejas tenían problemas con la función sexual, la libido y las erecciones.

El SOP que tuvo Lucy era habitual y cada vez más frecuente entre las mujeres de mi grupo de edad. Hoy es la causa principal de la esterilidad femenina. Aunque el problema de los quistes que crecen en los ovarios parezca no estar relacionado con ninguna complicación glucémica o insulínica, nunca está de más pedir una segunda opinión. Un elemento clave del SOP es la elevación de la insulina, que estimula las células de la teca para que produzcan más testosterona y altera el delicado equilibrio hormonal entre las hormonas sexuales y el ciclo menstrual. Este proceso tiene muchas formas de reducir la fertilidad. El SOP, que a menudo se presenta junto con la obesidad y la diabetes, está tan ligado a la salud metabólica que en 2012 un grupo de expertos de los NIH propuso cambiar el nombre de esta enfermedad por el de «síndrome reproductivo metabólico».

La incidencia del SOP ha aumentado en la misma medida que los problemas metabólicos. Un reciente estudio llevado a cabo en China —que se enfrenta a un brote de diabetes tipo 2 como el que se produjo en Estados Unidos— demuestra que el síndrome de ovario poliquístico ha aumentado un 65 % durante la última década. Los datos indican que hoy en día afecta al 20 % de las mujeres a escala mundial. Según los Centros para el Control y Prevención de Enfermedades (CDC, por sus siglas en inglés), la mitad de las mujeres con SOP podrían terminar desarrollando diabetes tipo 2 cuando tengan cuarenta años. La incidencia de la obesidad en mujeres con síndrome ovárico poliquístico en Estados Unidos es del 80 %. Diversos estudios han demostrado que la pérdida de peso, la alimentación equilibrada y los cambios en el estilo de vida sirven para mejorar la sensibilidad a la insulina y para reducir los síntomas del SOP. Solo doce semanas a dieta basada en la ingesta de mucha verdura y poca azúcar puede corregir todos los biomarcadores importantes de esta afección.

A las mujeres con síndrome ovárico poliquístico les suelen recetar pastillas para la anticoncepción hormonal o fármacos antidiabéticos, como la metformina, con el fin de compensar la alteración hormonal o de estabilizar el azúcar en la sangre. En ocasiones las mujeres con SOP recurren a la fecundación *in vitro* (FIV) para quedar embarazadas. El uso de técnicas de reproducción asistida como la FIV ha aumentado progresivamente durante los últimos cuarenta años. En 2015 se realizaron más de 182 000 intervenciones encaminadas a la reproducción asistida. Pero los médicos informan a muy pocas de las mujeres que optan por estos procedimientos invasivos de las causas profundas de su esterilidad o de cómo remediarla. Tampoco se les dice que con la reproducción asistida se duplica el número de abortos espontáneos en aquellas mujeres que tienen problemas glucémicos, y que «el mayor porcentaje de daño en el ADN espermático debido al estrés oxidativo en pacientes diabéticos es tal vez la causa del deficiente desarrollo embrionario y de las desafortunadas consecuencias del embarazo». El aumento del índice de masa corporal (IMC) incrementa también las probabilidades de aborto tras la reproducción asistida, y el riesgo empieza a aumentar a partir de un IMC de en torno a 22.

La crisis de fertilidad no se limita a las mujeres. La cantidad de espermatozoides ha disminuido vertiginosamente en este siglo —en más de un 50 a 60 % durante cuarenta años, según el último cálculo— y la disfunción metabólica es una de las causas principales. La poca cantidad de espermatozoides afecta en especial a los hombres obesos, que tienen un 81 % más de probabilidades de no tener ningún espermatozoide en su semen que los hombres de peso normal. La «infertilidad masculina» está en el origen de hasta el 50 % de los casos de esterilidad, lo cual está directamente relacionado con los problemas metabólicos, pues el tejido graso contiene unas enzimas llamadas aromatasas que convierten la testosterona en estrógenos y perturban el delicado equilibrio hormonal necesario para la producción de espermatozoides. El doctor Benjamin Bikman señala que el tejido graso de los hombres actúa básicamente como un gran ovario, y es el causante del bajo nivel de testosterona y de la gran cantidad de estrógenos.

El exceso de estrés oxidativo, que es una característica fundamental (y evitable) de la energía negativa, daña las sensibles membranas de los espermatozoides, deteriora su normal desarrollo y puede fragmentar el ADN espermático, lo que reduce la calidad del esperma y aumenta el riesgo de aborto. El estrés oxidativo también disminuye directamente la producción de testosterona. Un informe de 2023 afirma que «cada vez hay más pruebas de la relación existente entre el aumento de las especies reactivas del oxígeno en el semen [en el tracto reproductivo masculino] y el recurrente malogro de las gestaciones». El artículo nos recuerda también que el estrés oxidativo aumenta a causa del «consumo de alcohol, el tabaquismo, la obesidad, el envejecimiento, el estrés psicológico... y la comorbilidad, como es el caso de la diabetes y las infecciones». Entre otras causas se encuentran la exposición a la radiación, los alimentos procesados, ciertos medicamentos, la falta crónica de sueño, los pesticidas, la contaminación y muchas sustancias químicas industriales.

Es más, la disfunción sexual va en aumento, y el 52 % de los hombres mayores de cuarenta años tienen cierta preocupación al respecto, que en la mayoría de los casos está relacionada con la disfunción eréctil (DE). Esta suele deberse a la enfermedad metabólica, siendo la disminución del flujo sanguíneo que llega a los capilares y a los nervios del pene un factor clave, provocado por el efecto de la resistencia a la insulina sobre el endurecimiento de las arterias (denominado aterosclerosis) y por la escasa dilatación de los vasos sanguíneos. La doctora Sara Gottfried, experta en salud metabólica y sexual, señala que «la DE es una aterosclerosis de la arteria peniana hasta que se demuestre lo contrario», y afirma que la disfunción eréctil es un aviso de que el hombre que la padece debe hacerse una revisión metabólica. Además, la glicación causada por los altos niveles de glucosa deteriora la salud de los tejidos penianos y de los vasos sanguíneos, por lo que también influye en la DE.

Más de una amiga me ha contado que le diagnosticaron diabetes gestacional cuando estaba embarazada. Esta dolencia ha aumentado un 30 % en Estados Unidos desde 2016. Otras me han contado tristes historias de abortos espontáneos, que —aunque casi nunca se mencionan— también pueden ser una consecuencia parcial del estrés metabólico. Los abortos espontáneos han aumentado un 10 % durante los últimos diez años, y los estudios muestran que la disfunción metabólica puede ser muy perjudicial para la placenta. La insuficiencia placentaria puede definirse como la incapacidad de la placenta para realizar sus funciones normales, entre las que se encuentran el transporte de oxígeno y nutrientes, la eliminación de desechos, la síntesis hormonal y la regulación inmunitaria. Los problemas metabólicos maternos, como la obesidad y la resistencia a la insulina, pueden producir cambios en el equilibrio de las hormonas y en los factores de crecimiento que intervienen en el desarrollo placentario y en su función. Cuantos más síntomas del síndrome metabólico tiene una mujer (HDL bajo, triglicéridos altos y exceso de glucosa), más probabilidades hay de que se produzca una insuficiencia placentaria o una muerte fetal, siendo la proporción del 7.7 en el caso de las mujeres que presentan tres o cuatro síntomas del síndrome metabólico. Los desequilibrios metabólicos pueden provocar alteraciones en la angiogénesis (formación de los vasos sanguíneos) placentaria y en el flujo sanguíneo, reduciendo así el oxígeno y los nutrientes que deberían llegar al feto. Además, la obesidad y la resistencia a la insulina pueden producir estrés oxidativo en la placenta, lo que dañaría los tejidos y provocaría una insuficiencia placentaria.

Analizando los datos holísticamente, da la impresión de que la alimentación y el estilo de vida modernos están esterilizando a la población humana, en parte a causa de la energía negativa.

Fatiga crónica

Entre el 10 y el 30 % de las visitas al médico son por síntomas de fatiga, lo que convierte a esta en la causa más frecuente de las citas médicas. Pues el 67 % de las personas se sienten cansadas en el trabajo, 70 millones tienen dificultades para conciliar el sueño y el 90 % consume cafeína a diario. Para las mujeres posmenopáusicas la situación es mucho peor: según algunos estudios recientes, el 85.3 % de las mujeres posmenopáusicas presentan síntomas de agotamiento físico y mental, en comparación con el 46.5 % de las perimenopáusicas y solo el 19.7 % de las premenopáusicas.

Eso lo sufrí en mis propias carnes cuando era residente. La mayoría de nosotros achacábamos la creciente fatiga crónica a la privación de sueño impuesta desde arriba. Algunos días, tras hacer guardias de treinta y seis horas en el hospital, me iba a casa en coche y, cuando llegaba, era incapaz de reunir la energía necesaria para salir del vehículo y subir a mi departamento para dormir a pierna suelta. Entonces dormía una siesta en el asiento delantero hasta que recuperaba un poco la fuerza de voluntad que necesitaba para moverme.

Pero, incluso en condiciones menos extremas, a menudo aceptamos la fatiga y la falta de sueño como consecuencias inevitables de la vida moderna. La escasa producción de TFA, la oscilación de los niveles de azúcar en la sangre y los desequilibrios hormonales —rasgos distintivos de una disfunción metabólica— provocan alteraciones del sueño y una fatiga permanente. Esto causa una espiral negativa porque la falta de sueño de calidad favorece el aumento de la disfunción mitocondrial y de la fatiga. Hemos normalizado esta dinámica como algo casi inevitable, pero a menudo es una advertencia de que la energía negativa recorre nuestro cuerpo.

LA ENERGÍA NEGATIVA EN LOS NIÑOS: NORMALIZAR TENDENCIAS SIN PRECEDENTES

Obesidad infantil e hígado graso

La incidencia de la obesidad infantil ha aumentado de forma drástica durante los últimos cincuenta años, y este es solo un aspecto de la energía negativa en los niños. Según los datos aportados por los CDC, el índice de obesidad infantil se ha más que triplicado desde la década de 1970. Durante esa década se consideraba que aproximadamente el 5% de los niños y adolescentes de edades comprendidas entre los seis y los diecinueve años padecían de obesidad. A finales de la primera década de este siglo, ese índice ha aumentado hasta aproximadamente el 18%, y sigue creciendo. Otro aspecto de la energía negativa es la enfermedad del hígado graso no alcohólico (EHGNA), que ahora es la afección hepática más común entre los niños. La incidencia de la EHGNA en niños está aumentando bruscamente. El primer caso de la enfermedad del hígado graso no alcohólico se detectó en 1983, y hoy en día hasta el 20% de los niños la padecen (el 80% en el caso de los niños obesos). Esa cantidad es mucho mayor en función del sexo y el grupo étnico. Por ejemplo, en el caso de los varones americanos jóvenes de lengua española que viven en Estados Unidos, de edades comprendidas entre los veinticinco y los treinta años, el 42% padece la enfermedad del hígado graso no alcohólico. Esa incidencia debería ser casi inexistente. La misma tendencia se ha observado también en otros países. Históricamente, los afectados de hígado graso eran sobre todo los adultos que abusaban del alcohol, pues este altera diversos elementos que intervienen en el procesamiento de los lípidos en las células, al tiempo que genera estrés oxidativo. Pero, a lo largo de los últimos treinta años, la enfermedad del hígado graso no alcohólico se ha convertido en la afección hepática crónica más común en el mundo, incrementándose desde el 25% de la población mundial en 1990 hasta casi el 40% en 2019. La EHGNA es una disfunción metabólica en toda regla, tanto en niños como en adultos; las células hepáticas se llenan de grasa, lo que agrava la resistencia a la insulina. Los principales causantes son los alimentos procesados, el azúcar refinado, las bebidas dulces, el jarabe de maíz con mucho contenido de fructosa, la comida rápida, la escasa ingesta de fibra y vegetales, la costumbre de cenar poco antes de acostarse, el sedentarismo y el estrés oxidativo. Los trasplantes de hígado han aumentado hasta un 50% durante los últimos quince años, y, si bien el alcohol y la hepatitis C eran hasta ahora las causas principales, en la actualidad la enfermedad del hígado graso no alcohólico ha tomado la delantera entre las mujeres y es uno de los motivos principales de falla hepática entre los hombres. La EHGNA es ahora la causa más común de trasplante de hígado entre los adultos jóvenes en Estados Unidos. Somos un mal ejemplo para nuestros hijos.

Trastornos cerebrales entre los niños

El cerebro de los niños no se libra de las consecuencias de la energía negativa. Estamos alcanzando niveles epidémicos en lo relativo a las enfermedades mentales infantiles, que son las que afectan a esos cerebros jóvenes. Alrededor del 20% de todos los niños tendrá una enfermedad mental determinada en algún momento de su infancia. Según los CDC, cuando lleguen a los dieciocho años, el 40% de los niños cumplirá los criterios establecidos para considerar que tienen un trastorno mental. La incidencia de las enfermedades mentales ha aumentado exponencialmente, sobre todo durante los últimos años. Según un estudio publicado en *JAMA Pediatrics*, la cantidad de niños de entre tres y diecisiete años que padecen ansiedad o depresión aumentó en un 29 y un 27%, respectivamente, solo entre 2016 y 2020.

Durante mis años en Stanford y en otros hospitales, cada año veinte niños y adultos jóvenes se quitaban la vida en el condado de Santa Clara. Según un artículo aparecido en los medios, el 17% de los estudiantes de instituto de Santa Clara habían pensado seriamente en suicidarse. El suicidio es ahora la segunda causa de muerte entre los jóvenes de edades comprendidas entre los diez y los treinta y cuatro años. Según los CDC, el 25% de los adultos jóvenes se plantearon suicidarse en 2020, un dato que sigue sin entrarme en la cabeza. Entre los políticos locales se hablaba más bien poco acerca de si los factores metabólicos —la mala alimentación, la falta de sueño y el estrés crónico espoleado por la tecnología y la presión docente en el epicentro de Silicon Valley— podrían haber favorecido esa tendencia.

Los casos de alteraciones del desarrollo también están aumentando con rapidez entre los niños, pues los índices de autismo y de trastorno de déficit de atención con hiperactividad (TDAH) se incrementan anualmente. Una madre aquejada de obesidad y diabetes tiene el cuádruple de probabilidades de tener un hijo autista y el doble de tenerlo con TDAH. Al ser el órgano que más energía consume, el cerebro es extremadamente sensible a la energía negativa. Un cerebro en desarrollo es especialmente vulnerable. En un entorno sanitario racional, una de las prioridades de la salud pública debería consistir en vigilar la robustez metabólica de las madres y los niños pequeños con el fin de favorecer el bienestar de la población.

Otras enfermedades metabólicas de la infancia

Los niveles epidémicos de obesidad y de disfunción hepática y cerebral evidencian una epidemia de energía celular. Y el pequeño cuerpo de nuestros hijos, que aún no se ha desarrollado por completo, está siendo programado para fallar porque de nuestra cultura y de nuestra vida cotidiana se han adueñado los alimentos procesados y los demás factores que dañan las mitocondrias y disminuyen la producción de energía celular.

El siguiente es solo un muestreo de las enfermedades que están contrayendo cada vez con más frecuencia los niños y de las que se sabe que están relacionadas con la escasa producción de energía celular, la disfunción mitocondrial o el estrés oxidativo: TDAH, trastorno del espectro autista, diabetes tipo 2, EHGNA, miocardiopatía, depresión, ansiedad, hipertensión, colesterol alto, EII, asma, dermatitis atópica, alergias, acné, psoriasis, eczemas, esquizofrenia, trastorno bipolar, trastorno límite de la personalidad e hidradenitis supurativa (HS, una enfermedad que provoca dolorosos abscesos bajo la piel).

Muchos amigos míos que son padres se quejaban de tener que llevar a sus hijos al médico por constantes infecciones de la garganta, los oídos o las vías respiratorias. Pocos comprendían que la forma de producir energía que tiene el organismo influye considerablemente en la propensión a enfermar, puesto que, al igual que la función de cualquier otro tipo de célula, la función de las células inmunitarias depende de su forma de producir y utilizar la energía.

Los niños que padecen de disfunción metabólica tienen bastantes más probabilidades de contraer infecciones —otitis y amigdalitis— que los que no la padecen o tienen un peso normal. Por ejemplo, según cierto estudio, las probabilidades de contraer faringitis estreptocócica se multiplican por 1.5 en el caso de los niños obesos. Según otro estudio, los niños obesos son 2.5 veces más propensos a tener infecciones del oído medio. Los antibióticos que administramos a esos niños no son en modo alguno inocuos. Una de las cosas que más me inquietan es que la administración de antibióticos durante la infancia aumenta el riesgo de tener problemas de salud mental en una proporción de 1.44.

La destrucción del microbioma a base de antibióticos afecta a las funciones intestinal y metabólica, produce inflamación crónica y prepara el terreno para la energía negativa y sus consecuencias, como, por ejemplo, los problemas de salud mental. Como cabía esperar, hay una relación directa entre el número de tomas de antibióticos prenatales o durante los dos primeros años de vida y el aumento del IMC entre los cuatro y los cinco años. Desde la óptica del conjunto formado por el microbioma, el intestino, las inflamaciones y el metabolismo, esa relación es lógica. Estamos creando con los niños un círculo vicioso: una deficiente función inmunitaria debida a la energía negativa provoca enfermedades infecciosas que conllevan el uso de más antibióticos y refuerzan la energía negativa debida a la alteración del microbioma.

Es así de fácil: el cuerpo de los niños, igual que el de los adultos, está compuesto de células que necesitan energía para funcionar. Nuestros hijos viven en unas condiciones metabólicas desastrosas, y su organismo la está pagando muy caro: los expertos en nutrición (financiados en su mayor parte por las empresas de alimentación) y los servicios sanitarios (cuyas investigaciones son financiadas en su mayor parte por las empresas farmacéuticas para que «gestionen» el aumento de las enfermedades metabólicas) guardan silencio. Nuestra sociedad no ha sido capaz de tomar medidas preventivas para contrarrestar la epidemia de enfermedades crónicas infantiles. Estas enfermedades no solo tienen su origen en el daño que la alimentación y el estilo de vida hacen a las mitocondrias de nuestros pequeños, sino que, además, los sitúan directamente en la serie de enfermedades metabólicas que, a fin de cuentas, acortarán su vida y empeorarán su calidad de vida. En el mundo en el que nacieron, nuestros hijos vivirán, en promedio, menos años que sus padres.

A pesar de estas tendencias, nuestra cultura impone a los niños, que no pueden protegerse, un mundo dominado por la energía negativa. Nuestra cultura ha conseguido que parezca normal darles a los niños de un año alimentos empaquetados y ultraprocesados como panes, galletitas saladas, arroz inflado, jugos y papas fritas. Les untamos el cuerpo con champús y lociones artificiales desde el primer baño en el hospital. Les dañamos el hígado y debilitamos sus recursos antioxidantes con demasiado paracetamol a la primera señal de malestar o resfriado. En cuanto nos parece que tienen una infección de oído les bombardeamos el microbioma con potentes antibióticos. Les interrumpimos el sueño a horas intempestivas para que vayan al cole y luego los obligamos a estar sentados en su pupitre durante seis o más horas al día. Les metemos el miedo (y el estrés crónico) en el cuerpo dejándoles ver la televisión a cualquier hora.

Desde la perspectiva del metabolismo y las inflamaciones, el mundo en el que viven los niños es nefasto, a no ser que los padres sepan ir a contracorriente de la cultura «normal "americana"». Lo irónico es que muchos padres quieren que la educación de sus hijos sea pan comido − menos infecciones, menos cólicos y mejor comportamiento −, pero sin tener en cuenta la producción de energía de los niños. Si controláramos lo controlable, nuestra vida y la de nuestros hijos sería más llevadera.

DE LOS CINCUENTA PARA ARRIBA: EL AUMENTO DE LAS ENFERMEDADES CRÓNICAS PELIGROSAS

Muchos hemos visto envejecer a nuestros padres entre enfermedades crónicas. No es habitual tener una conversación con mi grupo de amigos sin que alguien comente cómo empeora la salud de los suyos. Las afecciones más comunes, y que requieren hospitalización, son la hipertensión, el colesterol alto, las cardiopatías, el derrame cerebral, la demencia incipiente, la artritis, el cáncer o la infección de las vías respiratorias altas. En mi primer año de residente, los padres de dos compañeros de trabajo sufrieron derrames cerebrales. Como médicos, casi siempre somos los primeros a quienes llaman nuestros padres o familiares ancianos para pedir consejo o ayuda cuando se llevan algún susto por problemas de salud. Todas esas enfermedades tienen su origen en la energía negativa.

Derrame cerebral

La relación entre los niveles altos de glucosa en la sangre y el riesgo de sufrir un derrame cerebral es bien conocida. Según un metaanálisis dado a conocer en 2014, las personas que padecen de diabetes tipo 2 tienen el doble de probabilidades de sufrir un derrame que las personas que no la padecen. Otro estudio señaló que las personas con niveles de glucosa prediabéticos (110 a 125 mg/dl) tenían un 60 % más de probabilidades de sufrir un derrame que aquellas con niveles de glucosa normales. Más del 80 % de los pacientes que han padecido un accidente cerebral grave tienen también algún problema relacionado con el azúcar en la sangre, y, sin embargo, la mayoría de ellos no lo saben. La resistencia a la insulina origina diversos problemas en los vasos sanguíneos que favorecen los derrames, como, por ejemplo, el exceso de coagulación, la escasa producción de óxido nítrico (que dilata los vasos) y el empeoramiento de la aterosclerosis, que es el endurecimiento de las arterias.

Demencia

La demencia precoz y otras enfermedades cognitivas graves también están afectando gravemente a nuestra población. Recordemos que el cerebro utiliza más energía y glucosa que cualquier otro órgano, y por eso es especialmente vulnerable a los efectos de la energía negativa y a las oscilaciones del azúcar en la sangre. Las pruebas indican que el deterioro de la captación de glucosa causado por la resistencia a la insulina puede, con el tiempo, quitar a las mitocondrias de las células cerebrales la energía que necesitan para funcionar adecuadamente, creando así un estado fisiológico denominado hipometabolismo, que, según algunas investigaciones, es una causa potencial del mal de Alzheimer.

A la enfermedad de Alzheimer se la llama también «diabetes tipo 3» por su mayor prevalencia entre las personas con resistencia a la insulina y alteraciones de esta. En Estados Unidos, unos 6.2 millones de personas de más de sesenta y cuatro años conviven con el alzhéimer, y se prevé que esa cantidad se haya duplicado en 2050. Los costos sanitarios derivados del alzhéimer en Estados Unidos ascendieron a 355 000 millones de dólares en 2021. Añádase a eso unos 250 000 millones en cuidados no remunerados que sus seres queridos dispensan a los pacientes. Con 50 millones de aquejados de demencia en todo el mundo, y 10 millones de casos nuevos cada año, encontrar formas de tratar, curar o simplemente frenar la funesta progresión de la demencia se ha convertido en una necesidad apremiante en todo el mundo, sobre todo teniendo en cuenta que el tratamiento farmacológico para el alzhéimer no es eficaz y puede ser incluso perjudicial.

Por suerte, las últimas investigaciones publicadas en la revista médica *The Lancet* muestran que el 40 % de los casos de alzhéimer están relacionados con doce factores de riesgo modificables (y, por tanto, probablemente prevenibles) y que deberíamos ser «exigentes con la prevención» del alzhéimer.

En un estudio realizado en 2013, los investigadores analizaron los niveles de glucosa en la sangre de más de dos mil adultos durante siete años y descubrieron que el aumento del azúcar en la sangre estaba relacionado con un mayor riesgo de padecer demencia, una de cuyas variedades es el mal de Alzheimer. Esto era así incluso entre los pacientes que no tenían diabetes. Sin embargo, algunas investigaciones independientes han confirmado que la diabetes aumenta el riesgo de declive cognitivo y que la prediabetes es un factor de riesgo en todos los tipos de demencia. Otro estudio observacional, publicado en 2021, descubrió que, cuanto antes se diagnostica la diabetes tipo 2, mayor es el riesgo de desarrollar la enfermedad de Alzheimer.

Cardiopatías

El corazón es el órgano que causa más muertes en el mundo occidental. Las cardiopatías —a lo largo del espectro formado por la hipertensión, el colesterol alto y la enfermedad coronaria— tienen su origen en la energía negativa.

En 1979 el estudio de Framingham, uno de los trabajos de investigación más prolongados en el tiempo y más importantes de la historia de la medicina, fue uno de los primeros en demostrar que la disfunción metabólica —en forma de diabetes— es un factor de riesgo en el desarrollo de las cardiopatías. ¿Por qué? He aquí a los sospechosos habituales: la hiperglucemia provoca estrés oxidativo, y esos radicales libres que dañan las células provocan inflamación, la cual a su vez daña los vasos sanguíneos de pequeño y gran calibre, y deteriora su revestimiento interior, el endotelio. Como reacción a ese daño se forman en su interior unos depósitos de grasa que endurecen y estrechan los vasos, dando lugar a la aterosclerosis. Al final, los vasos llegan a ser tan estrechos que el flujo de sangre se interrumpe: he ahí la causa de la arteriopatía coronaria. Las cardiopatías ocasionan casi setecientas mil muertes al año, y en la mayoría de estos casos algunos o todos los biomarcadores que vimos en el capítulo 1 están fuera de su rango normal.

Uno de los principales factores de riesgo en el ámbito de las cardiopatías es la hipertensión, que afecta al 50 % de los estadounidenses. La inflamación, la obesidad, la resistencia a la insulina, la hiperglucemia y el estrés oxidativo desgastan el revestimiento de los vasos sanguíneos, lo que hace que las células produzcan menos óxido nítrico, una sustancia que los distiende. La resistencia a la insulina y la diabetes también afectan directamente a las partes del cerebro que activan este proceso, lo que provoca una disfunción en la forma de sintetizar y liberar el óxido nítrico. Todo esto ocasiona un endurecimiento arterial, aumenta la presión sanguínea e incrementa el riesgo de sufrir una cardiopatía. Además, las células endoteliales disfuncionales favorecen la acumulación de coágulos y placas que terminan causando un infarto. (Cabe señalar que estos procesos son casi idénticos a los que dan lugar a la disfunción eréctil, debida al estrechamiento y escasa dilatación de los vasos sanguíneos del pene).

Enfermedades respiratorias

El tipo principal de alteración respiratoria es la enfermedad pulmonar obstructiva crónica (EPOC). Se trata de un trastorno inflamatorio progresivo que daña los pulmones y dificulta la respiración. El 16 % de las personas a las que les acaban de diagnosticar EPOC padecen diabetes tipo 2, y otro 19 % desarrollará la diabetes durante los diez años siguientes al diagnóstico de la EPOC.

El principal factor de riesgo en el caso de la EPOC es el tabaquismo, que vincula directamente esta enfermedad con la disfunción mitocondrial y el riesgo de padecer diabetes tipo 2. El humo de los cigarros contiene una gran cantidad de sustancias tóxicas, cianuro incluido, que pueden dañar directamente las mitocondrias de las células. Este daño disminuye la producción de energía, lo que a su vez puede provocar diversos problemas de salud, como la EPOC, y un mayor riesgo de desarrollar diabetes. Las sustancias tóxicas del humo de los cigarros también agravan el estrés oxidativo y la inflamación del cuerpo, intensificando el efecto negativo sobre las mitocondrias.

Numerosos estudios sostienen que manteniendo un estricto control de la glucemia se obtienen mejores resultados para los pacientes con enfermedades respiratorias crónicas. En 2019, un análisis de más de 5 200 historiales médicos demostró que los adultos con diabetes tipo 2 que tomaban metformina, un medicamento para regular los niveles de azúcar en la sangre, tenían menos probabilidades de morir de enfermedades crónicas de las vías respiratorias bajas. Las investigaciones sugieren que una alimentación antioxidante con abundancia de fruta y verdura puede reducir la gravedad de la EPOC y disminuir el riesgo, pero las directrices nutricionales no forman parte del tratamiento estándar. El consumo de bebidas azucaradas está estrechamente relacionado con el riesgo de padecer EPOC (y también con el de contraer asma y bronquitis, tanto en niños como en adultos). La revista *Nutrients*, en un artículo sobre la relación entre alimentación y EPOC, afirma que «los efectos de la (mala) alimentación sobre la función pulmonar son comparables a los del tabaquismo crónico». Una alimentación sana puede reducir la inflamación y el estrés oxidativo, atenuando, en principio, la gravedad de la enfermedad pulmonar obstructiva crónica.

Artritis

Una de las sensaciones más tristes para muchas personas cuando envejecen —aparte del desarrollo de enfermedades potencialmente mortales— es que su cuerpo ha perdido frescura y ya no funciona como antes. Incluso los dolores, las molestias y la rigidez están relacionados directamente con el metabolismo. Prestigiosos cirujanos ortopédicos, como el doctor Howard Luks, han explicado que la enfermedad artrítica tal vez tenga más de metabólica que de estructural. Las personas que padecen osteoartritis tienen el triple de probabilidades de adquirir enfermedades cardiovasculares, y un 61 % más de riesgo de contraer diabetes tipo 2. Las nuevas investigaciones demuestran que incluso el dolor musculoesquelético, como el de la artritis, es consecuencia de la energía negativa, igual que muchas patologías cardiometabólicas crónicas.

Un factor metabólico que se ha relacionado con la artritis y el dolor musculoesquelético es la inflamación crónica. Esta puede dañar los tejidos articulares y provocar la liberación de sustancias químicas que producen dolor. Otro factor metabólico importante en el desarrollo de la artritis y el dolor musculoesquelético es el estrés oxidativo crónico, que puede producir daños celulares e influir en la degeneración articular, además de hacer más lento el proceso de curación y dificultar la recuperación del organismo.

Se ha demostrado que el sobrepeso aumenta el riesgo de desarrollar osteoartritis, que es el tipo de artritis más común. Un estudio realizado por la Arthritis Foundation descubrió que, por cada medio kilo de peso ganado, la carga sobre la articulación de la rodilla aumenta dos kilos. Esta sobrecarga puede desgastar la articulación y aumentar el riesgo de padecer osteoartritis. Además, la obesidad está relacionada con un mayor riesgo de desarrollar osteoartritis de rodilla, riesgo que se incrementa con el aumento del IMC. En un metaanálisis de diecisiete estudios se observó que, por cada unidad de más en el índice de masa corporal, el riesgo de padecer osteoartritis de rodilla aumentaba un 13 %. Por otra parte, la obesidad se ha relacionado con el incremento del dolor y la disminución de la función física en aquellas personas que padecen osteoartritis de rodilla. El ejercicio físico es una de las mejores formas de conseguir que las personas mayores reduzcan al mínimo el dolor articular, probablemente, en parte, por el modo en que la actividad física favorece la función mitocondrial. El *establishment* médico sigue considerando la osteoartritis como una molestia que se observa a menudo en pacientes con otras enfermedades cardiometabólicas, pero habría que contemplar la artritis como una señal de advertencia de la disfunción que está germinando dentro de nuestras células y que puede causar degeneración en todas las partes del cuerpo, no solo en los tejidos articulares.

COVID-19

Mientras seguía buscando vínculos metabólicos con las enfermedades comunes en Estados Unidos, de repente apareció el COVID-19. Cuando a principios de 2020 empezaron a circular las primeras noticias de esta enfermedad, yo acababa de aunar esfuerzos con los otros cofundadores para crear Levels, una empresa de tecnología sanitaria cuyo objetivo era que los ciudadanos comprendieran la importancia de la salud metabólica. La relación entre la energía negativa y casi todos los síntomas y enfermedades crónicas eran ya más que evidentes para quienes investigábamos el metabolismo, y no podíamos ver el contagioso fenómeno viral sino desde el punto de vista metabólico.

La crisis por COVID-19 fue uno de los ejemplos más claros y peligrosos de la ceguera metabólica de la medicina convencional que he visto hasta ahora. Esta enfermedad grave devastaba el organismo de aquellos que, a menudo sin saberlo, tenían una serie de afecciones crónicas relacionadas con la energía negativa y originadas principalmente por la alimentación y el estilo de vida. La relación era evidente en decenas de artículos escritos o supervisados por especialistas. Expertos de todo el mundo lo proclamaban a los cuatro vientos, pero el mensaje no llegaba a ninguna parte. Se perdió una gran oportunidad de mostrar a las sociedades de todo el mundo la relación existente entre las enfermedades graves y la alimentación, el ejercicio físico y otros factores variables.

En muchos estudios sobre la mortalidad causada por el COVID-19, el 80 % de las víctimas mortales padecían otras dolencias crónicas, las más comunes de las cuales eran determinadas afecciones metabólicas como la diabetes tipo 2 y la hipertensión. Otros estudios demostraron que el síndrome metabólico era la causa del 77 % de los ingresos hospitalarios y del 81 % del riesgo de fallecimiento.

El COVID-19 no es el primer agente patógeno que discrimina biológicamente a las personas con diabetes. Las infecciones bacterianas y la gripe estacional son mucho más mórbidas entre los diabéticos, sobre todo a causa de la alteración de la respuesta inmunitaria en caso de hiperglucemia. De hecho, los diabéticos tienen un 60 % más de probabilidades de requerir hospitalización durante las epidemias de gripe. La hiperglucemia tiene distintas formas de influir negativamente en la función inmunitaria, sobre todo reduciendo la capacidad de las células inmunitarias para desplazarse por el organismo y para llegar al lugar de la infección y destruir los patógenos o las células infectadas. Además, los anticuerpos son menos eficaces cuando se les adhiere el azúcar producto de la glicación. Por otra parte, la hiperglucemia hace que las células inmunitarias liberen un exceso de citoquinas inflamatorias, lo que contribuye a una respuesta inmunitaria exagerada, pero disfuncional, que genera inútiles efectos secundarios en los tejidos corporales.

LAS TERRIBLES CONSECUENCIAS
DE NO ADVERTIR LAS SEÑALES

Cuando somos jóvenes, aceptamos determinadas afecciones, como la obesidad, el acné, la fatiga, la depresión, la esterilidad, el colesterol alto o la prediabetes, como rituales que los adultos «sanos» han de seguir a medida que envejecen.

Este es el punto más débil de la medicina: estas «pequeñas» afecciones son como una invitación a sentir curiosidad por la disfunción metabólica que se está gestando en el organismo. La energía negativa, si no se trata, dará lugar a enfermedades más graves en el futuro.

En mi consultorio de medicina funcional, los pacientes con síntomas complejos y enfermedades graves relacionadas con la energía negativa —cardiopatías o cánceres— habían sufrido años antes una o más afecciones del espectro metabólico.

En medicina llamamos «comorbilidad» a la coexistencia, en una misma persona, de una o varias enfermedades o trastornos asociados a una enfermedad primaria. Como médicos en formación, observamos que los diabéticos a menudo tienen hipertensión comórbida y que los pacientes obesos suelen tener depresión comórbida. En la facultad de medicina, la aparición de esta coexistencia solía provocar un encogimiento de hombros o un «ah, qué interesante». En el hospital, la palabra «comorbilidad» solo significaba: «si ves esta enfermedad, busca también esa otra», y luego trata cada una de ellas como te han enseñado, o envía al paciente al especialista. Si bien la artritis y la cardiopatía son comorbilidades, muy pocos traumatólogos o cardiólogos prestan demasiada atención a las causas de la disfunción mitocondrial, el estrés oxidativo y la inflamación crónica de las células del paciente que tienen ante sí, ni intentan investigar el origen de ambos problemas para corregirlos. Lo que hacen es tratar los síntomas y enviar al paciente de vuelta a casa, con el cuerpo todavía hecho un desastre.

La omnipresencia de la palabra «comorbilidad» normaliza lo que no debería ser normal en absoluto: grupos de enfermedades graves que son ramas del mismo árbol con el mismo sistema radicular. Esta normalización ha reforzado en cierto modo nuestros puntos débiles y nos ha hecho perder innumerables ocasiones de ayudar a millones de personas a invertir la situación antes de que su salud empeore y sea más difícil de curar. Eso es precisamente lo que le sucedió a mi madre.

Mi madre no sabía —y sus médicos tampoco— que el exceso de grasa corporal era un indicio de que sus células estaban desbordadas y desasistidas. El metabolismo de mi madre rara vez quemaba grasas, una situación que solo se produce si no sobrecargamos el organismo de glucosa e hidratos de carbono. No sabía que su comorbilidad —hiperglucemia, alteración del colesterol e hipertensión— era por definición una disfunción metabólica. Las enfermedades hacían una advertencia a la que nadie prestaba la menor atención. Con el tiempo, su metabolismo se fue fatigando hasta perder eficacia.

Mi madre intentó por todos los medios recuperar la salud. Dejó de fumar. Contrató a un entrenador físico. Se apuntó a un gimnasio especializado. Leía todos los libros de nutrición que caían en sus manos y participó en diversos programas, incluido un proyecto médico de pérdida de peso a través de Stanford y Weight Watchers. Probó un régimen basado en alimentos vegetales integrales y luego una dieta cetogénica de Virta Health. Lo intentó una y otra vez. Se sentía desanimada por la cantidad de métodos diferentes que había, todos los cuales afirmaban ser la panacea. Pero, por desgracia, no tenía el marco de referencia para observar su cuerpo desde la perspectiva de la producción de energía celular, no contaba con los recursos necesarios para comprender sus biomarcadores y no hizo demasiados progresos. Cada uno de esos esfuerzos tenía aspectos positivos, pero como ninguno de ellos se centraba directamente en el problema concreto de la disfunción metabólica, los intentos fracasaron y no logró curarse.

Se sintió defraudada por la fragmentación del sistema sanitario, que consideraba cada problema de salud como un caso aislado. No contó con el apoyo de médicos que pudieran explicarle a cada paso que el gran tamaño del bebé, la incapacidad de adelgazar, la hipertensión y el colesterol alto, la prediabetes y, por último, el cáncer de páncreas eran ramas del mismo árbol. En vez de hacer una síntesis y reunir todas las piezas, sus especialistas se empeñaron en mantenerlas separadas.

Las enfermedades que me han aquejado a mí, a mis amigos de mediana edad, a nuestros hijos y a nuestros padres demuestran que estamos empezando a afincarnos en el espectro de la energía negativa. Nuestra manera fragmentaria de considerar estas enfermedades es completamente errónea. No tenemos cincuenta enfermedades distintas. Hay que vigilar la función y la cantidad de las mitocondrias, la prevalencia de las inflamaciones crónicas, los niveles de estrés oxidativo y la salud del microbioma.

Nos hemos extraviado, pero podemos cambiar de rumbo cuando queramos. Nuestras células tienen una increíble capacidad de adaptabilidad y regeneración. Se están adaptando y regenerándose a todas horas, todos los días. Es posible reparar y restaurar con rapidez las funciones celulares dañadas. Esta afirmación es aplicable a personas de todas las edades. He visto a pacientes de ochenta años, de dieciocho e incluso de ocho recuperar la salud, la confianza, la autoestima y la felicidad: el denominador común es que todos empezaron a proteger la capacidad de producción de energía celular. Es posible convertirse en un paciente autónomo, pero liberarse de nuestro actual sistema sanitario requiere una visión clara de sus incentivos y carencias.

Capítulo 3
NO CONFÍES EN TU MÉDICO, SINO EN TI MISMO

Los tres días más importantes de mi vida tuvieron lugar cuando hice caso omiso de un equipo médico.

Inmediatamente después del diagnóstico de cáncer de páncreas de mi madre, un equipo médico de Stanford y de la Fundación Médica de Palo Alto se puso manos a la obra y le recomendó una larga lista de operaciones e intervenciones: biopsias, transfusiones y una endoprótesis hepática. En la mayoría de los casos, la paciente habría aceptado las indicaciones y la reunión habría terminado rápidamente. Al fin y al cabo, las recomendaciones provenían de una de las instituciones más prestigiosas del mundo.

Pero, gracias a mis conocimientos médicos, yo empecé a hacer preguntas.

Supe que esas intervenciones tenían un 33% de probabilidades de prolongarle la vida unos meses como mucho, un 33% de acortársela y 33% de no afectar a su salud (pero manteniéndola alejada de su familia). En cualquier caso, la ruta invasiva significaba que mi madre tendría que permanecer sola en una habitación de hospital durante una buena temporada (a causa de las convenciones impuestas por el COVID-19) y posiblemente más tiempo si surgían complicaciones durante la operación (como suele suceder con los pacientes de cáncer inmunodeprimidos). Además, el cáncer le estaba provocando fallas hepáticas todos los días y la destrucción de los glóbulos rojos, lo que empeoraba aún más el pronóstico, complicaba las intervenciones recomendadas y la obligaba a someterse a transfusiones de sangre de varias horas de duración cada dos días, pese a estar tan débil que apenas podía levantarse de la cama. Estábamos en pleno confinamiento a causa del COVID y también sabíamos que se vería obligada a presentarse sola a todas las intervenciones, de las que podía no salir con vida. Mi madre le dejó bien claro al oncólogo que no le daba ningún miedo su muerte anunciada, pero que quería evitar a toda costa las náuseas y el dolor innecesario durante sus últimos días. A pesar de que estaba lúcida, el sistema puso en marcha los procedimientos que producirían dolor y náuseas, y humilló a nuestra familia por cuestionar las opiniones de los facultativos.

El médico no intentaba recomendar a sabiendas un procedimiento que no fuese el mejor, pero yo sabía que el método invasivo generaría cientos de miles de dólares para el hospital, y el salario del médico estaba vinculado a la contratación de esos procedimientos.

Se lo pregunté directamente al oncólogo: «¿Estás recomendando un método diagnóstico invasivo que no prolongará la vida de mi madre más de dos meses y le hará correr el peligro de morir sola en una habitación de hospital? ¿Aunque sepamos a ciencia cierta que se trata de un cáncer de páncreas en fase 4, según la prueba CA 19-9 y el TAC, y que tiene insuficiencia hepática y casi no le quedan glóbulos rojos?».

«Sí, eso es lo que recomendamos», respondió el médico.

Con el apoyo incondicional de la familia, mi madre decidió abandonar el hospital sin el procedimiento diagnóstico confirmatorio y pasar sus últimos días en casa con sus seres queridos. Ese procedimiento se recomendaba para aligerar la lista de comprobación, el algoritmo, el modelo del historial y los códigos de facturación del médico, pero en modo alguno para bien de mi madre. En ese momento sentí lástima por las familias que tienen que tomar decisiones similares sin la ayuda de una persona de confianza que esté al tanto de los mecanismos del sistema y tenga los conocimientos necesarios para hacer preguntas incómodas.

En vez de dejar a mi madre en el hospital, donde probablemente no habría podido volver a ver ni a acariciar a mi hermano, a mi padre ni a mí, volvimos a casa de mis padres en Half Moon Bay y pasamos sus últimos días juntos.

El último día que estuvo consciente, mi madre se levantó muy debilitada y empezó a perder el control del habla. Ese mismo día, en un estallido de energía, nos pidió que la lleváramos al lugar donde pronto la enterrarían, un bosquecillo con vistas a los prados y al mar, a solo tres minutos de su casa. Enseguida la llevamos allí en coche y luego en silla de ruedas hasta el cementerio natural. Mi madre se quedó asombrada por la belleza del océano y de los árboles bajo los cuales pronto le daríamos sepultura, y entonces todos nos fundimos en un abrazo. Ella le pidió a mi padre que se arrodillara junto a la silla de ruedas y le tomó el rostro entre las manos. Lo miró y le dijo que su matrimonio había sido maravilloso. En aquel pequeño trozo de tierra con el Pacífico a sus espaldas, intercambiaron miradas silenciosas que manifestaban una emoción y una gratitud mutuas que es difícil expresar con palabras. La admiración y la complicidad que compartieron al darse el último abrazo serán para siempre mi definición del sentido de la vida.

«Es todo... tan hermoso y tan perfecto», soltó mi madre mientras miraba a su familia abrazándola junto a su última morada.

Al cabo de unos minutos perdió el conocimiento. Dos días después, rodeada de su familia, con las manos entrelazadas, falleció.

Los últimos trece días que pasé con mi madre fueron los más importantes de mi vida.

Si hubiéramos hecho caso al *establishment* médico, no habríamos vivido aquellos días.

LA DECISIÓN DE INTERVENIR

Durante mis años de residente, una de mis mejores amigas era una cirujana oncológica. En las reuniones con los médicos de mi madre me resonaban en la cabeza unas palabras que años antes había dicho mi amiga: «Si cruzas las puertas de esta área de cirugía oncológica, te vas a someter a una operación, tanto si es necesaria como si no».

Recuerdo haber hablado con esa amiga visiblemente nerviosa después de ver cómo obligaban a un paciente a someterse a una operación innecesaria. Ella aconsejaba aplicar a los pacientes con cáncer terminal cuidados paliativos, que dan más importancia al bienestar y la tranquilidad de los enfermos durante sus últimos días. En general, los médicos más veteranos se oponían. Mi amiga me contaba que su superior «se ponía de malas» cuando oía hablar de otra cosa que no fuera la cirugía. Si un paciente se negaba a someterse a una operación, los jefes de área le exigían que firmara unos documentos en los que constaba aquello de «en contra del criterio médico», y le dificultaban el acceso a cuidados paliativos o a tratamientos menos invasivos.

En la relación médico-paciente se observa un enorme desequilibrio de poder: el paciente teme por su vida y no está en condiciones de discrepar cuando el galeno le ofrece una supuesta «cura» para sanar la diabetes, la cardiopatía, la depresión o el cáncer.

Nadie estudia medicina para hacerse rico. Hay formas mucho más fáciles de ganar dinero que estudiar seis años de medicina, estar varios de residente, aprobar el MIR, etcétera. Casi todos los médicos con los que he colaborado soñaban de pequeños con curar enfermedades y se esforzaban como locos para llegar a ser «médicos». Estudiaban sin cesar para entrar en la facultad de medicina con ideales humanitarios y para convertirse en el orgullo de su familia. Comenzaban la especialidad en Estados Unidos con una deuda de cientos de miles de dólares en préstamos estudiantiles y al principio pensaban que la privación de sueño y los abusos verbales por parte de sus superiores formaban parte de su trabajo, porque «los grandes logros nacen de los grandes sacrificios».

Pero, en el caso de la mayoría de los médicos que he conocido, ese idealismo terminó convirtiéndose en cinismo. Mis compañeros de residencia cuestionaban a menudo su salud mental y se preguntaban si todo aquello valía la pena. He hablado con prestigiosos cirujanos que redactaron muchas veces su carta de dimisión. Había uno que soñaba constantemente con dejarlo todo y hacerse panadero. Muchos de mis supervisores lo único que querían era pasar más tiempo con sus hijos. Fui testigo de más de una crisis de llanto en el quirófano cuando las operaciones se retrasaban y los cirujanos se quedaban otra vez sin poder dar las buenas noches a sus hijos. Más de uno pasó por una depresión suicida. Comprendí por qué entre los médicos se daba el mayor índice de agotamiento y suicidio de todas las profesiones.

Inevitablemente, esas conversaciones desembocaron en una idea que, a mi entender, circula por todos los hospitales de Estados Unidos: los médicos se sienten atrapados en un sistema fallido. Para la mayoría de ellos cambiar de rumbo era impensable a causa de las presiones económicas y al hecho de haber vinculado su identidad al «doctor» que figura en sus tarjetas de presentación.

Estos entregados profesionales tienen que cargar con deudas cuantiosas y están incluidos en un sistema impulsado por un simple incentivo financiero: **todas las instituciones relacionadas con la salud ganan más dinero cuando estamos enfermos que cuando estamos sanos, desde los hospitales hasta las empresas farmacéuticas, las facultades de medicina e incluso las compañías de seguros.**

Este estímulo ha creado un sistema que perjudica ostensiblemente a los pacientes.

Imagina que eres un extraterrestre que ha llegado y ha visto el panorama sanitario: más del 75 % de las muertes y el 80 % de los gastos se deben a la obesidad, la diabetes, las cardiopatías y otras enfermedades metabólicas reversibles y evitables. Ahora imagina que le pides a ese extraterrestre que destine cuatro billones de dólares —la cantidad que invertimos anualmente en sanidad— a solucionar el problema. Ni en un millón de años te diría que debemos esperar a que todo el mundo enferme para poder recetarles medicamentos y realizar intervenciones que no reviertan las causas subyacentes de las enfermedades, pero eso es lo que estamos haciendo ahora, porque genera ingresos constantes para la mayor industria del país.

CONFÍA EN EL SISTEMA PARA LOS PROBLEMAS GRAVES, OLVÍDATE DE ÉL PARA LOS CRÓNICOS

La mayoría de los libros sobre salud dan una serie de recomendaciones y concluyen con esta típica advertencia: «Consulte a su médico».

Yo he llegado a otra conclusión: cuando se trata de prevenir y curar enfermedades crónicas, no deberíamos confiar en el sistema médico. Esto puede parecer pesimista o incluso una provocación, pero, si llegamos a comprender los motivos de nuestro sistema médico y por qué este no merece el beneficio de la duda, habremos dado el primer paso para tomar el sartén por el mango.

Durante los últimos veinte años de su vida, mi madre disfrutaba de lo que muchos considerarían la mejor atención sanitaria del mundo. Iba con frecuencia a la Clínica Mayo para hacerse análisis y pedía cita regularmente con los médicos del Hospital Stanford. Sin embargo, aunque pasó fielmente por sus puertas giratorias, año tras año, sus células no se curaron. Los médicos controlaban los biomarcadores con una serie de medicamentos, pero estos no le sirvieron para poner orden en aquel desbarajuste celular. Como casi todas las enfermedades crónicas, en la mayoría de los casos el cáncer de páncreas se puede evitar poniendo en práctica las normas de la energía vital que en este libro proponemos. Pero en esas prestigiosas instituciones médicas nadie se tomó siquiera la molestia de explicarle en qué consistía básicamente el funcionamiento de las células. Las únicas medidas —tan agresivas como contundentes— que tomaron los médicos fueron aquellas que consideraron más oportunas cuando ya estaba con un pie en la tumba.

Mucha gente se hace estas preguntas: ¿no ha hecho nuestro sistema auténticos milagros durante los últimos cien años? ¿No se ha duplicado la esperanza de vida durante ese tiempo? Si la medicina es tan compleja, ¿por qué íbamos a cuestionar un sistema que ha funcionado tan bien?

La esperanza de vida ha aumentado gracias sobre todo a las prácticas sanitarias y al control de las enfermedades infecciosas, gracias a las técnicas quirúrgicas de urgencia para las afecciones severas y potencialmente mortales, como una apendicitis o un traumatismo grave, y gracias a los antibióticos, que nos ayudan a combatir numerosas infecciones. En suma, casi todos los «milagros sanitarios» que podemos señalar son soluciones a problemas graves, esto es, dolencias que nos matarían de inmediato si no les pusiéramos remedio. Desde el punto de vista económico, las enfermedades graves no son numerosas en el sistema actual porque el paciente se recupera pronto y deja de ser un cliente.

A partir de la década de 1960, el sistema sanitario ha aprovechado la confianza que inspiran esas innovaciones para pedir a los pacientes que no cuestionen los conocimientos de los médicos con respecto a las enfermedades crónicas, las cuales pueden durar toda la vida y, por tanto, son mucho más rentables.

Pero la medicalización de las enfermedades crónicas durante los últimos cincuenta años en Estados Unidos ha sido un lamentable fracaso. Como hemos compartimentado las enfermedades, ahora tenemos tratamientos para todo:

- ¿Colesterol alto? Pídele estatina a tu cardiólogo.
- ¿Niveles altos de glucosa en ayunas? Pídele metformina a tu endocrino.
- ¿TDAH? Pídele Adderall a tu neurólogo.
- ¿Deprimido? Pídele a tu psiquiatra un inhibidor selectivo de la recaptación de serotonina (ISRS).
- ¿No puedes dormir? Pídele Zolpidem a tu especialista.
- ¿Te duele algo? Pídele un opioide a tu médico de familia.
- ¿SOP? Pídele clomifeno a tu ginecólogo.
- ¿Disfunción eréctil? Pídele Viagra a tu urólogo.

- ¿Sobrepeso? Pídele Wegovy a tu endocrino.
- ¿Sinusitis? Pídele un antibiótico a tu otorrino o pregúntale si te conviene operarte.

Pero de lo que nadie habla —y de lo que, en mi opinión, ni los médicos se dan cuenta— es de que los índices de todas esas enfermedades están subiendo al mismo tiempo que nos gastamos billones de dólares en «tratarlas».

Ante estas dolencias que afectan de manera inaudita al cerebro y al cuerpo a lo largo de la vida —y cuyo origen común es una disfunción metabólica—, lo único que nos dicen es que «confiemos en la ciencia». Eso no tiene ningún sentido. Durante los últimos cincuenta años, desde que empezó a dispararse el índice de enfermedades crónicas, nos han prohibido hacer preguntas.

El sistema médico de Estados Unidos, basado en la cirugía, fue concebido a medida. Uno de los médicos más citados en las facultades de medicina es el doctor William Stewart Halsted, uno de los fundadores del Hospital Johns Hopkins, a comienzos del siglo xx, quien creó el concepto de «residencia». Para Halsted, los estudios de medicina eran «una iniciación sobrehumana en una profesión sobrehumana que ponía de relieve el heroísmo, la abnegación, la diligencia y la perseverancia.

Según Halsted, no había vocación más importante o elevada en un hospital que la del cirujano que practicaba una incisión en el cuerpo de un paciente y lo libraba de su enfermedad. Las heroicas intervenciones quirúrgicas tenían que ser violentas y agresivas; se trataba de infligir dolor a corto plazo para obtener beneficios a la larga. Para alcanzar el honor de ser cirujano, era necesario un sistema darwinista que garantizara que solo los mejores y más brillantes médicos tendrían ese privilegio. Halsted organizaba interminables carruseles quirúrgicos con los residentes para ponerlos a prueba y hacer una criba.

En aquella época, John D. Rockefeller —al darse cuenta de que podía utilizar los derivados del petróleo para fabricar medicamentos— invirtió mucho dinero en las facultades de medicina de todos los Estados Unidos para que desarrollaran un plan de estudios basado en el modelo de Halsted, que daba prioridad a la cirugía. Un ayudante de Rockefeller recibió el encargo de redactar el Informe Flexner, que delineaba un sistema educativo que daba prioridad a las operaciones quirúrgicas y desacreditaba los tratamientos nutricionales, tradicionales y holísticos. El Congreso ratificó el Informe Flexner en 1910, estableciendo que todas las instituciones médicas acreditadas en Estados Unidos debían ajustarse al modelo Halsted/Rockefeller.

Al principio yo estaba de acuerdo con la forma de pensar del doctor Halsted. Cuando me presenté a residente de cirugía, me parecía fantástico eso de «solucionar» los problemas con una sencilla extirpación. Creía que ser médico, y sobre todo cirujano, era un privilegio, y que debía haber un riguroso proceso de selección para que solo los mejores lo consiguieran. Como joven residente, yo criticaba a los sanitarios que se quejaban de las extenuantes jornadas laborales.

En la facultad de medicina no me explicaron que el doctor Halsted era adicto a la morfina y la cocaína. Realizaba maratones quirúrgicos de varias jornadas bajo el efecto de las drogas y luego sufría crisis psicóticas que lo obligaban a permanecer en casa durante varios días o incluso semanas. Muchas veces no podía operar porque le temblaban las manos a causa de la cocaína y la falta de sueño. Pero el Informe Flexner —y la medicina extirpadora de Halsted/Rockefeller— no ha sido modificado por el Congreso, por lo que sigue siendo, desde 1910, el modelo de la ciencia médica estadounidense.

La verdad: deberíamos hacer caso a los médicos si tenemos una infección grave o un hueso roto, pero, cuando se trata de enfermedades crónicas que nos atormentan a diario, no deberíamos escuchar los consejos de casi ninguna institución médica en lo tocante a nutrición o enfermedades crónicas. Lo único que hay que hacer es seguir la pista del dinero y de los incentivos.

PREDISPOSICIÓN A INTERVENIR

Durante mis años de licenciatura, el decano de la Facultad de Medicina de Stanford era el doctor Philip Pizzo, un especialista en el tratamiento del dolor nombrado por el Gobierno para dirigir un Instituto de Medicina cuya finalidad era hacer recomendaciones sobre el tratamiento del dolor crónico en Estados Unidos. Nueve de las diecinueve personas que formaban la junta directiva del instituto tenían vínculos directos con los fabricantes de opioides. Al mismo tiempo que fue nombrado para ese cargo, el doctor Pizzo consiguió que Pfizer, uno de los principales productores de opioides, hiciera una donación de 3 millones de dólares a la facultad. Las permisivas directrices elaboradas por el comité en materia de opioides han contribuido a la crisis de adicción a la que asistimos hoy en día.

Entre 2012 y 2019, las becas de los NIH les fueron concedidas como mínimo a ocho mil investigadores que tenían «significativos» conflictos de intereses económicos, sobre todo con las empresas farmacéuticas. Las cantidades manejadas en esos «conflictos» superaban los 188 millones de dólares.

Los decanos de las principales instituciones han recibido de las farmacéuticas millones de dólares en pagos directos.

Cuando comencé mi etapa de residente se aprobó la Ley del Cuidado de Salud a Bajo Precio (ACA, por sus siglas en inglés) y todos los médicos tuvieron que ponerse al día con respecto al Sistema de Pago de Incentivos Basado en el Mérito (MIPS, en inglés), un nuevo plan en el marco del Programa de Pago por Calidad (QPP, en inglés), según el cual cada médico vería sustanciales ajustes en los pagos de Medicare si cumplía determinados criterios relativos a la calidad de la atención. Cabría pensar que «calidad» y «mérito» significaban que el enfermo estaba mejorando realmente. Pero, cuando entré en el sitio web del MIPS para buscar los criterios de calidad específicos de cada especialidad, me quedé perpleja al comprobar que esos criterios se basaban principalmente en el hecho de que los médicos prescribieran fármacos regularmente o hicieran más intervenciones. Sí, se trata de un programa gubernamental de incentivos que se centra no tanto en los resultados reales (es decir, en la mejoría del paciente), sino en la cantidad de fármacos que recetan los médicos a largo plazo. Por ejemplo, hay cuatro parámetros de calidad en el ámbito de la «atención clínica efectiva» para el asma, y ninguno hace referencia a la mejoría o superación de la enfermedad; antes bien, los médicos mencionan parámetros como «el porcentaje de pacientes de entre cinco y sesenta y cuatro años con un diagnóstico de asma persistente a los que se les recetó un medicamento controlado a largo plazo». Tales parámetros son invariables en el caso de cientos de enfermedades. Más tarde me enteré de que las farmacéuticas invierten tres veces más en grupos de presión que la industria petrolera, y que las farmacéuticas han influido muchísimo en casi todas las leyes y directrices sanitarias que he tenido que acatar.

Con frecuencia les he oído decir a los médicos que su retribución variable se basa en las unidades de valor relativo (RVU, por sus siglas en inglés), que son una medida de su productividad a la hora de generar códigos de facturación rentables. Muchos hospitales recompensan a los médicos cuando incrementan sus RVU. Con una operación bariátrica se obtienen muchas más RVU que aconsejando a un paciente obeso que coma alimentos más saludables. Incluso en los hospitales que no vinculan directamente las RVU al salario, la administración del centro casi siempre espera que los médicos alcancen una cantidad mínima de RVU anualmente. Este parámetro también se usa para valorar los ascensos. Las RVU son un indicador explícito del valor económico de los médicos. La maximización de las RVU es una de las cosas que más interesan a los administradores de los hospitales y a los médicos que trabajan en ellos. Tiene sentido. Las intervenciones, medidas en RVU, son la forma que tienen los hospitales de ganar dinero. Este incentivo lleva a los médicos a no hacer preguntas sobre las causas profundas del problema cuando un caso quirúrgico llega a su sección. Y también los lleva a recomendar la cirugía con más frecuencia de la que debieran. Desde el principio de mi etapa de residente, los médicos con experiencia me aconsejaron que aprendiera a facturar correctamente porque, como cirujana, «comes lo que matas», un sórdido eufemismo que viene a significar que, cuanto más trabajes y más factures, más te pagarán.

Cada vez que preguntaba por qué recurríamos a la cirugía o sugería un posible enfoque dietético (para personas como Sarah, mi paciente con migraña), los médicos más veteranos me reprendían con comentarios del tipo «no estudiamos cirugía para dar consejos dietéticos». Aunque ello signifique dejar a los pacientes brutalmente traumatizados y separados de su familia durante el tiempo de vida que les queda, los médicos hacen lo que haga falta para mantener a los pacientes con vida, aunque haya que prolongársela unos días más en la UCI.

La facturación tiene que ver solo con la realización y codificación de una intervención, y no con la pregunta de por qué enferma la gente. La medición y el cobro de una acción (como recetar una pastilla, realizar una operación quirúrgica o hacer una resonancia magnética) son cosas que se pueden codificar, mientras que un resultado fisiológico multifactorial (revertir la diabetes, prevenir el cáncer, reducir la inflamación o el estrés oxidativo) no.

Puesto que los ingresos dependen de los códigos de facturación que se utilizan, a los hospitales les conviene realizar el mayor número posible de intervenciones y consultas rápidas para maximizar los reembolsos. Si alguien llega con un brazo roto al hospital, este ganará más dinero si los médicos le administran un sedante además de inmovilizarle el brazo. Cuantas más cosas hagas, más dinero ganas, con independencia de lo que le ocurra al paciente.

En la sala de otorrinolaringología, cuando yo era residente, había un cartel que decía «¡Al diablo con el cáncer!», supuestamente con el fin de animar a aquellas pobres almas ya de por sí aterrorizadas y debilitadas por la enfermedad que corría por sus venas. En el hospital de Stanford vi a ricos y poderosos pacientes de cáncer elogiar a su equipo de oncología por ayudarles a afrontar su enfermedad, y decir con confianza a su familia, entre revisión y revisión, que estaban en manos de «los mejores médicos del mundo». Evidentemente, la motivación psicológica ayuda a los pacientes a superar una enfermedad, y no hay nada de malo en confiar ciegamente en el equipo médico que te atiende. Pero yo empecé a preguntarme dónde estaban esos eslóganes tan motivadores en las décadas precedentes, cuando los pacientes presentaban síntomas de diabetes, demencia leve o hipertensión. El cáncer suele ser una enfermedad prevenible, pero las ganas de combatirlo no llegan hasta que el daño ya está hecho.

Lo cierto es que el prestigio de tu médico importa más bien poco cuando te diagnostican un cáncer. Te recetará lo mismo que cualquier otro médico, usará la misma quimioterapia y recurrirá a la cirugía siguiendo los mismos criterios, basados en las directrices de la National Comprehensive Cancer Network (un hervidero de conflictos de intereses). Decir que tienes «el mejor equipo médico» después de que te diagnostiquen un cáncer es como decir que tienes los mejores mecánicos después de tener un siniestro total con el coche.

Tras la muerte de mi madre, hablé por teléfono con una de sus oncólogas. Charlé con ella —de médico a médico, de mujer a mujer— y expresé mi frustración por el hecho de que hubiera utilizado procedimientos que ambas sabíamos que alejarían a mi madre de su familia durante sus últimos días sin alargarle significativamente la vida. Empaticé con ella porque sabía que había estudiado medicina para ayudar a la gente, pero estaba tan integrada en el sistema que no concebía actuar de otra manera.

LA MAYOR MENTIRA DE LA ASISTENCIA MÉDICA

El ejemplo más escandaloso de los famosos «incentivos» de nuestro sistema sanitario es que los líderes médicos no dicen absolutamente nada acerca de aquellas cuestiones que en realidad nos hacen enfermar: la alimentación y el estilo de vida.

Si el director general de Salud Pública, el decano de la Facultad de Medicina de Stanford y el director de los NIH dieran mañana una rueda de prensa en la escalinata del Congreso para manifestar que debemos hacer un esfuerzo conjunto e inmediato por reducir el consumo de azúcar entre los niños, creo que ese consumo disminuiría. La población suele hacer caso de lo que dicen los líderes médicos. El tabaquismo cayó en picada cuando el Ministerio de Sanidad publicó un informe al respecto, y todos modificamos nuestros hábitos nutricionales cuando, en la década de 1990, se usó como referencia la «pirámide alimentaria», que aconsejaba la ingesta de más azúcar e hidratos de carbono (con efectos desastrosos).

Pero, por el contrario, los expertos en medicina no dicen nada sobre las verdaderas causas de esta epidemia metabólica de proporciones casi universales.

No quieren alertar a nadie de que los adolescentes son tan sedentarios y se alimentan tan mal que el 77 % de los jóvenes de veintiún años no están en forma física ni para alistarse en el Ejército.

No denuncian que medios de comunicación como Viacom (Nickelodeon) invierten millones de dólares en presionar a la Comisión Federal de Comercio (FTC, por sus siglas en inglés) para que no regule los anuncios de comida para niños. Solo las empresas de comida rápida en 2019 gastaron 5 000 millones de dólares en publicidad dirigida a los niños, y el 99 % de esos mensajes publicitarios anunciaban productos tan poco saludables que incumplen las normas del Ministerio de Agricultura de Estados Unidos.

No exigen que se retrasen los horarios escolares, ni siquiera sabiendo que los científicos coinciden en que los patrones de sueño de los adolescentes difieren considerablemente de los de otros grupos de edad y en que el hecho de comenzar las clases tan temprano altera el desarrollo normal del cerebro.

No censuran que el 40 % de la financiación de la Academia de Nutrición y Dietética proceda de la industria alimentaria. Estos conflictos económicos han conseguido que el mayor y más influyente grupo de dietistas afirme que las minilatas de Coca-Cola son saludables, rebata públicamente la idea de que el azúcar provoca obesidad y se queje de los impuestos sobre el azúcar.

No muestran su indignación por el hecho de que el 10 % de los fondos del Programa Asistencial de Nutrición Suplementaria (SNAP, por sus siglas en inglés, un programa nutricional en el que confía el 15 % del país) se gasten en bebidas azucaradas, lo que supone que miles de millones de dólares de los contribuyentes van a parar directamente a empresas como Coca-Cola y PepsiCo (que también se benefician de las leyes agrarias que subvencionan el jarabe de maíz, muy rico en fructosa, que tales empresas utilizan en sus nocivos menjurjes).

No piden a las organizaciones médicas que rechacen las donaciones de empresas de alimentos ultraprocesados, las cuales han donado millones de dólares a grupos médicos como la American Academy of Pediatrics (que recibe dinero de fabricantes de leche de fórmula como Abbott y Mead Johnson) y la American Diabetes Association (que ha aceptado dinero de compañías como Coca-Cola y Cadbury).

No reclaman una regulación más estricta de las más de ochenta mil sustancias sintéticas presentes en la alimentación, el aire, el agua, el suelo, las casas y los productos de higiene corporal, de las cuales menos del 1 % han sido analizadas adecuadamente para comprobar su seguridad, pero de las que se sabe, en muchos casos, que son disruptores hormonales y mitocondriales vinculados a la diabetes, la obesidad y el cáncer.

No exigen que se ponga un alto a los miles de millones de dólares en subvenciones agrícolas que generan los componentes de los alimentos procesados: el 80 % de las subvenciones gubernamentales se destina al maíz, los cereales y el aceite de soya. Sorprendentemente, el tabaco recibe el cuádruple de subvenciones (2 %) que todas las frutas y verduras juntas (0.45 %).

Los especialistas en obesidad y los pediatras no exigen que se reduzca la recomendación de consumo de azúcar de los niños a cero, sino que afirman que la obesidad es una «enfermedad del cerebro» y que el gobierno debería ofrecer subsidios a las cirugías bariátricas e inyecciones farmacéuticas para controlarla.

Los cardiólogos no piden a voz en grito que se haga un esfuerzo urgente a escala nacional para reducir los alimentos procesados y frenar la principal causa de muerte en Estados Unidos y entre las primeras en todo el mundo: las enfermedades cardiacas.

La American Diabetes Association (ADA) no le ha declarado la guerra al azúcar. De hecho, ha aceptado millones de dólares de fabricantes de alimentos procesados, como Coca-Cola, y ha puesto el logotipo de la ADA en productos de marcas como el chocolate Cadbury, Kool-Aid, Crystal Light, Jell-O, SnackWell's, Cool Whip y Raisin Bran.

Nuestros líderes médicos no protestan por la actitud del Ministerio de Agricultura, que decidió pasar olímpicamente de las recomendaciones de su propio consejo asesor científico, según el cual convenía reducir el azúcar añadido del 10 al 6%. No piden que se revoque la decisión ministerial de llegar a un acuerdo con Kraft para ofrecer Lunchables ultraprocesados en los colegios y de suavizar la normativa sobre alimentos integrales en los comedores escolares para poder vender más comida procesada.

Cabría esperar que instituciones como los NIH, las facultades de medicina y la American Medical Association (el grupo que representa a los médicos) dieran la voz de alarma con respecto a por qué enferman tantas personas: la alimentación y otros hábitos metabólicos. Cabría esperar que utilizaran su prestigio para exigir cambios radicales en nuestro sistema alimentario y proponer un esfuerzo colectivo para reducir el sedentarismo. Pero esas instituciones fundamentales han permanecido en silencio y se han beneficiado del aumento de pacientes.

Durante mi formación médica, oía decir con frecuencia que los pacientes son por naturaleza «perezosos» y que es inevitable que se alimenten mal y que tomen malas decisiones. Esta visión pesimista de los pacientes es endémica en el mundo de la medicina. Yo no veo a nadie a mi alrededor que se empeñe en ser obeso o en destrozarse el metabolismo, ni que intente llevar una existencia atormentada y perderse los mejores momentos de la vida de sus hijos y sus nietos. No. Los pacientes son las víctimas del pacto diabólico entre la industria alimentaria (6 billones de dólares), que pretende que los alimentos sean baratos y adictivos, y la industria sanitaria (4 billones de dólares), que se beneficia de la atención a los enfermos y guarda silencio sobre las causas de sus enfermedades.

No se trata de una conspiración, sino de una triste realidad económica que todos los pacientes deberían conocer debidamente. Tu médico — y el sistema entero en el que trabaja— se beneficia directa e inequívocamente de tu constante sufrimiento, de tus síntomas y de tu enfermedad. Es probable que tu médico tampoco comprenda el papel que desempeña en este entramado de facturación médico-industrial ni los hilos económicos y políticos que controlan los estudios de medicina, la bibliografía médica sobre nutrición y la toma de decisiones.

Los incentivos de nuestros sistemas médico y nutricional presionan a los pacientes para que no hagan preguntas. Esos incentivos también conducen a la mayor mentira de la asistencia sanitaria: que las razones por las que estamos cada vez más enfermos, más gordos y más deprimidos son muy complejas.

Esas razones no son complejas, pues están todas relacionadas con la energía vital.

Respeto mucho a los médicos, pero quiero dejar bien clara una cuestión: en todos los hospitales de Estados Unidos son muchos los médicos que hacen las cosas mal, pues se empecinan en recetar pastillas y realizar operaciones quirúrgicas cuando en realidad una postura estricta en lo tocante a la alimentación y la actitud vital sería mucho más beneficiosa para el paciente que tienen delante. Los índices de suicidio y de sobrecarga de trabajo son astronómicos en el sector de la sanidad: todos los años se suicidan unos cuatrocientos médicos. (Eso equivale a la muerte por suicidio de unas cuatro generaciones de licenciados en medicina cada año). El índice de suicidios entre los médicos duplica el de la población general. Basándome en mi propia experiencia con la depresión cuando era una joven cirujana, creo que un factor que contribuye a ello es la insidiosa crisis espiritual con respecto a la utilidad de nuestro trabajo y la sensación de estar atrapados en un sistema que no funciona pero que parece demasiado grande para cambiarlo o huir de él.

SÁLVATE A TI MISMO

Aunque a lo mejor no lo parece, el tema de este capítulo es el optimismo. Estamos en medio de una crisis sanitaria, pero lo bueno es que podemos arreglar nuestro sistema y poner fin a la crisis.

Hace solo ciento veinte años, el hambre, la desnutrición y la muerte prematura eran el pan nuestro de cada día. La tuberculosis y la neumonía eran las principales causas de muerte. La esperanza de vida en Estados Unidos rondaba los cuarenta y siete años. En aquel entonces, el 30 % de las muertes correspondía a niños menores de cinco años, frente a solo el 1.4 % en 1999. Una persona de aquella época, si la trasladáramos al presente, se quedaría pasmada al intentar asimilar los progresos de la sociedad. No hay duda de que nuestro sistema puede producir resultados positivos cuando se centra en lo que se tiene que centrar.

En los hospitales suele haber muchos médicos voluntariosos, inteligentes y trabajadores, pero actúan dentro de un sistema que ha perdido el norte, un sistema que gana dinero cuando los pacientes están enfermos y lo pierde cuando están sanos.

El actual sistema sanitario se equivoca sistemática y escandalosamente a la hora de prevenir y revertir las enfermedades crónicas. En efecto, si quitamos de los datos históricos las muertes debidas a las ocho principales enfermedades infecciosas, la esperanza de vida no ha aumentado gran cosa durante los últimos ciento veinte años, a pesar, por supuesto, de que la atención sanitaria es la industria más grande y más pujante de Estados Unidos, y de que la mayor parte del dinero destinado a la sanidad va a parar al tratamiento de las enfermedades crónicas.

Todos nos habremos hecho viejos antes de que el sistema cambie, pero se está produciendo una revolución ascendente en la que los pacientes están más preparados para hacerse cargo de su propia salud metabólica. Exploremos formas concretas de aplicar los principios de la energía vital para sentirnos mejor hoy y prevenir futuras enfermedades.

Segunda parte
CÓMO PRODUCIR ENERGÍA VITAL

Capítulo 4
TU CUERPO TIENE LAS RESPUESTAS
Cómo interpretar los análisis de sangre y obtener información de los dispositivos móviles

Emily hizo lo que todas las embarazadas a las veinticuatro semanas de gestación: entró en el consultorio médico, bebió un brebaje a base de 50 gramos de glucosa disuelta en agua y colorantes artificiales (una prueba oral de tolerancia a la glucosa, u OGTT, por sus siglas en inglés), esperó una hora y se hizo otra prueba de azúcar en la sangre para comprobar si tenía diabetes gestacional. Le dijeron que los niveles de glucosa descartaban esa enfermedad y que estaba «limpia».

Como a Emily le gustaban tanto los datos, adquirió un monitor continuo de glucosa (CGM, por sus siglas en inglés), que llevaba colocado en el brazo cuando se hizo la prueba de tolerancia. De este modo pudo obtener ella sola decenas de datos de la glucosa durante las horas previas y posteriores a la prueba y ver así una imagen mucho más dinámica de su glucemia que con el único punto de datos del laboratorio. Los resultados del CGM mostraban algo muy distinto de lo que le había dicho el médico: en realidad tenía niveles altos de glucosa (muy por encima del rango de la diabetes gestacional), incluso horas después de haber ingerido la glucosa. «Salí de allí pensando que ya no me fiaba de aquel laboratorio, o que en el hospital habían traspapelado mis resultados», dijo Emily.

Sin los datos del CGM, se habría ido del consultorio médico sin saber nada de su enfermedad subyacente ni de los riesgos que esta suponía para el bebé y para sí misma. Según la revista *Diabetes Care*, el 20% de las mujeres aquejadas de diabetes gestacional seguirán sin ser diagnosticadas, incluso tras una detección universal. Si no se controla, esta enfermedad puede provocar resistencia a la insulina en el feto y preparar el terreno para un alto riesgo de padecer problemas metabólicos de por vida. Como vimos en el caso de mi madre, la disfunción metabólica suele manifestarse por primera vez en la madre durante el embarazo, lo que nos avisa de que hay que mantener los niveles de glucosa en la sangre dentro de su rango para evitar enfermedades concomitantes (y cada vez más graves).

Controlar la enfermedad «era hasta divertido [...] con el CGM», afirmó Emily. Durante el embarazo inició una indagación para protegerse a sí misma y a su hijo. «Los datos indican que los niveles de glucosa y la diabetes tipo 2 influyen algunas veces en el desarrollo del alzhéimer. Así que empecé a pensar: "Vaya, tengo un bebé y debo plantearme la necesidad de proteger mi cerebro a largo plazo"».

Emily prosiguió: «Antes de llevar un CGM, mi organismo era un misterio para mí. No relacionaba lo que hacía con lo que sentía. Ahora es: "Oh, si me siento cansada o estresada, ¿qué comí durante las últimas veinticuatro horas?", porque normalmente me parece que la respuesta está ahí. Tiene gracia porque, como mujeres, siempre nos dicen que perdamos peso y que nos mantengamos delgadas para estar más guapas. Desde que llevo el monitor de glucosa, pienso que "en realidad, como para cuidar mi cuerpo y protegerlo a largo plazo". La comida dejó de ser un enemigo y empezó a ser una herramienta para mi salud».

Saber cómo influye la alimentación en nuestra salud para que la gente pueda tomar decisiones es positivo; parece evidente. Pero la mayoría de las madres embarazadas —y la mayoría de los pacientes en general— no tienen tanta información sobre su cuerpo como Emily con un CGM. Hoy sabemos más sobre el funcionamiento de nuestros coches, nuestras finanzas y nuestras computadoras que sobre el de nuestro propio cuerpo. La pasamos muy mal una vez al año para tener una idea básica de nuestra salud metabólica. En veintidós estados de Estados Unidos, los pacientes aún no son los dueños legítimos de sus propios historiales médicos, pero los facultativos y los hospitales sí.

Además de no tener acceso a las pruebas que nos muestran cómo influyen los alimentos en nuestra biología, el sistema sanitario nos impide comprender la evolución de nuestra salud y si las decisiones que tomamos están dando buenos resultados. Por el contrario, tenemos movimientos financiados por la industria cuyo objetivo es convencernos de que «no hay alimentos malos». Esas hipócritas cruzadas campan a sus anchas por el ecosistema de la salud pública y de la nutrición.

La mayoría de nosotros hemos tenido la desagradable experiencia de ir al médico para ver los resultados de los últimos análisis y tener que soportar una de estas dos respuestas:

Parece que está todo bien. Ya te puedes ir.
Incluso cuando te sientes de todo menos bien.

Este resultado está un poco mal. Te voy a recetar este fármaco.
Sin comentarte por qué te cambia el medicamento o qué puedes hacer tú al respecto.

Lo cierto es que la mayoría de los médicos no saben interpretar correctamente los resultados de los análisis. Evidentemente, pueden ponerte una inyección de potasio si este está bajo, prescribirte una estatina si el colesterol malo está alto y recetarte un antibiótico si el recuento de glóbulos blancos supera los 11 000, por ejemplo. Pero, si profundizamos en las relaciones entre laboratorios y los biomarcadores sobre la fisiología celular de nuestro organismo, probablemente nos quedemos con la boca abierta. Los médicos están adiestrados para obedecer a los laboratorios a la hora de interpretar los análisis; a ninguno de ellos se le ocurriría detenerse un momento a examinar con atención qué significan todos esos datos. Y en el 93 % de los casos, entre los adultos, los datos indican «energía negativa».

Por fortuna, estamos entrando en una nueva era de la medicina. Los médicos ya no tienen que hacer de intermediarios para interpretar los análisis de los laboratorios. Esta nueva era será muy beneficiosa para los pacientes. Sam Corcos, director general de la empresa Levels, llama a ese modelo bioobservabilidad, esto es, la capacidad de observar la propia biología mediante tecnologías como los dispositivos móviles, los monitores continuos y las pruebas de laboratorio directas al consumidor (DTC, por sus siglas en inglés). Que quede claro: la bioobservabilidad es una de las corrientes más desasosegadoras a las que se enfrenta nuestro sector sanitario. No deberías confiar a ciegas en tu médico ni en mí. Tu cuerpo puede «hablarte» a través de pruebas accesibles y datos en tiempo real procedentes de sensores portátiles que te ayudan a comprender la relación existente entre los síntomas individuales y la salud metabólica general.

Vivimos en una época apasionante en la que tenemos el potencial de vivir las vidas más largas y saludables de la historia, pero para ello será necesaria una cierta optimización. Tú eres el principal encargado de comprender tu cuerpo. Tal vez te hayan hecho creer que no alcanzas a comprenderlo, que debes desconfiar del sentido común y que debes poner tu salud en manos de otros. Eso se acabó. Hay grupos de personas que quieren entender y poseer sus historiales médicos para llevar una vida más sana. Ha llegado el momento de unirse a esos grupos para conocer mejor las señales que nos envía nuestro cuerpo. Durante el resto de este libro intentaremos descubrir cómo usar los síntomas, los análisis de sangre y los biosensores en tiempo real que nos permiten ver el cuerpo por dentro y sopesar el éxito de nuestro plan de energía vital.

LOS SÍNTOMAS SON UNA BENDICIÓN: ¿CÓMO TE ENCUENTRAS?

Muchos de los pacientes que pasan por mi consultorio me dicen que se «encuentran bien» y que están «sanos», pero, si examinamos con detenimiento sus respuestas a un cuestionario, observamos que tienen diez o más síntomas o enfermedades específicos que sus médicos anteriores habían considerado «normales». He aquí algunos de ellos: dolor de cuello, sinusitis estacional o resfriados recurrentes, eczemas, irritación de los conductos auditivos, lumbalgia, acné, dolores de cabeza, hinchazón, reflujo, tos crónica, ansiedad leve, dificultad para conciliar el sueño, falta de energía y síntomas del síndrome premenstrual (SPM), como los cólicos y el mal humor.

Nada de lo anterior es normal. Es posible que te sientas de maravilla —física y mentalmente— la mayor parte del tiempo. Hemos normalizado hasta tal punto lo que el doctor Mark Hyman denomina síndrome de «estar hecho una mierda» que muchas personas ni nos imaginamos siquiera cómo sería eso de no tener ningún síntoma. Cada uno de los que acabo de enumerar es una señal de que las células no obtienen lo que necesitan, lo cual podría mejorarse reduciendo al mínimo el estrés oxidativo, la disfunción mitocondrial y la inflamación crónica mediante la introducción de cambios en la alimentación y el estilo de vida.

Hacer el inventario de los síntomas básicos es un paso sencillo y fundamental para mejorar la bioobservabilidad. Te animo a que rellenes el cuestionario de síntomas que encontrarás en inglés en mi página web (<caseymeans.com/goodenergy>), el cual es una adaptación del del Instituto de Medicina Funcional, y compruebes qué te ha estado afectando durante los últimos treinta días.

Se nos dice que los síntomas son cosas peligrosas que hay que tratar de inmediato, pero en realidad son una bendición. Imagínate que tus células son treinta y siete billones de bebés a los que tienes que cuidar. Al igual que los bebés, las células no se pueden comunicar con palabras, por lo que los síntomas son su forma de llorar para llamar tu atención con el fin de que satisfagas sus necesidades.

Cada vez que aparece un síntoma, yo me hago la siguiente pregunta: «¿Qué intenta decirme mi cuerpo?». Cuando me duele el cuello, siempre compruebo cómo dormí y cuáles son mis niveles de estrés. Si tengo ansiedad, intento recordar cuánto ejercicio he hecho y cuánto alcohol he bebido esa semana. Si me sale un grano de repente, me pregunto si no me habré pasado con el azúcar en el restaurante. Si me duele la cabeza, pienso en cuánto me he hidratado durante el día. Si tengo síntomas del SPM, pienso en todos los factores que pueden haber afectado a mis hormonas de manera diferente durante ese mes, como la ingesta de fibra o alcohol, el estrés y el sueño.

CÓMO INTERPRETAR UN ANÁLISIS DE SANGRE ESTÁNDAR

Los triglicéridos, la glucosa en ayunas, el colesterol «bueno», el colesterol «malo»: todos hemos asentido mientras los médicos enseguida quitan importancia a los resultados de los análisis, pero casi ninguno de nosotros tenemos la menor idea de lo que esos números significan. Es cierto que esos números tienen sus limitaciones: son una sola instantánea tomada cuando nuestro cuerpo está muy dinámico. Pero, aun así, si se interpretan adecuadamente, pueden darnos pistas valiosas sobre la gestión de la salud metabólica y la energía celular.

Lo que quieres averiguar con los análisis de sangre estándar es si formas parte del 6.8 % de las personas que están dentro del rango normal de los cinco biomarcadores metabólicos básicos sin medicamento, y, por tanto, si te encaminas hacia la energía vital. Para averiguarlo, tendrás que obtener los resultados de los análisis y las constantes vitales del último reconocimiento médico anual, además de tomar una cinta métrica. Uno de tus principales objetivos debería ser el encontrarte en ese 6.8 %. Si no alcanzas ese objetivo, es casi seguro que tendrás más enfermedades, como la depresión, el acné, las jaquecas y las mortíferas afecciones crónicas a lo largo de la vida. Si eres una mujer, es más probable que le transmitas a tu hijo en el útero la disfunción metabólica, que seas estéril, que tengas algún aborto, que se agraven los síntomas menopáusicos y que desarrolles el mal de Alzheimer. Hemos creado un entorno en el que el 70 % de la población padecerá una enfermedad crónica, pero no tiene por qué tocarte a ti.

Soy una firme defensora de las decisiones personales y de las libertades individuales, y, por tanto, de que la gente coma o haga cosas insanas si quiere. Pero todos deberíamos saber en qué zona del espectro de la energía vital (positiva o negativa) nos encontramos, para así poder tomar decisiones fundamentadas. Las investigaciones científicas sobre los cambios de comportamiento indican que los pacientes que tienen acceso a su historial médico muestran resultados significativamente mejores. Creo que, si un paciente con una proporción elevada de triglicéridos-HDL comprende que ese biomarcador hace que tenga un 89 % más de probabilidades de sufrir una depresión, estaría más dispuesto a ponerse a régimen y a cambiar de estilo de vida con el fin de mejorar su metabolismo.

Para tener cierto control sobre nuestra salud, debemos comprender los cinco marcadores metabólicos básicos, que, por lo general se obtienen durante nuestro reconocimiento médico anual.

Triglicéridos: ¿estoy saturando de glucosa mis células?

Cuando consumimos más azúcar e hidratos de carbono de los que las mitocondrias del hígado pueden tolerar, el exceso de glucosa se transforma en triglicéridos y es enviado al torrente sanguíneo para que se almacene en los tejidos y los músculos mediante un proceso que se conoce como «lipogénesis *de novo*».

Desde el punto de vista evolutivo, se trata de un proceso lógico. Los triglicéridos son una forma de grasa que se puede utilizar cuando los seres humanos ayunan (cosa a la que se veían obligados con frecuencia durante los ciclos de abundancia y carestía de la vida premoderna) o cuando hacen esfuerzos físicos, pero en la sociedad moderna − en la que comemos asiduamente y somos bastante sedentarios − esos triglicéridos se acumulan en el torrente sanguíneo.

La resistencia a la insulina hace que las sobrecargadas células adiposas de todo el organismo descompongan la grasa (por medio de la lipolisis), que a su vez reenvía más grasa al hígado para producir triglicéridos. Por desgracia, las células hepáticas llenas de grasa no funcionan correctamente y bloquean la señalización de la insulina, creando un círculo vicioso que afecta hoy a muchas personas.

Los niveles altos de triglicéridos suelen ser una advertencia de que estás ingiriendo demasiada azúcar, carbohidratos refinados o alcohol, y de que probablemente no haces demasiado ejercicio físico. Tienes que reducir la cantidad de carbohidratos porque estos están sobrecargando el hígado y transformándose en grasa, lo cual significa eliminar los refrescos, las bebidas azucaradas, los jugos, el azúcar añadida de cualquier tipo, las golosinas, los productos con cereales refinados (pan, pasta, galletas dulces y saladas, papas fritas, pasteles, cereales, etcétera) y otros alimentos de alto índice glucémico. Y que tienes que moverte más todos los días para quemar el exceso de combustible.

El consumo excesivo de alcohol también influye negativamente en los niveles de triglicéridos a causa de su efecto en la función hepática, ya que los niveles de triglicéridos aumentan a medida que incrementas el consumo de alcohol (lo que probablemente será aún peor si la bebida contiene azúcar añadida, mezclas o jugos). Además, el alcohol, cuando se consume acompañando una comida que contiene grasa (concretamente, grasa saturada), puede incrementar los niveles de triglicéridos después de comer porque entorpece la acción de la lipasa, una enzima que normalmente elimina los triglicéridos. Aparte de que esos niveles aumentan a medida que se incrementa el consumo de alcohol, este también disminuye los recursos antioxidantes de las células y genera especies reactivas de oxígeno, factores ambos que contribuyen al empeoramiento de la salud metabólica.

- Rango de triglicéridos «normal» según los criterios estándar: < 150 mg/dl.
- Rango óptimo: < 80 mg/dl.

Que el rango normal de los triglicéridos sea cualquier cantidad por debajo de los 150 mg/dl es una mentira. El rango debería ser mucho menor. Las investigaciones muestran que las probabilidades de sufrir un accidente cardiovascular son un 50 % menores en aquellas personas que tienen los triglicéridos por debajo de los 81 mg/dl, frente a aquellas con niveles situados entre los 110 y los 153 mg/dl. (Pero los médicos les dicen a ambos grupos que están en el rango «normal»). Con niveles superiores a 153 mg/dl, el riesgo aumenta notablemente.

En mi caso, los niveles de triglicéridos con dos dietas muy diferentes —una dieta vegana con muchos hidratos de carbono y poca grasa, y la otra más omnívora, con más grasa y no muchos carbohidratos— estaban igualmente en 47 mg/dl. ¿Por qué mantenían ambas los triglicéridos a raya? Ninguna de las dos sobrecargaba las células con demasiada energía que procesar, porque ambas se basaban en alimentos integrales que estimulaban los complejos mecanismos de saciedad para indicarme que no comiera demasiado. Si combinas las estrategias dietéticas con las de la energía vital (como el sueño, la gestión del estrés, la evitación de las toxinas, el ejercicio físico, etcétera), el sistema metabólico eliminará el exceso de sustratos energéticos que hay en los alimentos y mantendrá sanas las mitocondrias. Y los niveles de triglicéridos estarán pronto en su sitio.

Lipoproteínas de alta densidad: colesterol bueno

Hablar de colesterol en los análisis de laboratorio es un error. El colesterol y los triglicéridos no pueden viajar solos por el cuerpo, porque estas dos sustancias grasas no son solubles en la sangre (que es en su mayor parte agua). Por el contrario, van envueltas en una esfera compuesta de moléculas solubles en agua, y esa esfera está cubierta de marcadores proteínicos (como etiquetas de envío) que hacen posible que las células la reconozcan e interactúen con ella para que pueda desprenderse de su carga de grasa y colesterol. Las proteínas específicas de la superficie, así como la proporción de colesterol y grasa dentro de la esfera, determinan si debe considerarse como una partícula de colesterol de lipoproteínas de alta densidad (HDL-C), una partícula de lipoproteínas de baja densidad (LDL-C) o un corpúsculo de otro tipo.

A las HDL se les conoce coloquialmente como colesterol «bueno» porque lo retiran de las arterias y lo devuelven al hígado para su excreción. Este proceso de transporte inverso del colesterol ayuda a prevenir la formación de placas en las arterias y a reducir el riesgo de cardiopatías y accidentes cerebrovasculares. Por consiguiente, los niveles altos de HDL en el torrente sanguíneo son beneficiosos para la salud cardiovascular.

En cambio, a las LDL (lipoproteínas de baja densidad) se les conoce coloquialmente como colesterol «malo» porque puede acumularse en las paredes de las arterias, produciendo la formación de placas. Este proceso, llamado aterosclerosis, contrae las arterias y aumenta el riesgo de sufrir cardiopatías y accidentes cerebrovasculares.

Los niveles altos de HDL están relacionados con un menor riesgo de sufrir cardiopatías y derrames, mientras que los niveles bajos disminuyen ese riesgo. De hecho, las HDL suelen utilizarse para predecir el riesgo de padecer enfermedades cardiovasculares, junto con otros factores tales como la presión sanguínea, el tabaquismo y el envejecimiento. Además, las HDL tienen propiedades antiinflamatorias y antioxidantes, lo cual ayuda a prevenir el riesgo de desarrollar aterosclerosis. Para que las células inflamatorias causen problemas en los vasos sanguíneos, primero tienen que adherirse a sus paredes; las HDL reducen esa capacidad de adhesión. Cada día salen a la luz más investigaciones sobre los diversos matices de las HDL y se presta más atención a los subtipos de esta clase de moléculas. Pero las HDL se asocian generalmente con una mejor salud metabólica; su medición es uno de los pocos análisis de laboratorio en los que queremos que los niveles sean altos.

RANGOS
- Rango considerado «normal» según los criterios estándar: >40 mg/dl para los hombres y >50 mg/dl para las mujeres.
- Rango óptimo: hay una relación en forma de U entre los niveles de HDL y el desarrollo de enfermedades, pues tanto los niveles bajos como los muy altos se asocian a un riesgo mayor. El punto óptimo parece estar entre 50 y 90 mg/dl, aunque las fuentes varían.

Glucosa en ayunas

La glucosa en ayunas mide los niveles de azúcar en la sangre con el estómago vacío, y la extracción solo se debe hacer si no se ha comido ni bebido nada durante al menos ocho horas. Ya vimos la importancia de esta cuestión en capítulos anteriores: un nivel alto de glucosa en ayunas es un indicio de que la resistencia a la insulina bloquea el acceso de la glucosa a las células. También vimos que el organismo compensa inicialmente este bloqueo produciendo más insulina; esta solución temporal es algo así como «empujar» la célula para que deje pasar la glucosa. A causa de este exceso de compensación, los niveles de glucosa en ayunas pueden parecer normales durante un largo periodo, mientras la resistencia a la insulina se desarrolla a pasos agigantados.

Por desgracia, no podremos saber si la resistencia a la insulina se está gestando a menos que nos hagamos una prueba de insulina en ayunas, que —lamentablemente— no es una prueba estándar en Estados Unidos, a pesar de que es sencilla y barata. Un estudio publicado en la revista *The Lancet* demostró que la resistencia a la insulina puede detectarse más de una década antes de que la glucosa en ayunas alcance niveles diabéticos, lo que significa que estamos desaprovechando a sabiendas una fantástica oportunidad para hacer las cosas bien. Hablaremos más sobre esta cuestión en este mismo capítulo.

Dicho esto, si la glucemia va en aumento, es un indicio de problemas graves en el funcionamiento de las células y un anuncio de que los procesos de la energía negativa —como la disfunción mitocondrial, el estrés oxidativo y la inflamación crónica— están haciendo de las suyas en el interior de las células e impidiendo la normal transmisión de la señal de insulina.

RANGOS
- Rangos «normales» según los criterios estándar: <100 mg/dl.
- Rango óptimo: 70-85 mg/dl.

Decimos que el nivel de azúcar en la sangre por debajo de 100 mg/dl es «normal». Ese es otro engaño. Como dice el doctor Robert Lustig: «Cuando la glucosa en ayunas pasa de 100 mg/dl (lo que llamamos prediabetes), el síndrome metabólico está en pleno desarrollo y ya no se puede prevenir; hay que aplicar el tratamiento completo. Pero, de hecho, una glucosa en ayunas de 90 mg/dl ya es motivo de preocupación».

**Las seis fases de la diabesidad
según del doctor Mark Hyman**

La diabesidad (diabetes + obesidad, es decir, resistencia a la insulina) tiene seis fases. La primera fase de la resistencia a la insulina da lugar a picos elevados de insulina 30 minutos, una hora y dos horas después de la introducción de una carga glucémica. El azúcar en la sangre puede permanecer completamente estable durante esos periodos de tiempo. La segunda fase se caracteriza por los elevados niveles de insulina en ayunas con un nivel completamente normal de azúcar en la sangre durante el ayuno y después de una prueba de tolerancia a la glucosa. La tercera fase es la elevación del azúcar en la sangre y la insulina tras una carga glucémica al cabo de 30 minutos, una hora o dos horas. La cuarta fase es una elevación del nivel de glucemia en ayunas por encima de 90 o 100 mg/dl y una elevación de la insulina en ayunas. Como se puede ver, cuando la glucemia en ayunas es superior a 90 o 100 mg/dl, la progresión de la resistencia a la insulina está muy avanzada.

Presión sanguínea

La hipertensión es el factor de riesgo prevenible más frecuente entre las enfermedades cardiovasculares, tales como las cardiopatías, la insuficiencia cardiaca, la embolia, el infarto de miocardio, las arritmias, la enfermedad renal crónica, la demencia y los bloqueos arteriales en las extremidades. La hipertensión es la mayor causa de muerte y discapacidad en todo el mundo. Ejerce sus nefastos efectos sobre el organismo dañando los vasos sanguíneos y contribuyendo a crear rigidez y bloqueos en el sistema vascular, que pueden interrumpir de manera imperceptible el flujo sanguíneo durante largos periodos de tiempo.

La presión sanguínea está directamente relacionada con la resistencia a la insulina. Curiosamente, una de las muchas funciones de la insulina es la de estimular el óxido nítrico, que es la sustancia que dilata los vasos sanguíneos y es liberada por las células de las paredes arteriales. Este proceso se ve alterado en aquellas personas resistentes a la insulina, lo que hace que sus venas se dilaten menos. Los procesos energéticos empeoran esta situación: el aumento de la inflamación provoca hipertensión al reducir la óxido nítrico sintasa (la enzima proteínica que produce óxido de nitrógeno), y el estrés oxidativo induce el exceso de presión arterial al dañar las paredes de los vasos sanguíneos y reducir el óxido nítrico.

RANGOS
- Rango considerado «normal» según los criterios estándar: <120 sistólica y <80 diastólica mm/hg.
- Rango óptimo: igual que el «normal».

Perímetro de la cintura

El perímetro de la cintura es importante porque nos indica cuánta grasa se ha acumulado en los órganos abdominales y a su alrededor. El exceso de grasa en esa zona denota una acumulación de energía donde no debería estar. La grasa puede almacenarse en los tres compartimentos siguientes, y cada uno de ellos comporta un diferente nivel de riesgo de provocar una disfunción metabólica:

- La grasa subcutánea es la que, depositada debajo de la piel, puedes pellizcar con los dedos. Esta grasa no se considera peligrosa.
- La grasa visceral es la que recubre los órganos del abdomen. Es como una manta de grasa que tapa el hígado, los intestinos y el bazo. Esta grasa es peligrosa porque provoca inflamación crónica y aumenta el riesgo de padecer enfermedades y de muerte prematura.
- La grasa ectópica es la que se acumula en el interior de órganos como el hígado, el corazón y los músculos. Esta grasa es extremadamente peligrosa porque bloquea la señalización de los receptores de insulina y aumenta el riesgo de padecer enfermedades y de muerte prematura.

Las grasas visceral y ectópica están estrechamente relacionadas con la resistencia a la insulina y las anomalías metabólicas. La grasa visceral es única en el sentido de que actúa como un órgano secretor de hormonas que segrega sustancias proinflamatorias que hacen acopio de células inflamatorias. Este popurrí de inflamaciones provoca que la grasa vaya a parar al torrente sanguíneo (lipolisis), que bloquee la señalización de la insulina y que cree resistencia a esta. La grasa ectópica bloquea directamente las actividades normales de las células, como, por ejemplo, la señalización de la insulina.

El perímetro de la cintura es un indicador útil, aunque rudimentario, del nivel de grasa visceral, que ensancha nuestra línea media. El contorno se mide justo por encima del hueso iliaco, más o menos a la altura del ombligo. La cantidad de grasa visceral nos ayuda a pronosticar la disfunción metabólica, con independencia de que la persona afectada sea obesa o de peso normal. Podemos medir la grasa visceral de manera más precisa, incluso mediante imágenes como las que nos proporciona la absorciometría con rayos X de doble energía (DEXA, por sus siglas en inglés). En cualquier caso, el perímetro de la cintura es un dato útil para comenzar.

RANGOS
- Rango considerado «normal» según los criterios estándar: <102 cm para los hombres y <89 cm para las mujeres.
- Rango óptimo: la International Diabetes Federation ha propuesto unos valores más realistas (<80 cm para las mujeres y <90 cm para los hombres), atendiendo a las siguientes procedencias: sur de Asia, China, Japón, Sudamérica y América Central. Para las personas cuyo origen es Europa, el África subsahariana, Oriente Medio y el Mediterráneo oriental, los valores son de <94 cm para los hombres y <80 cm para las mujeres.

Proporción triglicéridos-HDL

Tras evaluar cada uno de estos cinco biomarcadores, hay que hacer una cosa más: calcular la proporción triglicéridos-HDL para comprender mejor la sensibilidad a la insulina. Solo hay que dividir los triglicéridos entre los niveles de HDL. Curiosamente, algunos estudios han demostrado que este valor se corresponde con la resistencia a la insulina subyacente. Así pues, aunque no podamos hacernos una prueba de insulina en ayunas, la proporción triglicéridos-HDL nos permite hacernos una idea de cuál es nuestra situación.

Según el doctor Mark Hyman, «aparte de la prueba específica de resistencia a la insulina, la relación entre los triglicéridos y las HDL es la mejor manera de comprobar esa resistencia. Según un artículo publicado en *Circulation*, la prueba más eficaz para pronosticar el riesgo de sufrir un ataque al corazón consiste en hallar la proporción de los triglicéridos con las HDL. Si el cociente es alto, el riesgo de cardiopatía se multiplica por dieciséis, esto es, un 1600 %. Ello se debe a que los triglicéridos aumentan y las HDL (o "colesterol bueno") disminuyen a causa de la diabesidad».

El doctor Robert Lustig coincide con Hyman: «La proporción entre triglicéridos y HDL es el mejor biomarcador de la enfermedad cardiovascular y el mejor marcador sustitutivo de la resistencia a la insulina y del síndrome metabólico». En el caso de los niños, una proporción más desigual entre los triglicéridos y las HDL se correlaciona significativamente con la insulina media, el perímetro de la cintura y la resistencia a la insulina. En el caso de los adultos, la proporción muestra una asociación vital con la resistencia a la insulina en personas de peso normal y con sobrepeso y se ajusta de manera significativa a los niveles de insulina, la sensibilidad a esta y la prediabetes.

Aunque parezca asombroso, la proporción entre los triglicéridos y las HDL no es un parámetro que se utilice en la práctica clínica habitual. Si debes recordar algo de este capítulo, recuerda lo siguiente: tienes que saber cuál es tu grado de sensibilidad a la insulina, porque es una información que te puede proporcionar pistas valiosísimas sobre una disfunción incipiente y sobre la energía negativa que se está gestando en tu organismo, y la mejor forma de determinarlo es mediante una prueba de insulina en ayunas, que analizaremos más abajo. Actualmente, esa prueba no entra en el chequeo médico anual. Insisto en que te hagas una prueba de insulina en ayunas o que calcules la proporción entre los triglicéridos y las HDL todos los años. Házsela también a tus hijos. Y sigue las indicaciones que se describen en los capítulos siguientes para asegurarte de que el problema no se salga de control.

- Rango que se considera «normal» según los criterios estándar: no se especifica ninguno.
- Rango óptimo: cualquier valor superior a 3 indica resistencia a la insulina. Lo que hace falta es que el valor sea inferior a 1.5, aunque, cuanto más bajo, mejor. Lo ideal es que no llegue siquiera a 1.

Mi colesterol HDL es de 92 mg/dl y mis triglicéridos están en 47 mg/dl, lo que da un cociente de 0.51.

OTRAS SEIS PRUEBAS

Los análisis de sangre que hemos visto hasta ahora forman parte del chequeo médico anual y, además, te permiten hacerte una idea de si la energía negativa circula por tu cuerpo.

A continuación, encontrarás las seis pruebas adicionales más importantes. Son relativamente asequibles y pueden hacerse en casi todos los laboratorios; te permitirán hacerte una idea de cuál es tu salud metabólica y general, pero debes realizarlas al menos una vez al año. Asegúrate de que estas seis pruebas figuran en tu reconocimiento físico anual y, de no ser así, solicítalas como pruebas complementarias.

Insulina en ayunas y cálculo del HOMA-IR

El test de la insulina en ayunas es el más importante.

Un nivel alto de insulina en ayunas avisa que las células están en peligro y que la energía negativa ha entrado en escena. Te indica que probablemente las células se están llenando de grasa tóxica, bloqueando la señal de la insulina, impidiendo que la glucosa entre en las células y obligando al páncreas a segregar demasiada insulina para intentar compensar ese bloqueo disfuncional. Los niveles altos de insulina en ayunas también indican que la inflamación puede estar bloqueando directamente la transmisión de la señal de la insulina desde el exterior al interior de las células. Pídele a tu médico que incluya una prueba de insulina en ayunas cuando vuelvan a hacerte unos análisis. A partir de las pruebas de insulina en ayunas y glucosa en ayunas puedes calcular tu HOMA-IR (modelo de evaluación homeostático de la resistencia a la insulina, por sus siglas en inglés), una de las mediciones más habituales de la resistencia a la insulina entre los investigadores. Para calcularlo, busca HOMA-IR en MDCalc (una calculadora médica) e introduce los resultados de los análisis.

Lo más probable es que el médico se niegue y te diga: «Oh, pero si el azúcar en sangre está bien. No es necesaria una prueba de insulina» o «Estás en tu peso. No te hace falta un test de insulina» o «Esta prueba no es confiable porque varía de un día para otro». No creas nada de eso.

Docenas, si no cientos, de artículos demuestran la utilidad clínica de conocer el grado de resistencia a la insulina, incluso en personas sin diabetes que tienen un peso normal. Si tu médico se opone a este test, te recomiendo que lo remitas a esta cita de *The Lancet*:

> [Hay] cambios notables en los resultados del HOMA 2 en aquellos pacientes que progresan hacia la fase hiperglucémica de la diabetes tipo 2 hasta quince años antes del diagnóstico de la diabetes con parámetros glucémicos, que en su mayoría se mantuvieron en el rango normal durante ese periodo. [...]
>
> La excesiva actividad de las células beta pancreáticas se caracteriza por la hiperinsulinemia [...] ya que este órgano intenta superar la creciente resistencia a la insulina, consiguiendo que la diabetes subclínica caiga dentro del rango de la glucemia no diabética. En esta fase de resistencia a la insulina hiperglucémica, las personas con resistencia a esta última presentan ya un mayor riesgo de comorbilidades diabéticas mucho antes de que se desarrolle una diabetes propiamente dicha.

Traducción: puedes desarrollar resistencia a la insulina incluso quince años antes de que te diagnostiquen diabetes tipo 2 basándose en una prueba de glucosa. Cualquier nivel de resistencia a la insulina significa que tus células están sobrecargadas, que la energía negativa está interviniendo en los procesos celulares y que correrás más peligro de desarrollar innumerables síntomas y enfermedades relacionadas con la disfunción metabólica (véase el capítulo 2).

El HOMA-IR es un cálculo que tiene en cuenta tu nivel de insulina en relación con a un nivel dado de glucosa en ayunas. Dos personas podrían tener el mismo nivel de glucosa en ayunas, pero aquella de las dos que sea más resistente a la insulina producirá mucha más insulina para mantener la glucosa en ese nivel (para superar el bloqueo de insulina). El siguiente ejemplo ilustra la importancia de conocer el HOMA-IR.

La persona A tiene una glucosa en ayunas de 85 mg/dl y un nivel de insulina 2 mUI/l.

La persona B tiene la misma glucosa en ayunas (85 mg/dl) y un nivel de insulina de 30 mUI/l.

El cuerpo de la persona B tiene que producir bastante más insulina para mantener la glucosa en ayunas en 85 mg/dl, lo que significa que es muy resistente a la insulina.

La persona A tiene un HOMA-IR de 0.4 (extremadamente bueno, muy sensible a la insulina).

La persona B tiene un HOMA-IR de 6.3 (muy resistente a la insulina y probablemente desarrollará muchos síntomas y enfermedades y morirá antes).

Sin embargo, los médicos rara vez revisan la insulina en ayunas. Las dos personas tienen niveles normales de glucosa en ayunas, por lo que sus médicos les dirán que están fuera de peligro.

Según investigaciones recientes, en el caso de los niños obesos, los niveles altos de insulina en ayunas y el HOMA-IR auguran numerosas enfermedades glucémicas en el futuro, mientras que los niveles de glucosa en ayunas y la prueba de hemoglobina A1c no apuntan en esa dirección.

RANGO INSULINA EN AYUNAS:
- No hay ningún rango que se considere «normal», pero, según algunas fuentes, debería ser <25 mUI/l.
- Rango óptimo: insulina en ayunas entre 2 y 5 mUI/l. Por encima de 10 mUI/l es preocupante y por encima de 15 mUI/l es considerablemente elevado.

RANGO HOMA-IR:
- Menos de 2.0, pero, si es más bajo, mejor.

Las últimas investigaciones nos muestran que los adultos jóvenes y sanos, cuando están en el segmento superior de la «normalidad» en cuanto a glucosa en ayunas, perímetro de la cintura e insulina en ayunas, tienen cinco veces más probabilidades de sufrir en el futuro un accidente cardiovascular grave. La mayor tragedia de nuestro sistema de salud actual es que el médico le dirá a este joven adulto que está bien, y que es normal.

Proteína C-reactiva de alta sensibilidad

Cuando tenemos una inflamación, la hsCRP, una proteína que produce principalmente el hígado, se acumula en la sangre. La prueba para detectarla es una de las más sencillas y habituales. Los niveles correspondientes suelen ser elevados en quienes padecen disfunción metabólica. Pensemos en la obesidad, la cardiopatía, la diabetes tipo 2 y los trastornos del sueño, como la apnea obstructiva. Los marcadores también pueden aumentar durante la infección. Sin duda, querrás saber todos los años cuál es tu nivel de inflamación, dada la estrecha relación que hay entre la resistencia a la insulina, el estrés oxidativo, la inflamación crónica, la disfunción mitocondrial y la respuesta al daño celular (CDR, por sus siglas en inglés), por una parte, y el desarrollo de casi todas las enfermedades crónicas que afectan a las personas en la actualidad, por otra.

RANGOS
- Rango «normal» según los criterios estándar: los CDC y la Asociación Estadounidense del Corazón recomiendan los siguientes rangos:
  - Riesgo bajo: < 10 mg/l.
  - Riesgo promedio: entre 1.0 y 3.0 mg/l.
  - Riesgo alto: > 3.0 mg/l.
- Rango óptimo: < 0.3 mg/l. Este nivel es el que nos conviene mantener lo más bajo posible, y debe ser, sin duda, inferior al rango de «riesgo bajo» que señalan los CDC. Un estudio llevado a cabo con casi 30 000 personas demostró que los niveles muy bajos de hs-CRP (< 0.36 mg/l) se relacionaban con un menor riesgo de sufrir accidentes cardiovasculares, como infarto de miocardio e infarto cerebral, y que el riesgo aumentaba de manera constante a partir

de ahí. Incluso un rango de entre 0.36 y 0.64 mg/l comportaba un riesgo mayor que el de los < 0.36 mg/l, y, cuando se alcanzaba el rango comprendido entre 0.64 y 1.0 mg/l, el riesgo relativo de sufrir un accidente cardiovascular era de 2.6.

La inflamación crónica es una de las tres características principales de la energía negativa. Si su nivel no es bajo, averigua cuál de los pilares de la energía vital que se describen en los capítulos siguientes podría ser la causa de la situación de «peligro» y corrígelo.

Hemoglobina glucosilada (HbA1c)

La HbA1c (llamada a veces simplemente A1c) mide el porcentaje de hemoglobina que lleva azúcar adherida por medio de la glicación. La HbA1c es una de las tres principales pruebas de detección de la diabetes tipo 2 (junto con la glucosa en ayunas y la prueba de tolerancia a la glucosa). La hemoglobina es la molécula, presente en todos los glóbulos rojos, que transporta el oxígeno. Cuanta más glucosa circule por el torrente sanguíneo, más probabilidades hay de que tropiece con la hemoglobina y se pegue a ella. Esta vinculación aumentará el porcentaje de hemoglobina glucosilada, que puede traducirse en una aproximación de los niveles medios de glucosa.

Los glóbulos rojos circulan por el torrente sanguíneo durante unos 90-120 días, antes de que el bazo los elimine. Así pues, la prueba de la HbA1c constituye un cálculo a más largo plazo de los niveles medios de azúcar en la sangre durante varios meses. Pero son muchos los factores que pueden influir en la HbA1c, como, por ejemplo, el tiempo de vida de los glóbulos rojos (que puede estar relacionado con la genética y con la etnia), la anemia, las enfermedades renales, la esplenomegalia (agrandamiento del bazo), etcétera. Por tanto, la prueba de la HbA1c es una herramienta más para conocer la situación metabólica.

RANGOS
- Rango considerado «normal» según los criterios estándar: < 5.7 %.
- Rango óptimo: los investigadores sugieren que la situación de menor riesgo se da cuando la HbA1c se sitúa entre el 5 y el 5.4 %.

Ácido úrico

El ácido úrico es un subproducto metabólico de la descomposición de la fructosa y de los alimentos ricos en purinas (especialmente la carne roja, los mariscos y las menudencias) y del alcohol (sobre todo la cerveza). Cuando sobrecargamos el organismo con demasiada fructosa a toda prisa (como cuando nos bebemos de un trago un refresco atiborrado de jarabe de maíz muy rico en fructosa), los niveles de ácido úrico aumentan rápidamente, dando lugar a diversas complicaciones. El exceso de ácido úrico genera el estrés oxidativo que altera la función mitocondrial, desviando hacia la grasa aquellos elementos que deberían destinarse a la producción de energía celular (TFA). Entonces la grasa, a medida que se acumula en las células, especialmente en las hepáticas, agrava la resistencia a la insulina. El ácido úrico también genera una inflamación sistémica al estimular la liberación de sustancias inflamatorias (citoquinas) y aumenta la presión sanguínea al desactivar el óxido nítrico, que habitualmente distiende los vasos sanguíneos.

Cuando los niveles de ácido úrico son altos, este puede cristalizarse en las articulaciones y producir gota, una dolorosa enfermedad inflamatoria que, como era de esperar, se asocia a un 71 % más de probabilidades de padecer diabetes tipo 2 (en las mujeres), un 78 % más de padecer nefropatías, un 42 % más de tener una depresión y el doble de riesgo de sufrir apnea del sueño y un infarto de miocardio. La relación entre estas distintas enfermedades ya no nos desconcierta: cada una de ellas es la expresión, en un órgano específico, de la fisiología subyacente de la energía negativa.

RANGOS
- Rango considerado «normal» según los criterios estándar: habitualmente entre 1.5 y 6 mg/dl en las mujeres y entre 2.5 y 6 mg/dl en los hombres.
- Rango óptimo: los investigadores sugieren que, si se mantiene el ácido úrico por debajo de 5 mg/dl, en los hombres, y entre 2 y 4 mg/dl, en las mujeres, el riesgo de padecer enfermedades cardiometabólicas es mucho menor.

Enzimas hepáticas: aspartato transaminasa (AST), alanina aminotransferasa (ALT) y gamma glutamil transferasa (GGT)

La AST y la ALT son proteínas producidas en las células hepáticas que se liberan en la sangre cuando las células del hígado mueren o resultan dañadas. Una de las cosas que más deteriora las células hepáticas es la resistencia a la insulina. Así pues, los niveles elevados de AST y ALT aumentan el riesgo de padecer hígado graso y enfermedades metabólicas.

La GGT es una proteína que produce todo el cuerpo, pero se concentra sobre todo en el hígado. Es un marcador único en el sentido de que se trata de una de las pocas pruebas que pueden advertir el estrés oxidativo, uno de los tres procesos clave que subyacen tras la energía negativa, que es muy difícil de analizar directamente. Puesto que la GGT sirve para metabolizar el glutatión, un antioxidante que produce el organismo para neutralizar los radicales libres, sus niveles aumentarán cuando haya más carga oxidativa y más actividad glutatiónica. Dada la relación entre el estrés oxidativo y la disfunción metabólica, la GGT elevada aumenta el riesgo de padecer diabetes tipo 2, enfermedades cardiovasculares, cáncer, hepatopatías y muerte prematura.

El hígado no podía ser más importante para nuestro metabolismo en general y para nuestra capacidad de producir energía vital. Es el primer lugar por el que pasan los nutrientes después de alimentarnos y el que determina cómo va a procesar y a utilizar la energía el organismo. El hígado equilibra magistralmente los niveles de glucosa porque es capaz de descomponerla, almacenarla y producirla a partir de otras sustancias, como, por ejemplo, la grasa. El hígado segrega bilis y colabora en la digestión con el fin de que podamos absorber los micro y macronutrientes necesarios para el metabolismo y la función mitocondrial. Empaqueta y envía grasas y colesterol a otras partes del cuerpo para su uso o almacenamiento. También recibe grasas y colesterol procedentes del torrente circulatorio con objeto de procesarlos. Como ya hemos visto, cuando se sobrecarga y deteriora, el hígado almacena grasa dentro de sus células, originando así una esteatosis hepática (hígado graso), un nocivo y evitable proceso que afecta hoy al 50 % de los adultos. La vida moderna está haciendo mucho daño a este órgano metabólico fundamental.

Curiosamente, la insulina, cuando el páncreas la libera, no entra de inmediato en el torrente sanguíneo, sino que va directamente al hígado a través de una vena especial: la vena porta. Así pues, si el hígado se vuelve resistente a la insulina, el páncreas se retroalimenta directamente para producir más insulina, provocando hiperinsulinemia y originando el círculo vicioso de la energía negativa. No sabría insistir más en la importancia capital del buen funcionamiento del hígado para todos los aspectos de la salud. En los capítulos siguientes expondré algunas estrategias para el cuidado de este órgano. Tal vez no te hayas fijado todavía lo bastante en la influencia del hígado en las cardiopatías, el alzhéimer, el SPM, la disfunción eréctil o la esterilidad, pero la tiene, y mucha. El hígado organiza magistralmente el metabolismo, el procesamiento de las hormonas, la desintoxicación, la digestión y la producción de energía celular en todo el organismo.

RANGOS
- Rango considerado «normal» según los criterios estándar: la Clínica Mayo afirma que la ALT normal se sitúa entre 7 y 55 u/l; la AST, entre 8 y 48 u/l, y la GGT, entre 8 y 61 u/l.
- Rango óptimo: los investigadores sugieren que la mortalidad en general aumenta considerablemente cuando los niveles de AST y ALT superan las 17 u/l.

La vitamina D

La vitamina D es una hormona producida cuando exponemos la piel a la luz del sol. Esta vitamina desempeña numerosas funciones relacionadas con los niveles de calcio y de fosfatos, la secreción de insulina, la función inmunitaria y la regulación de las citoquinas, la muerte celular y el crecimiento vascular endotelial, entre otras.

Muchas proteínas producidas en el interior de las células van a parar a la circulación sanguínea para actuar en otras partes del organismo. Entre estas proteínas se encuentran la insulina, los neurotransmisores, las citoquinas inflamatorias, los anticuerpos, etcétera. El calcio es una de las señales que activan la liberación de esas proteínas, y la vitamina D regula en gran medida los niveles de calcio.

Los niveles saludables de vitamina D no solo mejoran la sensibilidad a la insulina, sino que también facilitan la función de las células pancreáticas que la producen. La vitamina D gestiona asimismo la regulación del sistema inmunitario, mientras que los niveles bajos de esta vitamina pueden estimular el gen inflamatorio NF-κB, aumentar los niveles de citoquinas proinflamatorias y provocar una superproducción de células inmunitarias. En pocas palabras, la falta de vitamina D constituye una amenaza crónica para el organismo, lo cual, como hemos visto, es incompatible con la energía vital. Diversos aspectos del estado proinflamatorio pueden alterar directamente la señalización de la insulina y reducir la expresión del canal de la glucosa en la célula. Se ha demostrado que los suplementos de vitamina D disminuyen los niveles de glucosa en ayunas y la incidencia de la diabetes tipo 2.

RANGOS

- Rango considerado «normal» según los criterios estándar: los NIH recomiendan niveles comprendidos entre 20 y 5 ng/ml.
- Rango óptimo: las investigaciones sugieren que los niveles de vitamina D comprendidos entre 40 y 60 ng/ml disminuyen la mortalidad por cualquier causa. La toxicidad de la vitamina D no se observa por lo general hasta que los niveles son mucho más altos.

MÁS ALLÁ

Los análisis de laboratorio nos permiten obtener una información aún más detallada. Es posible ver informes ampliados sobre el colesterol, las hormonas tiroideas, las hormonas sexuales, la función renal y los niveles de micronutrientes. En mi clínica de medicina funcional, yo solía revisar más de cien biomarcadores en cada paciente. Para recibir un análisis de sangre completo con el fin de saber en qué parte del cuerpo se está gestando la energía negativa y tener un plan específico para revertirla, te recomiendo que busques en la base de datos de medicina funcional (https://www.ifm.org/find-a-practitioner/) o que utilices Function Health (un servicio de telesalud que analiza más de cien biomarcadores de todos los sistemas corporales por un precio muy asequible, con detalladas interpretaciones en las que se indica cuál es el rango óptimo de cada prueba).

¿Qué hay que saber del colesterol total y del colesterol de lipoproteínas de baja densidad?

En un informe estándar sobre el colesterol, verás los resultados del colesterol total y del LDL-C. Si bien a esos resultados se les da mucha importancia en las conversaciones sobre atención sanitaria, en realidad sus numerosos matices son difíciles de interpretar. A continuación, voy a parafrasear un texto del libro *Metabolical*, del doctor Robert Lustig, profesor emérito de endocrinología en la Universidad de California, San Francisco:

> Cuando te den los resultados del colesterol total, tíralos a la basura. No significan nada de nada. Quien te diga que «tiene el colesterol alto» es que no sabe lo que dice. Hay que saber de qué tipo de colesterol estamos hablando [...].
>
> El LDL-C tiene una historia accidentada. No hay duda de que los niveles de LDL-C se corresponden con el riesgo de padecer cardiopatías en poblaciones grandes, y no es necesario saber cuál es el nivel del LDL-C. Pero los médicos dan demasiada importancia a esta prueba, y se la dan porque tienen un fármaco para ella. [...] El riesgo de LDL-C alto y cardiopatía es de 1.3 (un LDL-C alto supone un 30 % más de riesgo de sufrir un infarto a lo largo de la vida), pero hay algo mucho más preocupante: los triglicéridos. Los triglicéridos altos hacen que el riesgo de sufrir un infarto ascienda a 1.8.
>
> La conclusión del estudio de Framingham fue que, si el LDL-C era muy alto, tenías más probabilidades de sufrir un infarto de miocardio. Pero, cuando se analizaron los datos, a menos que tuvieras el LDL-C muy alto (por encima de 200 mg/dl), no se trataba de un factor de riesgo. La incidencia de las cardiopatías en las personas que tienen un LDL-C inferior a 70 mg/dl es relativamente baja. Mas para el resto de la población, el LDL-C no es de gran ayuda para predecir los infartos. Los ataques al corazón son hoy más frecuentes que antes entre quienes tienen el LDL-C bajo, porque la

prueba estándar de colesterol da por sentado que todas las partículas del LDL-C son iguales.

Hay dos tipos diferentes de LDL-C, pero el test del perfil lipídico los mide juntos. La mayoría (80%) de los tipos circulantes de LDL-C reciben el nombre de grandes y fluidos, o LDL-C tipo A, y aumentan con el consumo de grasa. Este es el tipo que se puede reducir comiendo poca grasa o tomando estatinas. Sin embargo, el LDL-C grande y fluido es neutro desde el punto de vista cardiovascular, lo que significa que no se trata de la partícula que produce acumulación de grasa en las arterias. Hay otro tipo menos común (20%) de LDL-C que recibe el nombre de LDL-C pequeño denso (sdLDL-C) o LDL-C tipo B, que sirve para predecir el riesgo de sufrir un infarto. Lo malo es que las estatinas hacen decrecer el LDL-C porque están disminuyendo el LDL-C tipo A, que constituye el 80% del total; pero no afectan al LDL-C tipo B, que es la partícula problemática.

Si tienes niveles altos de LDL-C es probable que tu médico te diga que comas poca grasa. Al igual que sucede con las estatinas, las LDL, aunque disminuyen, solo afectan a las LDL grandes y fluidas, y no a las pequeñas y densas, que son el verdadero problema. Las LDL pequeñas y densas aumentan porque son sensibles a los carbohidratos refinados de la dieta (es decir, a los alimentos sin fibra) y especialmente al consumo de azúcar.

Según el doctor Mark Hyman, «más del 50% de las personas que llegan a urgencias tras sufrir un ataque al corazón tienen el colesterol normal. Pero las partículas de colesterol son pequeñas (sdLDL-C) a causa de la resistencia a la insulina. ¿Qué es lo que produce esas peligrosas partículas? El azúcar y los carbohidratos refinados de nuestra alimentación. La resistencia a la insulina hace que se formen esas partículas, y la ingesta de estatinas no resuelve el problema».

Para comprender mejor tus niveles de colesterol patógeno, pídele a tu médico una prueba de fraccionamiento de las lipoproteínas por RMN, que sirve para revisar las cantidades de LDL-C tipo A y LDL-C tipo B, así como las de LDL oxidadas, un marcador de las partículas LDL-C dañadas por la oxidación y propensas a agravar la inflamación. Otro test que puede resultar más útil que el del LDL-C para saber la cantidad total de partículas patógenas de colesterol es el de la apolipoproteína B-100 (ApoB). La ApoB es la proteína que envuelve determinadas partículas de colesterol para que se disuelvan más fácilmente en la sangre y, singularmente, está presente en aquellas partículas que son aterogénicas o que bloquean los vasos sanguíneos y producen cardiopatías. Entre ellas se encuentran diversas partículas de colesterol interrelacionadas, como en el caso de la LDL-C, la lipoproteína de muy baja densidad (VLDL-C), la lipoproteína de densidad intermedia (IDL-C) y la lipoproteína (a), también llamada Lp (a). Puesto que la ApoB mide la cantidad total de partículas patógenas de colesterol en la sangre, tal vez sea un marcador más preciso del riesgo de padecer cardiopatías. Esta prueba hay que solicitarla a través de servicios privados especializados, como Function Health, y además los rangos óptimos aún no se han establecido.

RANGOS

- Rangos considerados «normales» según los criterios estándar (Clínica Cleveland):
  - Menos de 70 mg/dl para las personas que padecen cardiopatías o enfermedades vasculares y para otros pacientes con un riesgo muy elevado de padecer cardiopatías (aquellos que tienen el síndrome metabólico).
  - Menos de 100 mg/dl para pacientes de alto riesgo (por ejemplo, algunos pacientes que tienen diabetes o múltiples factores de riesgo cardiopático).
  - Menos de 130 mg/dl en caso contrario.
- Rango óptimo: según el doctor Robert Lustig en su libro *Metabolical*: «Si el LDL-C está por debajo de 100 mg/dl, la fracción pequeña y densa no es lo bastante alta para resultar perjudi-

cial. Si está por encima de 300 mg/dl, podrías tener una rara enfermedad genética, denominada hipercolesterolemia familiar (HF), que te impide eliminar el LDL-C, por lo que necesitarías una estatina. Si está entre 100 y 300 mg/dl, entonces tendrías que revisar el nivel de triglicéridos. Si este está por encima de 150 mg/dl, entonces se trata del síndrome metabólico hasta que se demuestre lo contrario».

Revisa también el valor del LDL-C en el contexto de la proporción triglicéridos-HDL, pues ese cociente es un biomarcador muy útil para medir el riesgo de padecer cardiopatías y la presencia de resistencia a la insulina.

HERRAMIENTAS EN TIEMPO REAL

Josh Clemente, cofundador de Levels, es un ingeniero aeroespacial que desarrolló sistemas de supervivencia para SpaceX antes de concebir y poner en marcha dicha empresa. Clemente se dio cuenta de que, cuando construimos cohetes, les ponemos miles de sensores para comprender el funcionamiento de todas las partes de la nave espacial y para prever las disfunciones mecánicas y las fallas sistémicas «antes» de que se produzcan. A nadie le gustaría que el cohete se rompiera en pedazos en medio del espacio. Pero con la salud humana hacemos lo contrario: «esperamos» a que surja una falla repentina en los sistemas, la cual se manifiesta en forma de síntomas y de superación de los umbrales diagnósticos de los biomarcadores de cada enfermedad. Solo entonces recomendamos el uso de sensores o aumentamos la frecuencia de las pruebas para abordar los problemas. Casi todo lo que aflige a los adultos hoy en día son enfermedades que se pueden evitar. ¿Y si tratáramos a las personas como si fueran cohetes, poniéndoles sensores «antes» de que los sistemas fallen, para saber dónde se localiza la disfunción y así poder abordarla?

Si ves en tu dispositivo móvil que la frecuencia cardiaca en reposo está aumentando lentamente y que ha pasado de 55 ppm (pulsaciones por minuto) a 70 ppm a lo largo de unos meses, tienes que investigar la causa. ¿Te has vuelto más sedentario? Si ves en un CGM que la glucosa al despertar está pasando lentamente de unos 75 mg/dl a 90 mg/dl, tienes que averiguar la causa del problema antes de que se complique. ¿Se debe a los alimentos ultraprocesados? ¿Al estrés laboral? ¿A la falta de sueño? Apenas estamos empezando a responder personalmente a estas preguntas. Pero esta posibilidad cambiará la atención sanitaria para siempre, y hará que deje de ser un sistema reactivo de asistencia a los enfermos y se convierta en un potenciador de la salud.

A continuación, se enumeran los biomarcadores que puedes medir tú mismo en tiempo real para tomar decisiones eficaces.

Monitoreo continuo de glucosa

Creo que la tecnología de los CGM es la mejor para generar los datos y la concienciación necesarios para corregir la crisis de energía negativa que afecta a todo Occidente. Un CGM es un biosensor que nos avisa de las disfunciones incipientes, nos enseña a comer y a vivir de una manera que favorezca la energía vital y nos hace más responsables de nuestra salud. Mi fe en el potencial de esta tecnología para reducir el sufrimiento metabólico a escala mundial es la razón por la que soy cofundadora de Levels, una empresa que facilita el acceso a los CGM y a programas informáticos para comprender e interpretar los datos.

Un CGM es un pequeño disco de plástico que se lleva en el brazo y que mide automáticamente el nivel de azúcar en la sangre cada diez minutos más o menos, veinticuatro horas al día. Y luego envía esa información a tu celular. En vez de hacerte un análisis de glucosa una vez al año — como, por ejemplo, un test de glucosa en ayunas —, el monitor continuo de glucosa te indica exactamente la reacción de tu cuerpo a todo lo que hagas o dejes de hacer, como desayunar, caminar, ir al gimnasio, dormir mal o tener estrés. Estos factores pueden cambiar los niveles de glucosa casi de inmediato. Para prevenir los problemas metabólicos a los que se enfrenta el 93.2 % de las personas, en vez de un solo punto de datos, preferiría disponer de 35 040 puntos de datos al año para poder tomar decisiones por mí misma.

Llevar un CGM como parte del esfuerzo para entender y optimizar la salud tiene siete beneficios principales:

1. **Mejora la variabilidad glucémica.** Los niveles de glucosa deberían ser por lo general estables y subir solo ligeramente después de las comidas. La excesiva variabilidad de los niveles de glucosa puede dañar los tejidos y producir cardiopatías, diabetes y disfunción metabólica. Un estudio realizado en Stanford demostró que, incluso entre las personas consideradas sanas según los rangos estándar de glucosa, el 25% de ellas presentaba una gran variabilidad de la glucosa según los datos del CGM, y el porcentaje de tiempo transcurrido entre patrones de variabilidad se correlacionaba con el empeoramiento de los marcadores metabólicos.

2. **Reduce los antojos y la ansiedad.** Los picos de glucosa ocasionan mayores bajones de azúcar, lo que a su vez puede provocar antojos, fatiga y ansiedad. Recientes experimentos llevados a cabo con el CGM han demostrado que los bajones de glucosa —o hipoglucemia reactiva— después de las comidas sirven para predecir el hambre que tendrán las personas a lo largo del día, cuánto tardarán en volver a comer y qué cantidad ingerirán en la siguiente comida. Y que, cuanto mayores sean los bajones, más calorías comerá la gente en el transcurso de veinticuatro horas. Los CGM pueden enseñarte a prevenir la hipoglucemia reactiva manteniéndola más estable y evitando los picos bruscos.

3. **Permite aprender a reaccionar a los alimentos y las comidas que ingerimos.** Diferentes personas reaccionan de manera distinta al mismo alimento (en lo que al aumento del azúcar en la sangre se refiere), en función de factores tales como la composición del microbioma, el sueño, las últimas comidas y la complexión física. Si te limitas a leer la cantidad de carbohidratos y el índice glucémico que figuran en el empaque de un alimento, no darás con una alimentación y un estilo de vida que te permitan estabilizar la glucosa. La sobrealimentación crónica es una de las principales causas de la energía negativa que inunda nuestras células y provoca estrés oxidativo, inflamación, disfunción mitocondrial, glicación y resistencia a la insulina. Los CGM son útiles para mostrar los efectos de una comida sobre los niveles de glucosa en la sangre. Un pico muy grande después de una comida es un claro indicio de que esta contenía demasiados cereales refinados, demasiada azúcar refinada y de que está crean-

do tanto estrés energético alimentario que las células no pueden manejarlo.

4. **Permite aprender a usar estrategias para estabilizar la glucosa.** Equilibrar las comidas con suficiente fibra, proteínas y grasa, comer más temprano y no cenar poco antes de acostarse, caminar después de las comidas y no comer cuando se está estresado son algunas de las estrategias que se pueden usar para estabilizar la glucosa. Un CGM te servirá para ir probando diferentes estrategias.

5. **Ayuda a dar flexibilidad metabólica al organismo.** La quema de grasa produce cetonas, que son beneficiosas para la salud. Pero el cuerpo, si se alimenta constantemente de glucosa —la fuente de energía alimentaria que prefiere el organismo para convertirla en TFA—, no va a dar prioridad a la quema de grasa. Si aprendemos a mantener el azúcar en unos niveles bajos y saludables, aumentaremos las probabilidades de que nuestro cuerpo aproveche las reservas de grasa para obtener energía, lo que mejora la flexibilidad metabólica (un indicio de buena salud).

6. **Detecta antes la disfunción metabólica.** La glucosa en ayunas puede seguir siendo baja pese al aumento de la resistencia a la insulina, pues el organismo bombea un exceso de insulina para compensar su posible bloqueo. Al visualizar una curva continua de glucosa en el CGM, podemos ver sutiles indicios de una disfunción precoz, como el nivel elevado de glucosa posprandial y el tiempo necesario para que los picos de glucosa vuelvan a la normalidad.

7. **Cambia tu comportamiento.** El hecho de ver la información sobre la glucosa en tiempo real y los efectos de las comidas y actividades en los niveles de glucosa puede motivar un cambio de comportamiento y ayudarte a tomar decisiones más saludables, y eso es bueno para la salud en general.

¿Qué datos te permite ver un medidor continuo de glucosa?

1. **Glucosa matutina.** Si no has dormido bien o si has cenado muy tarde, la glucosa matutina puede ser elevada. La glucosa matutina debería estar entre 70 y 85 mg/dl, que es el nivel que más reduce el riesgo de padecer en el futuro una enfermedad cardiometabólica.

2. Fenómeno del alba. Se refiere a un aumento de la glucosa inducido por la liberación de la hormona del crecimiento y el cortisol, que se produce de forma natural antes de despertarnos. Este fenómeno es más evidente a medida que las personas se vuelven más resistentes a la insulina. Al cuerpo le cuesta más trabajo evitar la subida de la glucosa matutina. Sólo el 8.9 % de las personas no diabéticas experimentan el fenómeno del alba, mientras que este se manifiesta en el 30 % de los prediabéticos y en el 52 % de quienes acaban de contraer la diabetes tipo 2. El fenómeno del alba indica un mal control de la glucosa por parte de los diabéticos. Las definiciones de este fenómeno o efecto varían, pero el estudio al que me refiero menciona una subida de 20 mg/dl. Si notas que el fenómeno del alba es muy pronunciado, es posible que estés desarrollando resistencia a la insulina.

3. Glucosa posprandial. Comprender el efecto de diferentes alimentos, comidas y combinaciones de ingredientes sobre nuestro nivel de azúcar en la sangre durante la hora o dos horas siguientes al acto de comer resulta muy instructivo. Los picos posprandiales contribuyen a la variabilidad glucémica. Si queremos reducir al mínimo los picos es porque deterioran la salud. El objetivo de alcanzar unos niveles de glucosa posprandial inferiores a 115 mg/dl, sin aumentar más de 30 mg/dl con respecto a la glucosa preprandial, es probablemente más aconsejable que ceñirse a los rangos estándar (que recomiendan mantener los niveles de azúcar en la sangre por debajo de los 140 mg/dl). Este intento de reducir la glucosa después de las comidas está también correlacionado con los niveles medios de los picos posprandiales observados en las poblaciones sanas que utilizan los CGM, y, además, cuenta con el respaldo de numerosos expertos. La primera vez que uses un CGM, te recomiendo que durante la primera semana comas lo de costumbre para tener un punto de referencia y que anotes todo lo que te parezca interesante. Por ejemplo, a lo mejor te das cuenta de que, cuando desayunas huevos, aguacate y una naranja, el pico de glucosa es mucho más bajo que cuando tomas cereales y leche descremada o una dona rellena y un café con leche. En este caso, es probable que las proteínas y la grasa de los huevos y el aguacate compensen la glucosa de la naranja. Por el contrario, los cereales y el pan procesado suelen ser muy ricos en carbohidratos refinados que se absorben enseguida.

4. **Área bajo la curva.** El AUC (por sus siglas en inglés) refleja tanto la altura del pico como el tiempo durante el que la glucosa sigue siendo alta después de una comida. Por lo general, las personas con una tolerancia normal a la glucosa deberían volver a los niveles basales de azúcar una o dos horas después de una comida, mientras que en las personas que tienen prediabetes o diabetes tipo 2 la glucosa se mantiene elevada durante más tiempo.

5. **Hipoglucemia reactiva.** Estos bajones posprandiales suelen ser el resultado de un pico de azúcar y una posterior caída por debajo de los niveles normales después de una comida. Si observas que los niveles de azúcar en la sangre suben y luego descienden por debajo de los valores de referencia, intenta equilibrar mejor las comidas haciendo lo siguiente:

○ Reduce considerablemente la cantidad de cereales y azúcares refinados que tomas al día.

○ Compensa los carbohidratos con más fibra, proteínas y grasas saludables.

6. **Efectos del estrés en la glucosa.** Una de las subidas de glucosa más grandes que he tenido se produjo después de una discusión con mi hermano. Vemos constantemente ejemplos similares entre los miembros de Levels: el estrés por sí solo, con independencia de la alimentación, puede elevar la glucosa. Ello se debe a que una hormona clave del estrés, el cortisol, le indica al hígado que descomponga la glucosa almacenada y la libere en el torrente sanguíneo para alimentar los músculos, anticipándose a un peligro que requiere energía física para huir de él. Pero, en el mundo moderno, las «amenazas» —como las discusiones, el correo electrónico, los claxonazos y las notificaciones del celular— que abren las vías del estrés casi nunca requieren que los músculos estén activos. Esa glucosa movilizada permanece en el torrente circulatorio, donde el daño que hace es superior al beneficio que produce. El CGM puede ser una valiosa herramienta para mostrarnos los efectos del estrés sobre la salud metabólica

y animarnos a abordarlo de manera saludable, como, por ejemplo, mediante la respiración profunda.

7. **Efectos del ejercicio físico sobre la glucosa.** Los CGM son una valiosa herramienta de información sobre la influencia del ejercicio en la salud metabólica. Por ejemplo, a lo mejor te das cuenta, interiorizándolo, de que un paseo de diez minutos o treinta sentadillas justo después de comer reducen significativamente el aumento de la glucosa tras las comidas. De manera similar, quizá notes que, al cabo de tres meses de ejercicio diario regular, todos los parámetros del CGM están mejorando.

8. **Efectos del sueño sobre los niveles de glucosa.** En personas sanas, una sola noche de cuatro horas de sueño puede hacer que la sensibilidad a la insulina se desplome en un 25 %. Es más, la mala calidad del sueño (es decir, el tiempo que te pasas despierto dando vueltas en la cama con respecto a la duración del sueño nocturno), el acostarse muy tarde y el hecho de desviarse del ritmo de sueño habitual son factores que influyen en la respuesta glucémica al desayuno a la mañana siguiente. El CGM puede proporcionarte pistas interesantes sobre la influencia del sueño en la capacidad del organismo para eliminar la glucosa del torrente sanguíneo. Nada me ha motivado más a dar tanta importancia a la calidad, la cantidad y la regularidad del sueño que la información que me proporciona el CGM. Ver en tiempo real cómo perjudica el robar horas al sueño es realmente valioso.

9. **La glucosa mientras dormimos.** Las cenas ricas en hidratos de carbono pueden causar una gran variabilidad durante la noche debido a nuestra relativa resistencia a la insulina cuando los niveles de melatonina están altos (volveremos a hablar de esta cuestión en el capítulo 7). Y durante el sueño REM los niveles de glucosa pueden bajar de forma natural. Si añadimos a la ecuación el alcohol por la tarde-noche, los niveles de glucosa pueden descender y anular la capacidad del hígado para sintetizar y producir glucosa (cosa que el hígado hace en segundo plano para asegurarse de que los niveles de azúcar no desciendan demasiado). En pocas palabras, la glucosa durante el sueño puede andar por todas partes, y el hecho de saberlo tal vez nos sirva para resolver los problemas del sueño que estén relacionados con el comportamiento de la glucosa.

10. **Glucosa promedio.** El promedio glucémico a lo largo de veinticuatro horas no es una medida estándar de la práctica médica, pero, tomando en consideración el uso creciente de los CGM, creo que cada vez se le dará más importancia. La glucosa promedio tiene en cuenta la glucosa en ayunas, la glucosa nocturna y la amplitud de la variabilidad glucémica, y puede ser una medida aproximada de la cantidad de glucosa que fluye a diario por el torrente sanguíneo. En un estudio llevado a cabo con una población joven y sana, la glucosa promedio fue de 89 mg/dl con una desviación estándar de 6.2 mg/dl.

11. **Evolución a largo plazo de la glucosa.** Si llevas puesto siempre un CGM o solo unas pocas veces al año, podrás ver la evolución a largo plazo de la glucosa, lo que te servirá para supervisar la trayectoria de tu salud metabólica. De una cosa puedes estar seguro: si eres capaz de hacer un seguimiento del azúcar en la sangre y mantenerlo en un nivel bajo y saludable, nunca tendrás que ir al consultorio médico a que te suelten de golpe y porrazo que tienes diabetes tipo 2, una enfermedad que se desarrolla progresivamente a lo largo de años y décadas. Sabrás exactamente cuál es tu situación, y eso es muy importante.

Diario nutricional

Para comprender tu cuerpo, tienes que saber qué está sucediendo en su interior. Un diario nutricional es una buena herramienta para tomar conciencia de tu responsabilidad sobre el cuerpo y asegurarte de que comes lo que necesitas para optimizar la energía vital y evitar todo lo que resulte perjudicial. En mi consultorio no atiendo a nuevos pacientes a menos que se comprometan a llevar temporalmente un diario nutricional. No puedo aconsejarlos si no sé qué kilo o kilo y medio de información molecular entra en su organismo cada día. (Imagina que un paciente toma esa cantidad de fármacos al día y no se lo cuenta a su médico).

Es más, los investigadores han demostrado que las personas que están a dieta y llevan un diario de lo que comen pierden el doble de peso que las que no lo llevan. Un estudio realizado por Kaiser Permanente, en el que participaron 1685 pacientes, analizó la eficacia de un programa para perder peso que duraba veinte semanas. El número de registros alimentarios de los participantes fue una de las variables más significativas estadísticamente para prever la pérdida de peso. Hemos observado correlaciones similares en el conjunto de datos de Levels: los miembros de Levels que introducen más registros muestran una mayor disminución del índice de masa corporal mientras utilizan el CGM.

Hay varias aplicaciones para el registro de la alimentación que pueden resultar útiles, entre las que se encuentran MacroFactor, MyFitness-Pal y la propia aplicación de monitoreo continuo de glucosa de Levels. Pero igual de eficaz podría ser un diario de papel o una nota en el celular. Todos los sábados reviso mi registro con mi asesora nutricional para ver en qué aspectos iba bien encaminada y en cuáles podía haber tomado decisiones más acertadas.

Datos relativos al sueño

Como veremos en el capítulo 7, la mortalidad por distintas causas y el riesgo de padecer diabetes tipo 2 son mayores tanto en las personas que duermen poco (menos de siete horas) como en las que duermen demasiado (más de nueve horas) cada noche.

Haz un seguimiento de tu sueño y de los pasos que das (en las páginas 322-323 encontrarás algunas herramientas) para saber el promedio de horas que duermes por la noche, con el objetivo de alcanzar un promedio de entre siete y ocho horas. Anota qué días —si los hay— suelen ser anómalos para ti. Luego piensa por qué. Las personas suelen exagerar la cantidad de horas que duermen, como se comprueba al comparar sus propios registros con los de los dispositivos móviles que llevan puestos. Las personas que duermen en realidad cinco horas por noche, creen haber dormido, en promedio, ochenta minutos más. Imagina lo siguiente: tú crees que duermes unas siete horas cada noche (lo óptimo), cuando en realidad estás durmiendo una cantidad de horas que aumenta considerablemente el riesgo de que padezcas en algún momento una serie de enfermedades metabólicas. Los dispositivos móviles pueden ayudarnos realmente a comprender en qué nos equivocamos en lo tocante a determinados hábitos esenciales para la salud, como sin duda lo es el sueño.

A fin de sacarle el máximo partido, aprovecha para evaluar también la calidad del sueño, pues el dispositivo reflejará cuántas veces te despiertas por la noche y cuántas horas de sueño profundo y reparador duermes. Las medidas prácticas, como reducir el consumo de alcohol y evitar la luz azul antes de acostarte, te ayudarán a mejorar la calidad del sueño. Si analizas tus hábitos, descubrirás que puedes centrarte en cuestiones sencillas y concretas para mejorar la energía vital. La regularidad del sueño —cuántas horas seguidas duermes y cuántas veces te despiertas— es el tercer elemento fundamental que se puede medir con un dispositivo móvil. Establecer un horario fijo de sueño es un factor clave para gozar de una salud óptima.

Datos sobre la actividad

Moverte es una de las mejores cosas que puedes hacer para mejorar la salud mitocondrial y eliminar el exceso de sustratos energéticos de los alimentos. El recuento de pasos es una excelente medición indirecta que nos permite saber cuánto nos movemos. Ciertamente, pasear no es la única forma conveniente de ejercicio, pero sabemos que la actividad de baja intensidad llevada a cabo con frecuencia y regularidad a lo largo del día es importantísima para la salud celular y el control de la glucosa, bastante más que agrupar toda la actividad física en un momento concreto y pasarse el resto del día descansando (costumbre que adoptan la mayoría de las personas).

En el capítulo 8 explicaré los conocimientos científicos sobre las ventajas del movimiento para la energía vital. Pero una razón preliminar de su importancia es que el ejercicio físico estimula los canales de glucosa que van desde el interior de la célula hasta la membrana celular para permitir que la glucosa viaje desde el torrente sanguíneo hasta la célula para transformarse en energía para los músculos. El ejercicio también incrementa la función mitocondrial, la cantidad de mitocondrias y las proteínas antioxidantes para protegerlas del estrés oxidativo. Más movimiento significa que disponemos de una mayor cantidad y calidad de elementos productores de energía de gran resiliencia en nuestras células para ocuparse de todos los sustratos energéticos, reduciendo así las probabilidades de que los alimentos que consumimos vayan a parar a la tóxica grasa intracelular que provoca resistencia a la insulina.

Utiliza un podómetro (véanse algunos ejemplos en la página 323) para saber cuántos pasos das al día, con el objetivo de llegar a un mínimo de 7000 pasos antes de alcanzar los 10000 aconsejables. Los investigadores siguen discutiendo sobre la importancia del recuento de los pasos. Espero zanjar definitivamente esta cuestión.

En un estudio en el que se hizo un seguimiento de 2110 adultos durante casi once años, y que se publicó en la prestigiosa revista *JAMA*, los participantes que daban más de 7000 pasos diarios tenían un riesgo de muerte menor que los que daban menos de 7000 pasos al día. Otros estudios presentan resultados similares: los datos de 6355 hombres y mujeres durante un promedio de diez años mostraron que los que caminaban entre 8000 y 12000 pasos diarios tenía un riesgo de muerte entre un 50 y un 65% menor que los que daban menos de 4000 pasos al día.

Aparte del recuento de pasos, también debes saber el número de horas activas al día, es decir, las horas en que estás haciendo cosas y das más de 250 pasos. Si estás todo el día sentado, pero das más de 10000 pasos en una hora porque sales a correr, eso es menos saludable que espaciar esos pasos a lo largo de todo el día (más sobre esta cuestión en el capítulo 8). Los dispositivos móviles te avisan de las horas del día en que tiendes a ser más sedentario y te dan un toque para que te pongas las pilas.

Las investigaciones muestran grandes diferencias entre cuánto creemos que nos movemos y cuánto nos movemos en realidad. Por ejemplo, en un estudio en el que participaron 215 personas, la cantidad de actividad física entre moderada e intensa declarada por ellas mismas era de 160 minutos a la semana, mientras que los datos de los dispositivos móviles mostraban que esa actividad física se reducía a solo 24 minutos a la semana. Los dispositivos móviles nos muestran la información real.

Número de minutos cardiovasculares al día y a la semana

Las investigaciones dan a entender que un mínimo de 150 minutos de actividad aeróbica moderada a la semana es imprescindible para la salud cardiometabólica (y tan eficaz como los antidepresivos para el estado de ánimo), lo que equivale a unos 30 minutos, cinco días a la semana. Los dispositivos que miden la frecuencia cardiaca te permiten saber si llegas a esa cantidad cada siete días.

Variabilidad del ritmo cardiaco (VRC)

La variabilidad del ritmo cardiaco es la desviación del promedio que presentan los latidos del corazón en un periodo de tiempo determinado. La VRC es un biomarcador que nos ayuda a entender la evolución de nuestros niveles de esfuerzo y estrés, que, como sabemos, repercuten en la capacidad de las células para producir energía de manera eficaz. En contra de lo que pudiera parecer, una mayor variabilidad en el tiempo transcurrido entre cada latido indica un mejor estado de salud. En épocas de más estrés y tensión muscular, el sistema cardiovascular actúa como un metrónomo, con regularidad en el tiempo entre cada latido. En un estado de relajación y reposo, el sistema en su conjunto es más «elástico» y el tiempo entre latidos varía ligeramente. Por ejemplo, un latido podría durar 859 milisegundos; el siguiente, 763; el siguiente, 793, y así sucesivamente. De modo que, si tu corazón late 60 veces por minuto, ello no significa que cada latido dure exactamente un segundo; de hecho, es mejor que no sea así.

Una VRC alta refleja la adaptabilidad del sistema nervioso, mientras que la VRC baja es una señal de estrés, cansancio, exceso de ejercicio o enfermedad crónica. La VRC baja se ha relacionado con la inactividad física, la disfunción inmunitaria, la hipertensión, la diabetes, las cardiopatías, la depresión, la falta de vida social, la disminución de la resiliencia psicológica frente a factores estresantes, la menor resistencia al cáncer y la esterilidad, entre otras muchas enfermedades cuya relación con la energía negativa vimos en el capítulo 2. Es más, un descenso de la VRC podría indicar la aparición de COVID-19 antes de que el test de PCR dé positivo.

La interrelación entre la VRC y la producción energética celular es compleja y multidireccional, además de no estar bien estudiada, pero así es como yo la veo: las células sometidas a las agresiones cotidianas que dan lugar a la energía negativa (sobrealimentación crónica, privación del sueño, estrés psicológico crónico, exceso de ejercicio físico sin tiempo para recuperarse, toxinas, etcétera) envían señales de socorro y pueden activar el mecanismo de «estrés» del sistema nervioso autónomo, que no es otro que el sistema nervioso simpático. Todas estas agresiones indican que el organismo está en peligro y debe estar preparado para entrar en «combate». Cuando la energía negativa se manifiesta en nuestro organismo y desarrollamos resistencia a la insulina, sabemos que esta puede reducir la acción del óxido nítrico y disminuir la capacidad del sistema vascular para dilatarse y adaptarse a la situación, lo que recrudece el ciclo de un sistema vascular rígido y una baja VRC. El óxido nítrico también estimula directamente el mecanismo de relajación del sistema nervioso, que es el sistema nervioso parasimpático, y especialmente el nervio vago (el cual regula la relajación). Lo ideal sería un equilibrio entre los dos mecanismos del sistema nervioso autónomo, y que este pudiera activarse cuando hay algún peligro y relajarse en los momentos de calma. La disminución de la VRC indica que hemos pisado a fondo el acelerador del estrés y la ansiedad, y que el cuerpo —sobre todo el sistema vascular— no puede relajarse.

Con un dispositivo móvil podemos monitorear la VRC y ver su evolución a lo largo del tiempo. La VRC, por su singularidad, carece de un rango óptimo universal. En tu caso concreto, esta podría ser por naturaleza mucho más baja o mucho más alta que la de las personas de tu entorno. Lo más importante es determinar qué factores del estilo de vida aumentan o disminuyen tus niveles personales de VRC en comparación con tu valor de referencia, para que puedas hacer ajustes en tu estilo de vida con el fin de aumentar la VRC. Whoop, un innovador dispositivo móvil que supervisa la VRC, la forma física y el sueño, ha descubierto que hay varios factores relacionados con el incremento de la VRC a lo largo del tiempo:

- Darle tiempo al cuerpo para recuperarse después de un ejercicio físico intenso.
- Mantenerse hidratado.
- Evitar el alcohol: una sola noche de embriaguez puede disminuir la VRC durante cinco días.
- Dormir bien.
- Mantener un horario de comidas regular.
- Comer alimentos saludables.
- Evitar la ingestión de alimentos tres o cuatro horas antes de acostarse.

- Pasar frío: exponer el cuerpo a bajas temperaturas durante breves periodos de tiempo (baños fríos o de hielo) estimula el sistema nervioso parasimpático.
- Llevar un diario. Eso también influye en la VRC. Pensar en el bienestar y la prosperidad es una señal tranquilizadora para el organismo.

Frecuencia cardiaca en reposo

La frecuencia cardiaca en reposo es el número de veces que el corazón late por minuto cuando una persona está tranquila y quieta. Esa frecuencia es un parámetro esencial para medir la forma física y la salud en general. Una baja frecuencia cardiaca en reposo indica que el corazón bombea sangre correctamente y que está menos estresado. Algunos investigadores han llegado a la conclusión de que una baja frecuencia cardiaca en reposo aumenta la esperanza de vida y la salud metabólica en general. Una frecuencia cardiaca elevada incrementa el riesgo de padecer cardiopatías y diabetes tipo 2, así como de morir por cualquier causa. Los estudios también sugieren que el ejercicio físico regular disminuye la frecuencia cardiaca en reposo. Una persona con una frecuencia cardiaca en reposo superior a 80 ppm (lo que Harvard, la Clínica Mayo y la Asociación Estadounidense del Corazón consideran el promedio del rango «normal» de entre 60 y 100 ppm) tiene un riesgo 2.91 veces mayor de padecer diabetes tipo 2 que otra con una frecuencia cardiaca inferior a 60 ppm. En un metaanálisis llevado a cabo con más de un millón de personas, la mortalidad por cualquier causa y la mortalidad cardiovascular aumentaron lineal y significativamente en todos los casos de frecuencia cardiaca en reposo superior a 45 ppm.

CAMBIAR DE CONSULTORIO MÉDICO

Estamos entrando en la era de la bioobservabilidad: análisis de sangre más baratos, sensores que en tiempo real utilizan la IA para que veamos cómo funciona nuestro cuerpo y un plan personalizado para que tomemos decisiones personales sobre las necesidades diarias de nuestro organismo. Eso no puede concretarse en una visita de quince minutos al médico. Deberíamos alegrarnos de la aparición de nuevas tecnologías para la interpretación de nuestros biomarcadores.

Ahora que sabemos medir la energía vital, cambiemos nuestra forma de pensar y demos los pasos necesarios para optimizar esa energía.

Recapitulación: rangos recomendados

A continuación, se indican los rangos óptimos recomendados de cada una de las diferentes pruebas metabólicas. Estar fuera de estos rangos es un indicador de que tal vez estés incubando una disfunción. El resto de la segunda parte del libro y el plan de la tercera te proporcionarán información específica para aumentar la energía vital y mejorar estos biomarcadores:

Triglicéridos:
  • Menos de 80 mg/dl.
HDL:
  • Entre 50 y 90 mg/dl.
Glucosa en ayunas:
  • Entre 70 y 85 mg/dl.
Presión sanguínea:
  • Menos de 120 sistólica y menos de 80 diastólica mm/hg.
Perímetro de la cintura:
  • < 80 cm para las mujeres y < 90 cm para los hombres (sudasiáticos, chinos, japoneses y americanos).
  • < 80 cm para las mujeres y < 94 cm para los hombres (europeos, subsaharianos, de Oriente Medio y del Mediterráneo oriental).
Proporción triglicéridos-HDL:
  • Por debajo de 1.5. Por encima de 3 es un síntoma evidente de disfunción metabólica.
Insulina en ayunas:
  • Entre 2 y 5 mUI/l. Por encima de 10 mUI/l es preocupante y por encima de 15 mUI/l es considerablemente elevada.

HOMA-IR:

- Menos de 2.0.

Proteína C-reactiva de alta sensibilidad (hsCRP):

- Menos de 0.3 mg/dl.

Hemoglobina A1c:

- Entre 5 y 5.4 %.

Ácido úrico:

- Menos de 5 mg/dl para los hombres y entre 2 y 4 mg/dl para las mujeres.

Enzimas hepáticas: aspartato transaminasa (AST), alanina aminotransferasa (ALT) y gamma glutamil transferasa (GGT).

- Niveles de AST y ALT de 17 u/l o menos. En cuanto a la GGT, el riesgo bajo para los hombres es por debajo de 25 u/l y para las mujeres es entre 14 y 20 u/l. Las fuentes varían ligeramente, pero las cantidades mencionadas son un buen objetivo.

Vitamina D:

- Entre 40 y 60 ng/ml.

Parámetros que se recomienda medir en tiempo real:

- Glucosa (monitoreo continuo de glucosa).
- Alimentación (diario personal o aplicación).
- Sueño (cantidad, calidad y regularidad).
- Actividad (pasos, y número de minutos activos al día y a la semana con ritmo cardiaco elevado).
- Frecuencia cardiaca en reposo y variabilidad del ritmo cardiaco.

Capítulo 5

LOS SEIS PRINCIPIOS NUTRICIONALES DE LA ENERGÍA VITAL

«Déjame hablar con tu maldito jefe», me gritó un paciente durante mi cuarto año de residente. Estaba indignado porque yo no le recetaba más opiáceos, pues ya habían pasado varias semanas desde la operación. Sabía muy bien que las encuestas de satisfacción de los pacientes determinan la puntuación que se da al rendimiento de los médicos. Esas calificaciones también determinan la retribución de los facultativos, aunque a menudo la satisfacción de los pacientes no coincide con su bienestar. En varias ocasiones, algunos pacientes llamaron por teléfono al consultorio y me amenazaron con ponerme una mala evaluación en los formularios de satisfacción si no les recetaba opiáceos.

«Qué triste que la adicción ciegue de tal modo a algunas personas, que lleguen a actuar de esa manera», pensaba yo. Pero luego supe que la mayoría de las adicciones a los opioides son consecuencia de las prescripciones legales y que a menudo las muertes por sobredosis se producen cuando los adictos se ven obligados a comprar drogas en la calle, las cuales están adulteradas con desconocidas sustancias venenosas. Unas ochenta mil personas murieron de sobredosis de opiáceos en Estados Unidos en 2022, muchas de las cuales se hicieron adictas a ellos después de que se los recetara un médico.

Tenemos otra crisis de adicción, mejor escondida, que consiste en suministrar sustancias muy adictivas a todas las personas desde que nacen, y esas sustancias causan más de un millón de muertes al año en Estados Unidos. Se trata de los alimentos ultraprocesados.

Los NIH definen la adicción como «un trastorno crónico y recidivante que se caracteriza por la búsqueda y el consumo compulsivos de drogas a pesar de las consecuencias adversas», que es evidentemente lo que ocurre con la moderna alimentación industrial. No hay otra forma de explicar por qué los habitantes del país van en contra de sus impulsos evolutivos de manera sistemática, que es exactamente lo que ocurre cuando el 30 % de los adolescentes son prediabéticos y casi el 80 % de los adultos tienen sobrepeso o son obesos. Tenemos una compulsiva adicción colectiva a los alimentos. La comida nos está matando.

Esta crisis tiene un remedio muy sencillo: fomentar el consumo de alimentos integrales sin procesar y desincentivar el de alimentos industriales ultraprocesados. Pero reina un estado de confusión respecto a cuál es el régimen alimenticio correcto: casi el 59 % de las personas afirman que la información contradictoria sobre nutrición las hace dudar de sus decisiones. Orgánico, vegetal, natural, no modificado genéticamente, de comercio justo, sostenible, libre de crueldad, sin hormonas, regenerativo, sin gluten, de corral, criado en pastos, convencional... son innumerables los elementos que debemos tener en cuenta a la hora de elegir los alimentos.

Tenemos que dejar de caer en las trampas de los movimientos dietéticos y comenzar a descomponer los alimentos en sus partes individuales y así determinar si esas partes son buenas o malas para nuestras células. Los alimentos no son sino un conjunto de elementos moleculares, y el hecho de que esos elementos satisfagan las necesidades de las células determina en gran medida nuestra salud. Cuando vemos a una persona adicta a los opioides o al alcohol, es fácil identificar el origen del problema, pero, cuando se trata de alimentos, nos cuesta analizar los elementos individuales que benefician o perjudican a las células, porque no vemos los alimentos en ese contexto de elementos moleculares.

Pongamos un ejemplo sencillo y extremo:

- Un vaso de agua es bueno y nos sirve para hidratarnos.
- Un vaso de agua mezclado con arsénico es malo y nos matará.

En el ejemplo anterior vemos claramente que el agua con arsénico tiene dos partes diferenciadas, una beneficiosa (el agua) y otra mortífera (el arsénico). Pero casi nunca pensamos en eso cuando se trata de los alimentos. Pongamos el caso menos evidente de una «hamburguesa», que puede constar de distintos ingredientes, aunque parezca la misma:

- Carne de ternera criada en una macrogranja y alimentada exclusivamente a base de cereales.
- Carne de ternera criada en libertad, al aire libre y alimentada exclusivamente a base de hierba sin pesticidas.

- Alternativas a la carne de ternera, como Beyond Burger o Impossible Burger.

La composición molecular de estos tipos de hamburguesa es muy diferente. La vaca ha evolucionado durante miles de años comiendo hierba, que aporta a su organismo ácidos grasos antiinflamatorios omega-3. La carne de las vacas alimentadas con cereales contiene cinco veces menos grasas omega-3 y una cantidad considerablemente mayor de las inflamatorias grasas omega-6 que las vacas que se alimentan de hierba. En cuanto al contenido de micronutrientes, la carne de vacuno alimentado con hierba suele ser más rica en vitamina A, vitamina E y betacaroteno, que son esenciales para el mantenimiento de la función metabólica e inmunitaria.

Los dos ingredientes principales de Beyond Burger son la proteína de chícharo y el aceite de canola. El aceite de canola es rico en grasas omega-6, lo que hace que estas hamburguesas sean más inflamatorias que el vacuno alimentado con hierba. Otros ingredientes son los aromas naturales (denominación errónea, pues estos aromas pueden estar muy procesados y contener aditivos químicos) y la metilcelulosa, uno de los principales ingredientes de los laxantes fabricados calentando la madera en soluciones ácidas para extraer y purificar la celulosa. Es obvio que estas tres versiones de hamburguesa transmiten a las células información molecular muy diferente.

La independencia alimentaria consiste en ver más allá de lo que dicen las etiquetas de los envases y comprender qué aporta cada parte a la salud celular funcional. Por ejemplo, podríamos ver el brócoli simplemente como una hortaliza. O también podríamos verlo, de forma más precisa, como un ecosistema formado por elementos moleculares que favorecen la energía vital eliminando el estrés oxidativo, la inflamación crónica y la disfunción mitocondrial. La gran cantidad de fibra que contiene el brócoli alimenta las bacterias intestinales y fortalece el revestimiento del intestino, reduciendo al mínimo el síndrome del intestino permeable, y contribuye a producir sustancias que optimizan las mitocondrias, como los ácidos grasos volátiles (AGV). Su vitamina C protege del estrés oxidativo las mitocondrias. La vitamina K disminuye la disfunción mitocondrial actuando como transportador mitocondrial de electrones. Y el folato es un cofactor esencial de las proteínas mitocondriales que generan TFA. El brócoli contiene también numerosos antioxidantes. Todas estas sustancias activan los procesos fundamentales de la energía vital. No es necesario conocer todos estos términos científicos, pero conviene empezar a pensar en la alimentación como información molecular que determina nuestra actividad diaria y a largo plazo. En el capítulo 6 entraremos en detalles.

He aquí un mensaje esperanzador: a lo largo del día tomamos cientos de microdecisiones sobre la alimentación que pueden cambiar nuestro «destino» genético y fisiológico.

Como cualquier médico, yo terminaba las consultas dándoles a los pacientes vagos consejos dietéticos del tipo «come más frutas y verduras» y luego les extendía una receta para la farmacia. Pero, durante la formación, a los médicos se nos dice que la nutrición es una cuestión de segundo orden que «no está bien documentada». Rara vez encontrarás recomendaciones específicas sobre nutrición en los textos oficiales sobre el tratamiento de una enfermedad concreta; por ejemplo, en los cientos de páginas dedicadas al tratamiento de la migraña, la sinusitis, el COVID-19 y el cáncer de próstata, no se menciona ni una sola pauta dietética, a pesar de los cientos de artículos científicos que demuestran los beneficios de la buena alimentación para esas enfermedades. La prescripción de pastillas y las intervenciones quirúrgicas son decisiones «heroicas», mientras que todo lo que tenga que ver con la nutrición es una nadería. Casi nadie sabe que los alimentos naturales contienen más de cinco mil sustancias fitoquímicas, cada una de las cuales es una pequeña molécula que influye en la salud: la definición de medicina.

La enorme cantidad de información molecular que introducimos en el organismo a diario influye en nuestra salud. Todo lo que piensas y sientes tiene su origen en la alimentación. En el cuerpo de tu madre te imprimieron en tres dimensiones a partir de los alimentos, y cada elemento que ingieres sigue imprimiendo la siguiente iteración de ti mismo. El cuerpo, los neurotransmisores, las hormonas, los nervios y las mitocondrias están hechos, exclusiva y necesariamente, a partir de lo que tú (o tu madre) te llevas (o se llevaba) a la boca; no nacemos de la nada, nacemos de la comida.

Con frecuencia a los médicos y a los pacientes les dicen que los genes son nuestro destino, pero eso no es cierto. Los genes casi nunca determinan nuestra salud. La alimentación y el modo de vida influyen en la expresión génica y en la biología celular, y eso sí determina nuestro estado físico. Las sustancias químicas de los alimentos entran en el organismo y actúan como moléculas señalizadoras. Esas sustancias pueden aumentar o disminuir directamente la expresión génica, modificar el plegamiento del ADN y activar las vías de señalización celular, como las que controlan la producción de energía vital por parte de las células.

Lo más importante para nuestra salud y felicidad es lo que decidimos meter en el cuerpo. Para comprender por qué la alimentación es el arma más potente de que disponemos para combatir las enfermedades crónicas tuve que aprender yo sola los principios mucho después de hacerme médico.

PRINCIPIO 1: LA ALIMENTACIÓN DETERMINA LA ESTRUCTURA Y EL FUNCIONAMIENTO DE LAS CÉLULAS Y DEL MICROBIOMA

Nuestro cuerpo está constituido enteramente de alimentos. La alimentación es el proceso de transformación y asimilación de la materia del mundo exterior en nuestra propia materia. Todos los días, los alimentos se descomponen en diferentes tipos de «ladrillos» en el intestino, y luego esos ladrillos son absorbidos por el torrente sanguíneo para ser utilizados en la continua reconstrucción de la siguiente iteración de nuestro cuerpo. Si proporcionamos al cuerpo los «ladrillos» adecuados, construiremos bien las estructuras y nos mantendremos sanos. A continuación, analizaremos cinco ejemplos del comportamiento de los alimentos como elementos estructurales de las células, mensajeros funcionales y moldeadores del microbioma y de lo que este produce.

Los alimentos como estructura: las grasas alimentarias de las membranas celulares

Las membranas celulares son la capa estructural que rodea las células. Están formadas por una capa grasa llena de moléculas de colesterol (que confieren maleabilidad a la membrana) y por proteínas (que hacen de receptores, anclajes y canales). Los alimentos industriales han modificado la estructura de las membranas celulares, las cuales son una unidad funcional muy importante para las células, pues albergan los receptores, los canales, las enzimas y los anclajes celulares que desencadenan innumerables actividades de señalización celular. Las membranas sanas son fundamentales para todos los aspectos de la salud, pues son las guardianas de toda la materia que entra en la célula y de todas las señales que recibe. Las grasas omega-3 y omega-6 son necesarias para una función biológica óptima, pero debe haber un equilibrio entre ellas porque las omega-3 son antiinflamatorias y favorecen la elasticidad de las membranas, mientras que las omega-6 producen inflamaciones. Con la llegada de los alimentos ultraprocesados —con grandes concentraciones de grasas omega-6 procedentes de aceites vegetales y de semillas—, el consumo de grasas omega-6 se ha disparado en relación con las omega-3, modificando radicalmente el funcionamiento y la estructura de las membranas celulares. Al ajustar el consumo de omega-3 y omega-6, podemos modificar la proporción de las membranas en solo tres días, pues las membranas celulares se renuevan rápidamente.

La comida es un mensaje del mundo exterior que puede activar e inhibir directamente las vías genéticas en lo más profundo del organismo. Además de ser los ladrillos estructurales, los alimentos son también las moléculas de señalización que cumplen funciones clave en las células y en el organismo en general, incluida la forma de expresión de nuestros genes. Los alimentos pueden actuar como hormonas en los receptores hormonales y producir o mitigar el estrés oxidativo. También pueden modificar la función de las enzimas proteínicas, sirviendo de cofactores en las reacciones químicas, como una llave que en la célula pone en marcha las máquinas que fabrican TFA o realizan otras tareas.

El consumo de especias como la cúrcuma (que reduce directamente la inflamación crónica) o de plantas crucíferas (que reducen el estrés oxidativo) son dos ejemplos de la manera en que los alimentos pueden señalar funcionalmente la energía vital.

Los alimentos como mensaje funcional: reducción del estrés oxidativo

Los isocianatos son moléculas que se encuentran en las crucíferas, como el brócoli o las coles de Bruselas, que sirven para combatir el estrés oxidativo, uno de los procesos fundamentales de la energía negativa. Normalmente, en presencia de un exceso de estrés oxidativo, la célula aumenta la expresión génica de las moléculas antioxidantes enviando al núcleo una proteína denominada Nrf2 para que se una al genoma y aumente la expresión de los genes antioxidantes. Cuando no está desempeñando esa función, la Nrf2 se desactiva permaneciendo unida a la proteína Keap1. Los isocianatos de las crucíferas actúan uniéndose a la Keap1, induciéndola a liberar Nrf2 en el núcleo y a favorecer la expresión de los genes antioxidantes, lo que fomenta la energía vital al reducir al mínimo el dañino estrés oxidativo. El isocianato de los alimentos activa de manera funcional los genes que más favorecen la energía vital.

Los alimentos como mensaje funcional: inhibición de la inflamación

La curcumina, que da a la cúrcuma su característico color amarillo, actúa de manera similar a los isotiocianatos, pero, en vez de aumentar los genes antioxidantes, bloquea los proinflamatorios. Normalmente, en la célula vive una proteína llamada NF-κB que, al interactuar con el ADN, da lugar a la expresión de una serie de genes que intervienen en la señalización inflamatoria. La sobreactivación de la NF-κB —debida al exceso de estrés oxidativo, a los alimentos procesados, a la falta de sueño y al estrés psicológico— provoca una inflamación crónica que puede dañar el organismo y favorecer directamente la resistencia a la insulina. Ante la falta de estimulación, la NF-κB se une a las proteínas IkB y se desactiva (de manera similar a como la Keap1 desactiva la Nrf2). Las proteínas IkB se desactivan a su vez cuando otro conjunto de proteínas, denominadas quinasas IkB, marca las IkB con una molécula llamada fosfato. Así pues, las quinasas IkB, al activarse, desactivan las proteínas IkB, con lo que la proteína NF-κB queda libre para producir su efecto proinflamatorio en el núcleo. En la célula, la curcumina suprime la quinasa IkB, lo que mantiene la IkB unida a la NF-κB y la desactiva. Por tanto, la curcumina neutraliza funcionalmente en la célula la actividad génica proinflamatoria y favorece la energía vital.

La alimentación también determina la composición del microbioma

El microbioma está constituido por los billones de células bacterianas que componen el segundo organismo que vive en el interior de nuestro cuerpo; determina la salud metabólica, el estado de ánimo y la longevidad. En cierto modo, el microbioma es como nuestra alma: es invisible, vive dentro de nosotros y determina la calidad y la cantidad de nuestra vida, además de todo lo que pensamos y hacemos. Y es inmortal porque, después de morir, descompone nuestro cuerpo y perdura. En gran medida, el objetivo de la alimentación es nutrir a esta bienintencionada bestia para que nos ayude a convertir los alimentos que ingerimos en sustancias químicas que controlan nuestros pensamientos y nuestro organismo. Si maltratamos o alimentamos mal al microbioma, nuestra vida se resentirá de muchas formas: depresión, obesidad, enfermedades autoinmunes, cáncer, trastornos del sueño y mucho más. Si cuidamos del microbioma, nuestra vida será bastante más llevadera.

La fibra y los alimentos ricos en probióticos y polifenoles favorecen la salud del microbioma, lo que hace posible que el revestimiento intestinal sea resistente (lo cual reduce la inflamación crónica) y que el microbioma genere sustancias químicas como los AGV, que refuerzan el metabolismo. Es como si, por arte de magia, el microbioma transformara la comida en medicina.

La alimentación determina si el microbioma genera urolitina A

Cuando ciertas bacterias intestinales del microbioma encuentran compuestos vegetales como el ácido elágico y los elagitaninos —presentes en las granadas, algunos frutos rojos y ciertos frutos secos—, los transforman en un tipo de compuestos llamados urolitinas, de las cuales la urolitina A es una de las más comunes. Las urolitinas son absorbidas por el torrente sanguíneo. La urolitina A, cuando entra en las células del cuerpo, utiliza diversos mecanismos para estimular la energía vital. El primero consiste en actuar como antioxidante, y el segundo, en activar la mitofagia, un mecanismo de control de calidad mitocondrial que permite eliminar las mitocondrias dañadas o superfluas.

Puesto que desempeñan un papel estructural y funcional que protege el microbioma, los alimentos hay que elegirlos cuidadosamente para que reporten salud y energía vital. Esto nos lleva al principio 2.

PRINCIPIO 2: COMER ES EL PROCESO DE ADECUACIÓN DE LAS NECESIDADES CELULARES A LO QUE NOS LLEVAMOS A LA BOCA

Cualquier régimen alimenticio que genere una función celular óptima, que elimine los síntomas crónicos y que optimice los biomarcadores es el régimen adecuado para ti.

Pensemos en qué es la alimentación desde la perspectiva de las células: el interior del cuerpo es cálido, húmedo y oscuro. La mayoría de los treinta y siete billones de células que hay en el organismo viven en un entorno húmedo y oscuro, esperando las señales y la información que necesitan para saber qué hacer y cuándo con el fin de mejorar tu vida. Lógicamente, las células no pueden ver ni oír ni oler. En sus membranas solo tienen receptores que les permiten recibir información mientras esperan pacientemente a que aparezcan los nutrientes que ellas pueden absorber y aprovechar para hacer su trabajo.

Si lo que flota en la sangre es la información estructural y funcional que necesitan para realizar su trabajo, tus células (y por tanto tú) estarán sanas.

Cuando no reciben la información correcta, las células se confunden. Si les llegan señales de peligro, terminarán dañadas. Desesperadas, intentarán construir estructuras con un material defectuoso, pero les saldrá mal, como a un albañil que quiere construir una casa con pocos ladrillos o de mala calidad. Todo lo que comes determina la actividad y el destino de tus células.

Comer es un problema de afinidad: la adecuación entre lo que comemos y las necesidades de las células es buena para la salud. Si no adecuamos la alimentación a esas necesidades o si comemos sustancias dañinas que el organismo no puede asimilar, lo que pasará es que empezaremos a tener síntomas y enfermedades.

Aunque parezca mentira, comemos setenta toneladas de alimentos a lo largo de la vida. Los alimentos reconstruyen constantemente nuestro organismo, que envejece y se regenera a toda velocidad. Mudamos de células de la piel cada seis semanas aproximadamente y el revestimiento intestinal se renueva todas las semanas. Todo se reconstruye a partir de los alimentos. Por desgracia, varios factores han hecho que la mayor parte de esas setenta toneladas sean inútiles o perjudiciales para el proceso de constante renovación y para el funcionamiento básico del organismo. No es de extrañar que haya tanta gente enferma o que se sienta mal.

El primer factor tiene que ver con las prácticas de la agricultura industrial —el monocultivo, los pesticidas y la cría industrial de animales— que reducen considerablemente los nutrientes que contienen los alimentos. Las frutas o las verduras que comemos hoy tienen hasta un 40% menos de minerales, vitaminas y proteínas que las que se comían hace setenta años.

El segundo está relacionado con el hecho de que los alimentos son transportados a largas distancias, lo cual contribuye a que los nutrientes se degraden y se deterioren. Los productos del campo recorren a menudo —de la granja al plato— miles de kilómetros. Durante ese trayecto, algunas frutas y verduras pierden hasta el 77% de la vitamina C, un micronutriente fundamental para la producción de TFA en las mitocondrias y para la actividad antioxidante de las células. Tal vez creas que comer productos locales o comprar en mercados de agricultores es una extravagancia absurda, pero en realidad es un paso fundamental para tener la seguridad de que, con cada bocado, obtienes la máxima información molecular que necesitas para construir y educar tu cuerpo.

El tercer factor tiene que ver con que la mayor parte del consumo de calorías proviene de alimentos ultraprocesados que carecen de nutrientes. Alrededor del 60% de las calorías que consumen los adultos es basura ultraprocesada. Solo una parte diminuta de esas setenta toneladas satisface las necesidades funcionales de las células.

A nadie le debería sorprender que nuestra «cultura» sea insaciable y que con esa basura estemos cavando nuestra propia tumba. Como el bodrio industrial que comemos no nos aporta los nutrientes necesarios, nuestro organismo y nuestro microbioma nos impulsan a comer más.

Es necesario que la mayor parte de los alimentos sean de buena calidad y sin procesar. Cuando comemos alimentos ultraprocesados, en los que los nutrientes brillan por su ausencia, las posibilidades de que las células conserven la salud disminuyen de inmediato. Cuando comemos alimentos integrales sin procesar, las células lo agradecen. Y si comemos alimentos cultivados en suelos fértiles que no han sido emponzoñados con pesticidas, los alimentos estarán repletos de las moléculas necesarias para que las células estén sanas y no corran peligro. El hambre desaparecerá sin esfuerzo en cuanto las células tengan cubiertas sus necesidades.

Curiosamente, el «problema de adecuación» entre la alimentación y las necesidades de las células es dinámico y puede cambiar de un día a otro y en diferentes fases de la vida. Por ejemplo, durante la segunda mitad del ciclo menstrual (la fase lútea posterior a la ovulación), las mujeres tienden a ser más resistentes a la insulina debido a los niveles relativamente altos de progesterona, que pueden producir estrés oxidativo en las mitocondrias al favorecer la generación de peróxido de hidrógeno (un radical libre). Un tratamiento alimentario dinámico consiste en aumentar la cantidad de antioxidantes durante la segunda mitad del ciclo menstrual y en reducir al mínimo los alimentos hiperglucémicos, que podrían agudizar las fluctuaciones glucémicas provocadas por la resistencia a la insulina. Durante la fase lútea, como muchos frutos rojos ricos en antioxidantes, plantas crucíferas y especias como el cardamomo y la cúrcuma, y doy mucha importancia a los alimentos de bajo índice glucémico, como las verduras de hojas verdes, los frutos secos, las semillas, el pescado, los huevos y la carne de animales criados en libertad.

Otro ejemplo de las necesidades cambiantes de las células lo observamos en la manera en que varios micronutrientes, entre los que se encuentran el zinc y el magnesio (ambos necesarios para más de trescientas reacciones químicas), pueden agotarse durante los periodos de estrés psicológico. Los investigadores proponen diversas teorías para explicar este fenómeno, entre las que se encuentran una mayor demanda metabólica, una mayor excreción de micronutrientes o una mayor utilización de antioxidantes cuando el estrés aumenta. Por consiguiente, aportar al organismo micronutrientes adicionales durante los periodos de mayor estrés psicológico podría servir para reducir la disfunción celular y el aumento de las enfermedades que acompañan al estrés crónico.

Los tentempiés son oportunidades, y no hay que desperdiciar ninguna. Cada tentempié debe comunicar a las células lo que esperamos de ellas, lo que nos lleva al siguiente principio.

PRINCIPIO 3: LA ALIMENTACIÓN ES LA FORMA DE COMUNICARSE CON LAS CÉLULAS

Piensa en tu conciencia y en el libre albedrío como si fueras un general del ejército. Las células son las tropas que defienden la integridad y la seguridad de tu vida. Los alimentos son las órdenes que da el general para motivar a las tropas y explicarles qué tienen que hacer. La supervivencia, tanto del general como de las tropas, depende del buen criterio y la claridad de las órdenes. Si queremos sobrevivir, debemos explicarnos con claridad y precisión.

En una situación óptima, los alimentos envían a las células mensajes claros sobre lo que el cuerpo necesita para desarrollarse adecuadamente. Determinadas decisiones y comportamientos alimentarios pueden indicarle al cuerpo cosas diferentes, como, por ejemplo, las siguientes:

- Ácidos grasos omega-3 (presentes, por ejemplo, en el salmón, las sardinas, la chía y las nueces) para las células inmunitarias: «Bajen la guardia. Ya no hay peligro».
- Plantas crucíferas (por ejemplo, la coliflor, la col, las coles de Bruselas y el kale) para el ADN: «Son tiempos difíciles; tenemos que producir más defensas».
- Leucina (un aminoácido esencial que se encuentra, por ejemplo, en la ternera, el cerdo, el yogur, las lentejas y las almendras) para los músculos: «Hay que ponerse manos a la obra. Adelante».
- Magnesio (presente sobre todo en las semillas de calabaza, la chía, los frijoles, las hortalizas de hoja verde y los aguacates) para las neuronas: «¡Descansen!».
- Fibra para el microbioma: «Te quiero».
- Ayuno intermitente: «Hay que hacer limpieza».
- Herbicidas y pesticidas sintéticos para las bacterias sanas: «Ha llegado la hora de morir».

Ejemplo de buena comunicación con el cuerpo: los tilacoides que regulan el hambre

Tal vez recuerdes de las clases de biología de la escuela que los cloroplastos son los organelos de las plantas que producen energía a partir del sol. En el interior de los cloroplastos, unos discos verdes llamados «tilacoides» son los caballos de batalla de este proceso, y los consumirás si comes hortalizas verdes sin procesar. Los tilacoides, al entrar en el intestino, bloquean la actividad de la lipasa, la hormona que segrega el páncreas para digerir la grasa. La inhibición de la lipasa ralentiza la descomposición de las grasas y aumenta la sensación de hartazgo. Los tilacoides también quitan el hambre estimulando dos hormonas que producen sensación de saciedad: la colecistoquinina (CCK, por sus siglas en inglés) y el péptido similar al glucagón tipo 1 (GLP-1, por sus siglas en inglés). Estas hormonas aumentan considerablemente cuando las comidas contienen altos niveles de tilacoides. A las personas que comen tilacoides se les antojan mucho menos los dulces. Los tilacoides le dicen al cuerpo que ya has comido suficiente. Se encuentran en grandes cantidades en las espinacas crudas, el kale, el perejil, la arúgula y la espirulina.

Cuando me preparo un licuado por la mañana, repleto de ingredientes orgánicos, pienso en qué quiero transmitirle a mi cuerpo ese día: seguridad, fuerza, saciedad y resistencia.

Como en cualquier relación, la falta de comunicación provoca problemas y malentendidos.

PRINCIPIO 4: EL EXCESO DE ANTOJOS SIGNIFICA QUE A LAS CÉLULAS LES ESTÁN LLEGANDO MENSAJES CONTRADICTORIOS

La génesis de los antojos, en la que intervienen más de una docena de hormonas, varias zonas cerebrales y el microbioma, es compleja. Pero los antojos —en el sentido del deseo hedonista de un alimento en concreto— se pueden entender como una señal de que, con tu régimen alimenticio, confundiste a las células. Es posible superar los antojos comunicándose claramente con el cuerpo a través de la elección de alimentos.

Muchas personas, incluidos los pacientes, con quienes hablo sobre el cambio de dieta se sienten incapaces, comprensiblemente, de renunciar a lo que se les antoja.

«Es demasiado difícil».

«¡Es que no puedo dejar de comer esto!».

«Preferiría vivir cinco años menos que renunciar a X [cámbiese la X por cualquier alimento muy adictivo]».

Por desgracia, he oído esto último muchísimas veces.

Para comprender cómo superar los antojos y crear una sensación de total libertad con respecto a la comida, debes saber que, si tu cuerpo te incita a comprar determinados alimentos (antojos), es porque las necesidades de tus células o las de tu microbioma no están cubiertas, y entonces las células utilizan sus propios mecanismos —como la secreción de la «hormona del hambre»— para que busques alimentos compulsivamente, con la esperanza de que comas algo que las deje satisfechas. En ese momento eres como un robot que cumple las órdenes de tus células y del microbioma.

Nos alimentamos de energía negativa porque lo que comemos refuerza los mecanismos de dependencia en vez de satisfacer nuestras necesidades o cuidar nuestros órganos. En el capítulo 1 vimos que la «sobrealimentación crónica» es una de las principales causas del estrés mitocondrial, de la acumulación de grasa intracelular y de la resistencia a la insulina. Carecemos de voluntad para evitar la sobrealimentación. Nuestros impulsos son demasiado fuertes, y las señales del microbioma, demasiado potentes. La mejor manera de combatir la sobrealimentación crónica es comer alimentos de verdad, sin procesar. De este modo se activan los sensibles mecanismos reguladores del organismo, que nos impiden comer más de lo necesario. Cuando comemos alimentos de calidad, también los saboreamos más y se nos quitan las ganas de atiborrarnos de chatarra sin esfuerzo. Pasé gran parte de mi infancia y de mi formación médica dominada por los antojos, hasta el punto de que no salía de casa sin un cargamento de golosinas en el bolso. Los antojos, que en algún momento llegaron a formar parte de mi identidad, desaparecieron con el simple recurso de darle a mi cuerpo alimentos sin procesar.

Cuando pienso en los alimentos que más confunden a las células, siempre me viene a la cabeza la fructosa. La fructosa líquida, que empezó a usarse en la década de 1970, cambió por completo la relación entre nosotros y el azúcar, haciendo que el consumo de fructosa añadida pasase de 6 gramos al día (procedentes de la fruta) a 33 gramos, es decir, que se quintuplicó. Cuando entra en el cuerpo en grandes cantidades, la fructosa merma los niveles de TFA de las células, con la consiguiente disminución de la energía celular. También genera en su metabolismo ácido úrico, el cual produce estrés oxidativo y disfunción mitocondrial. Para la célula, esta rápida disminución del trifosfato de adenosina y de la energía celular supone pasar hambre, y por eso hace que tengamos tanto apetito y que busquemos más azúcar para elevar los niveles de TFA. Al mismo tiempo, para contrarrestar el hambre que tenemos, la disfunción mitocondrial inducida por el ácido úrico hace que el azúcar se almacene en forma de grasa. La fructosa les dice a las células (y por tanto al organismo): «Están pasando hambre y se preparan para el invierno. ¡Coman todo lo que puedan y almacénenlo!».

Muchos animales almacenan toda la grasa posible antes del invierno. Se atiborran de fruta madura, que contiene gran cantidad de glucosa. El breve repunte del consumo de fructosa durante el otoño hace que esos animales busquen más comida y los lleva incluso a ser más violentos y agresivos. Para ellos, este periodo de atiborramiento de fruta es una cuestión de vida o muerte, y la afluencia de fructosa activa ese mecanismo de supervivencia que modifica el metabolismo y el comportamiento. La idea del interruptor de supervivencia es del doctor Rick Johnson, autor del libro *Nature Wants Us to Be Fat* [La naturaleza quiere que seamos gordos]. Pero ahora que el jarabe de maíz está a nuestra disposición todos los días, el mecanismo de supervivencia se ha vuelto contra nosotros y nos ha convertido en unos agresivos adictos buscadores de comida que se preparan para una hibernación que nunca llega.

Las empresas de alimentación también dominan el arte de los picos de glucosa para que la comida sea más adictiva. Las investigaciones han demostrado que los antojos fuertes suelen darse después de un subidón de azúcar seguido de un descenso brusco (hipoglucemia reactiva), cuestión de la que hablamos en el capítulo 4. Cuando llenas de azúcar el organismo, por ejemplo, después de comer carbohidratos refinados o alimentos con azúcar añadida, el cuerpo libera una ola de insulina para intentar sacar del torrente sanguíneo toda esa glucosa. Lo que puede producirse entonces es una brusca caída del azúcar en la sangre, con niveles a menudo inferiores al valor de referencia que tenías antes de comer. Se ha demostrado que después de ese bajón de azúcar −hipoglucemia− a la gente se le suele antojar un bocadillo rico en carbohidratos, y el descenso medio de la glucosa posprandial presagia más hambre a las dos o tres horas de comer y un mayor consumo de calorías en la siguiente comida y durante las veinticuatro horas posteriores. El consumo de alimentos que disparan (hacia arriba o hacia abajo) el azúcar en la sangre hace que el organismo entre en pánico y que busque comida para estabilizarse. Podemos prevenir este círculo vicioso evitando los subidones de glucosa por medio de unas sencillas estrategias que nos permiten estabilizar el azúcar (de las que hablaremos en el capítulo siguiente). Curiosamente, cuando llevan un CGM, muchas personas que creen que ellas mismas o sus hijos padecen «hipoglucemia» descubren que el verdadero problema es que al subidón de azúcar sigue un gran bajón (hipoglucemia reactiva). La solución, pues, consiste en estabilizar el azúcar, en aprender a evitar los picos y en volverse más flexibles desde el punto de vista metabólico.

En un fascinante estudio sobre el hambre dirigido por el doctor Kevin Hall y publicado en la revista *Cell* en 2021, los investigadores internaron durante todo un mes a veinte participantes con peso estable en un centro hospitalario de los NIH. Allí los pacientes hospitalizados solo podían comer los alimentos que les suministraba el equipo de investigación. No podían abandonar el lugar. Durante las primeras dos semanas, los participantes pudieron comer, sin limitaciones, todos los alimentos industriales y ultraprocesados que quisieron. El menú consistía en productos típicos de Estados Unidos, como, por ejemplo Cheerios, cruasanes, yogur Yoplait, panquecitos de arándanos, margarina, raviolis de ternera empaquetados, limonada dietética, galletas de avena con pasas, pan blanco, salsa industrial de carne, maíz enlatado, leche con chocolate baja en grasa, pavo de charcutería, *hot cakes*, pepinillos encurtidos Heinz, mayonesa Hellmann's, galletas de mantequilla, Fig Newtons, jugo de naranja, Tater Tots, papas fritas, hamburguesas con queso, cátsup Heinz, tocino de pavo, *muffins* ingleses, *nuggets* de pollo, bocadillos, galletas saladas, *hot dogs*, burritos, chips de sabores, etcétera.

Durante las dos semanas siguientes, los participantes pudieron comer cantidades ilimitadas de alimentos sin procesar, como, por ejemplo, huevos revueltos y omelets hechos con huevos frescos, verduras asadas y al vapor, arroz, frutos secos, fruta, avena con frutos rojos y almendras crudas, ensaladas con pollo, manzanas, aderezos caseros, camote picado, yogur griego sin azúcar, camarones, salmón, pechuga de pollo, ternera asada y camote al horno.

Los investigadores pesaron cada pedacito de comida que quedaba en los platos para saber la cantidad exacta de alimentos que había comido cada participante. Sorprendentemente, los voluntarios comieron unas 500 calorías menos al día durante las dos semanas de consumo ilimitado de alimentos no procesados, lo que da un total de unas 7000 calorías menos. Los participantes perdieron en promedio 900 gramos durante las dos últimas semanas y ganaron esos mismos gramos durante las dos primeras. Y, como era de esperar, las hormonas de la saciedad fueron significativamente diferentes entre los dos periodos; con los alimentos no procesados se alcanzaron niveles más altos de hormonas de la saciedad y más bajos de hormonas del hambre. Así pues, en el mismo cuerpo, dos señales alimentarias diferentes (alimentos sin procesar frente a alimentos ultraprocesados) enviaban mensajes muy distintos: un mensaje hacía creer al organismo que necesitaba más comida, y el otro, que estaba saciado. Evidentemente, el consumo de alimentos ultraprocesados provoca aumento de peso y sobrealimentación, pero hizo falta mantener a un grupo de personas en un entorno pseudocarcelario para demostrar que los alimentos ultraprocesados dan hambre, incitan a comer más y engordan.

En *The End of Craving*, Mark Schatzker sostiene que nuestras insaciables ganas de comer se deben a una característica exclusiva de los alimentos procesados que recibe el nombre de «recompensa variable». El organismo, que se prepara para la digestión desde el momento en que mira y saborea un alimento, calculando cuántos nutrientes llegarán al tracto gastrointestinal, nunca está seguro de qué nutrientes contienen los alimentos ultraprocesados de origen no natural. Para el organismo, los alimentos ultraprocesados son una apuesta nutricional. Un día es la Coca-Cola Zero y al otro la Coca-Cola normal (con azúcar), pero lo malo es que saben igual y, como ocurre con el juego, la recompensa variable nos impulsa a seguir buscándola mediante la activación de nuestra principal vía de motivación: la dopamina. Los alimentos ultraprocesados impiden que el organismo sepa qué estamos comiendo y por tanto nos obliga a seguir buscando nutrientes. Por el contrario, comer alimentos naturales a horas fijas propicia que el sistema funcione con soltura.

La industria alimentaria utiliza la naturaleza de los antojos para que la comida sea más adictiva, analizando detenidamente la forma en que determinadas combinaciones de alimentos ultraprocesados proporcionan a los consumidores el *summum* del placer y los incitan a querer más. Si no nos damos cuenta de que la alimentación está manipulada sutilmente para desorientar al organismo es porque somos muy ingenuos. En Estados Unidos, más de veintiún millones de personas dependen laboralmente de la industria alimentaria, y esta industria está llamada a seguir evolucionando, lo que se traduce en un aumento de los antojos y de la dependencia de los alimentos procesados.

Lo bueno de comer alimentos integrales y sin procesar es que tenemos muchas más posibilidades de ingerir nutrientes que satisfagan las necesidades de las células humanas y las de las células del microbioma, y por tanto de disminuir los antojos. Solo de este modo desaparecerán las ganas innecesarias de comer y podremos disfrutar realmente de los alimentos que nos sientan bien.

El mejor consejo que puedo darle a una persona para transformar su salud es que pruebe comer únicamente alimentos orgánicos y sin procesar durante uno o dos meses. Al cabo de ese tiempo, sus ansias de comer y sus preferencias alimentarias no serán las mismas, se lo aseguro.

PRINCIPIO 5: OLVÍDATE DE LAS TEORÍAS DIETÉTICAS Y CÉNTRATE EN LOS ALIMENTOS NATURALES SIN PROCESAR

La polémica de los regímenes alimenticios es una pantomima.

Conozco a personas inteligentes, laboriosas y muy cultas que conciben la nutrición de manera diametralmente opuesta. Un grupo opina que una dieta baja en grasa y rica en carbohidratos es la única que produce energía vital, y otro grupo opina que una dieta rica en grasa y baja en carbohidratos es la mejor. Ambos tienen datos que demuestran que esas dietas reducen la grasa hepática (un marcador clave de la sensibilidad a la insulina), adelgazan, reducen los triglicéridos, mejoran la sensibilidad a la insulina y resuelven las inflamaciones. Y ambos están en lo cierto.

Y en medio está la dieta mediterránea, que también cuenta con abundante bibliografía en favor de un enfoque más omnívoro. Todas esas dietas «funcionan» porque todas hacen hincapié en el consumo de alimentos integrales sin procesar que benefician a las células y activan los mecanismos de saciedad para que no comamos en exceso.

Innumerables publicaciones en Instagram y en blogs de veganos especializados en cuestiones de salud arremeten contra los carnívoros por dañar el planeta. Y la mordacidad de la muchedumbre cetogénica y carnívora contra los veganos es una de las cosas más crueles que he visto en internet. Ambos se equivocan en sus ataques y aciertan en sus decisiones dietéticas. Conozco a atletas profesionales, tanto veganos como carnívoros, que están en plena forma y tienen niveles bajos de insulina, de glucosa, de triglicéridos y de grasa visceral.

Me alegro de tener un pie en cada uno de esos mundos. Sé que ambos movimientos tienen su mérito y que cuentan con el apoyo de científicos que defienden una causa. Y no estoy diciendo vaguedades. Lo cierto es que comer alimentos sin procesar que te permitan conservar toda la energía, carecer de síntomas y tener unos biomarcadores óptimos es la dieta que más te conviene.

¿Cómo pueden «favorecer» la energía vital diferentes dietas integrales? La sobrealimentación crónica y la disfunción mitocondrial son las que llenan de grasa las células y producen energía negativa. En ausencia de sobrealimentación crónica, las células utilizarán los sustratos que tengan a su disposición, ya se trate de glucosa, de grasa o de una mezcla de ambas. Si comes alimentos sin procesar, ricos en nutrientes y procedentes de suelos fértiles, tus mecanismos de saciedad funcionarán a la perfección (como en cualquier otra especie animal, que no contrae enfermedades metabólicas porque no come alimentos ultraprocesados) y entonces lo más probable es que no te excedas con la comida. Por consiguiente, tu organismo procesa la energía, y las células no se llenan de grasa y no se vuelven resistentes a la insulina.

Tenemos que dejar a un lado las etiquetas dietéticas y empezar a pensar en la alimentación como si se tratara de información molecular. La clave está en saber qué información contienen los alimentos, qué cantidad se asimila y si las células están «a gusto» así.

Conviene darse cuenta de que el organismo tiene la notable capacidad de obtener resultados similares con diferentes elementos por medio de mecanismos redundantes, esto es, podrías hacer una dieta basada en hortalizas de origen sostenible y sin procesar o una dieta basada en carne, y aun así obtener la misma información molecular para tus células. He aquí cómo hacer llegar diversos nutrientes a las células a partir de regímenes alimenticios diferentes.

Los diferentes mecanismos que utilizan las células para aprovechar los alimentos: ácido butírico, EPA/DHA y vitamina C

ÁCIDO BUTÍRICO

El ácido butírico o butirato es una molécula de señalización que regula la función mitocondrial. Los niveles altos de butirato tienen correlación con la mejora de la depresión y del riesgo de padecer obesidad, dos síndromes ligados a la disfunción mitocondrial. El butirato es un AGV que se produce cuando las bacterias fermentan la fibra en el intestino, que luego es absorbida por las células del revestimiento de aquel y pasa al torrente sanguíneo. La producción de butirato es una de las principales razones por las que las dietas ricas en fibra se consideran tan beneficiosas. Hay quienes dicen que las dietas *keto* (cetogénicas) resultan problemáticas en parte porque incluyen muy poca fibra. Sin embargo, las personas que siguen un régimen cetogénico bajo en fibra pueden aprovechar los beneficios del ácido butírico produciéndolo ellas mismas en sus propias células, sin pasar por el microbioma. Cuando al organismo le faltan carbohidratos, el hígado produce una sustancia química denominada betahidroxibutirato, un compuesto casi idéntico al ácido butírico que las bacterias intestinales producen, con la adición de un átomo de oxígeno, utilizando una vía diferente para que a las células les llegue la misma energía vital. Con una dieta rica en fibra, produces unos 50 gramos de ácido butírico al día a partir de las bacterias intestinales. Con una dieta keto, produces una cantidad similar o incluso mayor. A lo largo de la evolución humana ha habido culturas que consumían más de 100 gramos de fibra al día (como los actuales hadzas de Tanzania, que son cazadores-recolectores), mientras que otras seguían una dieta basada sobre todo en carne y leche, y consumían poca fibra (como los masáis de Kenia). Creo que ambos pueblos tenían en las células suficiente butirato, si bien lo obtenían a través de dos vías fisiológicas diferentes.

EPA/DHA

Una de las razones por las que la gente rechaza las dietas veganas es porque en ocasiones carecen de dos importantes ácidos omega-3: el ácido eicosapentaenoico (EPA, por sus siglas en inglés) y el ácido docosahexaenoico (DHA, por sus siglas en inglés), que se encuentran sobre todo en los alimentos de origen animal (aunque también están presentes en las algas). Los omega-3 desempeñan importantes funciones metabólicas, tanto en la señalización mitocondrial como en el alivio de la inflamación crónica. El omega-3 predominante en las plantas es el ácido alfa-linolénico (ALA), que debe pasar por un proceso de transformación en varias fases para convertirse en EPA y DHA, que son fundamentales desde la perspectiva biológica. Muchas personas, para desprestigiar las dietas vegetarianas, argumentan que esa vía de conversión es «ineficaz», pero debemos profundizar en la biología antes de emitir tales juicios. Tres catalizadores proteínicos celulares (enzimas) —la delta-6-desaturasa, la elongasa y la delta-5-desaturasa— procesan el ALA para producir EPA y DHA. Y estas enzimas necesitan determinados micronutrientes para funcionar de manera adecuada, entre los que se encuentran las B_2, B_3, B_5, B_6, B_7, la vitamina C y el magnesio. En Estados Unidos, el 92 % de la población tiene déficit de al menos un micronutriente fundamental, probablemente a causa de los alimentos ultraprocesados, la pobreza del suelo y la mala salud intestinal. Así pues, si tienes déficit de alguno de esos micronutrientes, probablemente no transformas adecuadamente el ALA en EPA/ DHA, pero, si los ingieres en abundancia, sí. Es más, las grasas omega-6 utilizan las mismas enzimas para convertirse en sus versiones posteriores. La transformación se produce en varias fases, pasando del ácido linolénico al ácido araquidónico (un omega-3 subsiguiente que genera sustancias proinflamatorias). Por lo tanto, si eres el típico adulto que come veinte veces más grasas omega-6 de las que comíamos antaño —porque consumes aceites vegetales procesados y alimentos procesados—, vas a limitar tu capacidad de convertir el ALA en EPA y DHA con tanto cerrar el paso a esas enzimas.

Puedes lograr los objetivos que te propones analizando los múltiples tipos de dietas que hay, lo que nos demuestra porqué hay personas sanas que no están inflamadas en diferentes campamentos dietéticos: uno basado en alimentos integrales de origen vegetal y otra más carnívora.

La vitamina C

La vitamina C es un micronutriente fundamental que sirve, entre otras cosas, para reducir el estrés oxidativo de las células. Los veganos obtienen la vitamina C a partir de muchas plantas de vistosos colores, como, por ejemplo, los pimientos morrones, los jitomates y los cítricos. Los más carnívoros la obtienen de las vísceras, concretamente del hígado, una de las pocas fuentes animales de vitamina C.

Haz más caso a la biología de las células que a los dogmas dietéticos. Busca y come alimentos sin procesar que hayan sido cultivados en tierras fértiles y sanas. Tu salud mejorará enormemente. Es así de fácil.

Dicho lo cual, conocer los principios de una alimentación sana y ponerlos en práctica en el día a día son dos cosas diferentes, lo que nos lleva al sexto principio.

PRINCIPIO 6: LA ALIMENTACIÓN CONSCIENTE. COME CON GUSTO

Si en el siglo XXI fuera fácil llevar una dieta orgánica y sin procesar, todos comeríamos siempre alimentos sanos, limpios y frescos. En cambio, todos los días hay que esforzarse en ir a contracorriente de la «cultura» y tomar decisiones alimentarias de manera sistemática. Es tanto el asombro que me inspira la comida que su influencia me lleva a tomar las decisiones nutricionales más saludables. Estas son algunas de las cosas sobre las que reflexiono cuando veo la milagrosa interacción entre los alimentos y mi organismo.

Pienso en que toda la energía almacenada en los enlaces celulares de las plantas de las que me alimento fue al principio un paquete de energía fotónica que partió del sol, viajó por el espacio y luego fue absorbida por el cloroplasto de una planta, transformada en glucosa e ingerida por un animal que yo tal vez me coma. Los cloroplastos de las plantas se parecen notablemente a las mitocondrias de las personas, que, en definitiva, convierten la glucosa que se forma en los vegetales, gracias al sol, en TFA que puedo usar para mejorar mi vida y mi capacidad de pensar y amar. Y, cuando al final me muera y vuelva a la tierra —a ser posible en un entierro natural como el de mi madre, en el que mi cuerpo sea depositado directamente en la tierra para que los gusanos, los hongos y las bacterias lo descompongan y lo devuelvan al ecosistema—, los componentes materiales de mi cuerpo contribuirán al crecimiento de nuevas plantas que convertirán más energía solar en glucosa, en un infinito bucle de transformación mística.

Pienso en que las mitocondrias que procesan la energía procedente de los alimentos para vitalizar nuestros tejidos se heredan íntegramente de nuestras madres y son transmitidas durante milenios en una interminable sucesión de matrioskas por vía matrilineal. Las mitocondrias de los espermatozoides se descomponen tras la fecundación del óvulo, mientras que las mitocondrias de nuestra madre perduran y producen la energía que necesitamos para hacerlo todo.

Pienso en que las mitocondrias empezaron siendo bacterias que fueron absorbidas por células más complejas con las que colaboraron para crear una unidad más eficaz. Cuando me acuerdo de mi madre en momentos de tranquilidad, visualizo esa descendencia ininterrumpida a lo largo de millones de años y también la maquinaria celular de mi madre, que vive a través de mí de una manera tan espectacular. Ella —y todas las mujeres de nuestra familia que la precedieron— viven a través de mí mientras escribo estas palabras. No quiero ensuciar ese obsequio con alimentos detestables. La vida moderna es un insulto a nuestras mitocondrias, lo que significa que es un insulto a nuestros antepasados y a nuestras madres, un insulto a la fuerza creativa y generadora de lo femenino que hay en todos nosotros y un insulto a la fuerza vital que nos anima. Es un insulto al milagroso flujo de energía cósmica procedente del sol, a través de la tierra y las plantas, a través de las bacterias de mi intestino, a través de mis mitocondrias celulares para crear la energía que ilumina mi conciencia y la casi imposibilidad estadística de ser yo. Por respeto a todo eso, debo reaccionar. Y reacciono eligiendo con cuidado los alimentos que compro, cocino y como.

Pienso en el hecho de que una cucharadita de tierra fértil contiene más organismos vivos que personas hay en el planeta, y que todas esas pequeñas bacterias, nematodos y hongos trabajan día y noche para transformar el aire, el agua, la luz del sol, la tierra y las semillas en todo lo que los seres humanos necesitan para sobrevivir y ser felices. Pienso en que estamos quitándole al suelo su fuerza vital con pesticidas y con la agricultura industrial, pero también en que hay increíbles y esperanzadores grupos de personas que defienden una agricultura regenerativa e intentan recuperar esa vida porque la nuestra —y la biodiversidad que la hace posible— dependen de ella.

Pienso en la naturaleza del intestino. En un sentido, el intestino no es más que un conducto membranoso provisto de tejido muscular. En otro, es la conexión entre el cosmos (todo lo que hay en el universo) y «nosotros». Como en todas las relaciones, los límites imprecisos producen resultados negativos. Ningún límite —físico o psicológico— es más importante que el revestimiento intestinal. He ahondado bastante en la cuestión de los límites personales en mi terapia psicológica, y estoy segura de que unos límites emocionales saludables —como, por ejemplo, el hecho de ser claros y explícitos en lo tocante a lo que queremos dejar entrar en nuestra vida y lo que no— son los que hacen que las relaciones funcionen. El revestimiento del intestino es un límite o frontera entre tú y el resto del universo, que está a punto de invadir y avasallar tu biología y de generar una pertinaz inflamación. La curación y el fortalecimiento del revestimiento intestinal a través de los alimentos —y, por ende, la creación y el fortalecimiento de esa frontera tan importante, así como la reducción de la permeabilidad intestinal— nos permite ser selectivos en cuanto a lo que queremos recibir del universo en el plano material. Tú decides qué es bueno para ti.

Pienso en el hecho de que muchos problemas de la sociedad —entre los que se encuentran la violencia, las enfermedades mentales, los trastornos del desarrollo y el dolor— tienen su origen en las personas, y las personas están hechas de células que se vuelven disfuncionales en gran medida a causa del estrés oxidativo, la disfunción mitocondrial y la inflamación crónica. Es un milagro que la alimentación pueda combatir directamente todas esas cosas. No podemos aspirar a una sociedad sana si las personas no lo están. No podemos aspirar a que las personas estén sanas si las células no lo están. Y las células no pueden funcionar bien conviviendo con la disfunción mitocondrial, el estrés oxidativo, la inflamación crónica y la alteración hormonal y celular debidos a las sustancias tóxicas presentes en los alimentos. Esas cosas se combaten con alimentos sin procesar y ricos en nutrientes que han sido cultivados en suelos fértiles. Somos muchos los adictos a los alimentos procesados, pero nos cuesta reunir fuerzas para dejar de comerlos porque no estamos seguros de lo que nos espera al otro lado. Y lo que nos espera es una vida mucho mejor.

Hacer una pausa antes de comer para pensar en estas cuestiones, expresar gratitud por los alimentos que vamos a comer y masticar despacio son algunas formas de reforzar esas ideas. Si me asombra la magia de la alimentación, entonces me resulta mucho más fácil elegir bien lo que como. Dicho esto, tendríamos que hacernos esta pregunta: ¿qué debemos y qué no debemos comer?

Recapitulación: los seis principios nutricionales de la energía vital

Principio 1: La alimentación determina la estructura y el funcionamiento de las células y del microbioma.

Principio 2: Comer es el proceso de adecuación de las necesidades celulares a lo que nos llevamos a la boca.

Principio 3: La alimentación es la forma de comunicarse con las células.

Principio 4: El exceso de antojos significa que a las células les están llegando mensajes contradictorios.

Principio 5: Olvídate de las teorías dietéticas y céntrate en los alimentos naturales sin procesar.

Principio 6: La alimentación consciente. Come con gusto.

Capítulo 6

CÓMO PREPARAR UNA COMIDA REPLETA DE ENERGÍA VITAL

En la Facultad de Medicina de Stanford no hice ni un solo curso de nutrición. De hecho, hoy en día, en el 80 % de las facultades de medicina no se ofrece ninguna asignatura de nutrición, a pesar de que las enfermedades de origen alimentario están diezmando nuestra población.

Vi alguna referencia esporádica a la investigación nutricional, pero el mensaje que querían comunicarnos era que «la nutrición es muy compleja» y que los descubrimientos suelen contradecirse. Por ejemplo, unos estudios han demostrado que la carne roja provoca cardiopatías, mientras que otros estudios han descubierto que las previenen. Lo mismo ocurre con el azúcar, que, según unos investigadores provoca obesidad y según otros no, y con las dietas a base de hidratos de carbono, que para algunos científicos son las mejores, mientras que otros prefieren las dietas bajas en grasa.

Cuando abandoné la medicina me enteré de que la mayor parte de esos estudios están financiados por las empresas de alimentación, que invierten once veces más en investigación nutricional que los NIH. Como era de esperar, ese dinero distorsiona los resultados: el 82 % de los estudios independientes concluyen que las bebidas azucaradas son perjudiciales para la salud, mientras que el 93 % de los estudios financiados por la industria no reflejan ningún perjuicio. Cuando las empresas alimentarias financian las investigaciones, los estudios tienen seis veces más probabilidades de elogiar el alimento de que se trate.

Los responsables políticos utilizan esas comprometedoras investigaciones para determinar las normas alimentarias, los menús escolares y las subvenciones para alimentos. El 95 % de los académicos del Departamento de Agricultura de Estados unidos que crearon las directrices dietéticas nacionales de 2020 tenían conflictos de intereses con las empresas de alimentación. La influencia de la industria alimentaria ha llevado a que las directrices actuales afirmen que el 10 % de la alimentación de un niño puede proceder de azúcares refinadas añadidas, cuando es evidente que ese porcentaje debería ser cero.

En 2022, uno de los estudios de nutrición más importantes de Estados Unidos (financiado conjuntamente por los NIH, la Gerald J. and Dorothy R. Friedman School of Nutrition Science and Policy y las empresas de alimentos procesados) dictaminó que los Lucky Charms (cereales a base de avena con chocolate) eran mucho más sanos y nutritivos que, por ejemplo, el cordero o la carne picada. Y otras setenta marcas de cereales obtuvieron una calificación dos veces superior a los huevos. Esto tendría gracia si el objetivo expreso del estudio no fuera incidir en el «*marketing* dirigido a los niños».

Ninguna especie salvaje tiene enfermedades metabólicas generalizadas, como tampoco las tenían los seres humanos hace tan solo setenta y cinco años. De algún modo, los animales que se guían por sus instintos, que nada tienen que ver con los consejos de los «expertos», intuyen esas cosas. Según la base de datos PubMed, entre 2020 y 2022 se realizaron en Estados Unidos 45 668 estudios de nutrición supervisados por especialistas.

Creo que Estados Unidos y la mayoría de los países desarrollados serían países más sanos, prósperos y felices si sustituyéramos todos esos estudios por estas sencillas directrices capaces de transformar la salud de cualquier persona. Esto es lo que deberíamos comer (aplíquese, cuando proceda, «orgánico» y «sin refinar o mínimamente refinado»):

- Fruta.
- Verdura.
- Frutos secos y semillas.
- Legumbres y hortalizas.
- Carne y vísceras de animales criados en el campo y alimentados de manera natural: pollo, cordero, ternera, cerdo o cabra.
- Aves y huevos de corral.
- Productos lácteos procedentes de animales criados en pastos y alimentados exclusivamente con hierba, como, por ejemplo, leche, queso, yogur y kéfir.
- Pescado pequeño y con omega-3, capturado con anzuelo, como la caballa, las sardinas, las anchoas y el salmón.
- Hierbas y especias.

- Condimentos, como vinagre, mostaza y salsa picante.
- Alimentos fermentados, como, chucrut, kimchi, yogur, natto, tempe, tofu y kéfir.
- Agua purificada por ósmosis inversa o filtrada con carbón activado.

Agua

El agua constituye el 90 % de nuestra sangre, y el agua limpia es importantísima para la salud. Por desgracia, resulta cada vez más evidente que el agua limpia no es la que sale de la llave. El Environmental Working Group (EWG [Grupo de Trabajo Ambiental]) cuenta con una base de datos que nos permite averiguar la pureza del agua en cada zona por el código postal. En mi barrio, el agua contenía ochocientas veinte veces más arsénico del que se considera seguro. Yo recomiendo invertir en un filtro de ósmosis inversa o en uno realmente eficaz de carbón activado (p. e. Berkey) para asegurarse de tener un abastecimiento regular de agua limpia. Brita y otras marcas baratas suelen usar filtros de carbón activado, que son eficaces para disminuir el sabor y el olor a cloro, pero no tanto a la hora de eliminar otros contaminantes como los metales pesados, las bacterias y las sustancias químicas dañinas.

Hidratarse adecuadamente con agua limpia es verdaderamente importante para la salud metabólica y la prevención de la obesidad. Según el doctor Richard Johnson, catedrático de medicina en la Universidad de Colorado y autor del libro *Nature Wants Us to Be Fat*, incluso una ligera deshidratación «favorece el desarrollo de la obesidad». Curiosamente, la producción de tejido graso es una forma de almacenar más agua —«agua metabólica»—, que podemos liberar en aquellos momentos en que nos falte el líquido elemento. Fijémonos en los camellos: pueden sobrevivir en el desierto con poquísima agua porque la almacenan en las células grasas de las jorobas. La manera en que la deshidratación genera obesidad es una de las historias más fascinantes de la medicina. La deshidratación activa en el cerebro un proceso denominado circuito de los polioles (o polialcoholes) que espolea al organismo para que fabrique fructosa. La fructosa que produce el cuerpo hace dos cosas: estimula la hormona antidiurética (ADH, por sus siglas en inglés), que indica a los riñones que retengan agua y nos obliga a emitir grasa —en el sentido literal de fabricar más grasa para llenar con ella las células—, lo cual altera la función mitocondrial. Esto nos permite almacenar más «agua metabólica» en esa grasa. Según el doctor Johnson, «las personas obesas tienen diez veces más probabilidades de estar deshidratadas que las esbeltas». En un estudio realizado en Alemania se observó que el hecho de beber solo un vaso de agua adicional cada día reducía en un 30 % las probabilidades de que los niños terminaran siendo obesos.

Suprime de tu dieta los alimentos ultraprocesados, sobre todo aquellos que contengan:

- Azúcares refinadas.
- Cereales refinados.
- Aceites vegetales o de semillas de origen industrial.

UNAS PALABRAS SOBRE LOS CEREALES

Tal vez te hayas fijado en la ausencia de cereales sin procesar en la lista de «cosas que conviene comer». No veo ningún beneficio importante en el hecho de añadir cereales, del tipo que sean, a la dieta. Los cereales son un alimento relativamente moderno que aporta algunos minerales, vitaminas y fibras, pero muchos menos que los otros alimentos de esa lista. Por ejemplo, 1 taza de quinoa hervida contiene 5 gramos de fibra por taza, 34 carbohidratos netos, 8 gramos de proteínas y 160 miligramos de omega-3, mientras que solo dos cucharadas de semillas de albahaca contienen 15 gramos de fibra (tres veces más que la quinoa), 0 carbohidratos netos (lo que supone un aumento casi nulo de la glucosa), 5 gramos de proteínas y 2 860 miligramos de grasas omega-3 (casi dieciocho veces más que la quinoa). En el contexto de la crisis metabólica que vivimos —a causa de la cual el 93 % de los adultos tienen problemas metabólicos—, evitar las comidas en las que predominan los hidratos de carbono, que llevan menos sustancias protectoras, es una sabia decisión. Vivir en el mundo moderno, por muy precavido que seas, supone poner en peligro hasta cierto punto el revestimiento intestinal. Algunas proteínas concentradas de las que están presentes en los cereales pueden provocar la porosidad del intestino, con independencia de que tengas o no tengas una gran sensibilidad. Además, la mayoría de los cereales que se venden en Estados Unidos están cubiertos de pesticidas tóxicos.

Convencional, orgánico, regenerativo: ¿qué significa eso?

Alimentos convencionales

Los alimentos criados o cultivados de manera convencional constituyen el 94 % de la venta de alimentos en Estados Unidos, y el término *convencional* significa aquí que no se crían o cultivan orgánicamente. La agricultura convencional utiliza quinientos millones de kilos de pesticidas al año solo en Estados Unidos, muchos de los cuales dañan las células humanas y microbiómicas y están relacionados con la obesidad, el cáncer y los trastornos del desarrollo, entre otras muchas enfermedades. La Organización Mundial de la Salud ha declarado explícitamente que el glifosato, el componente principal del pesticida más utilizado, que es Roundup, daña el ADN y probablemente produce cáncer. La agricultura tradicional se basa en el monocultivo, que es el cultivo único o predominante de una especie vegetal en determinada región, lo que despoja el suelo de los principales nutrientes. Por lo general, el monocultivo no emplea cubiertas vegetales, que se suelen plantar para proteger la tierra entre siembras y volver a llenarla de nutrientes. Sin cubiertas vegetales, la tierra se sobrecalienta y pierde agua, convirtiéndose en un suelo sin vida.

Además, hemos sustituido la regeneración natural del suelo mediante cubiertas vegetales y fertilizantes naturales, como el estiércol y la composta, por fertilizantes sintéticos derivados de combustibles fósiles. Se usan grandes cantidades de gas natural y carbón para producir fertilizantes sintéticos. Las investigaciones muestran que el monocultivo a largo plazo provoca la «degradación del suelo» y una disminución de diferentes bacterias. La agricultura convencional también se sirve de la labranza mecanizada, una forma violenta de remover y agitar la tierra que destruye el frágil ecosistema de microorganismos gracias al cual los alimentos son más resistentes y nutritivos. El suelo convencional carece de vida microbiana, lo que provoca el agotamiento de la capa superficial y la escorrentía que arrastra sustancias tóxicas, creando así catástrofes medioambientales, como una zona muerta del tamaño de Nueva Jersey en el Golfo de México, donde desagua el Misisipi.

Los animales criados de manera convencional son confinados en macrogranjas (ganadería intensiva) y sometidos a dietas a base de cereales cubiertos de pesticidas que llenan su organismo de grasas omega-6. Las pésimas condiciones en que viven los animales —falta de ejercicio y de una dieta natural y variada— producen cada vez más enfermedades infecciosas; tanto es así que el 70 % de los antibióticos se destinan en Estados Unidos a esos pobres animales. Sorprendentemente, el 70 % de la soya convencional que se cultiva en Estados Unidos, y casi el 50 % del maíz, se destina a la alimentación animal en un ciclo que daña la tierra a través de la agricultura convencional, luego hace enfermar a los animales sobrecargando su cuerpo de grasas omega-6 y, por último, hace enfermar a las personas que las comen.

Hay que evitar a toda costa los alimentos convencionales: dañan el suelo, el entorno, las aguas, el bienestar de los agricultores, la biodiversidad del planeta, nuestro microbioma y nuestra salud celular. Comer alimentos no orgánicos o no regenerativos es fomentar una industria —devastadora para el medioambiente— que utiliza grandes cantidades de combustibles fósiles.

Alimentos criados o cultivados orgánicamente

La agricultura orgánica es aquella que cumple las estrictas normas establecidas por el Gobierno, que incluyen restricciones relativas al uso de la mayoría de los fertilizantes y pesticidas sintéticos. Sin embargo, «orgánico» no significa necesariamente que los métodos vayan encaminados a regenerar la calidad y la biodiversidad del suelo. Los alimentos orgánicos son considerablemente mejores que los convencionales porque reducen al mínimo el uso de algunas sustancias muy tóxicas que están presentes en la tierra y en los alimentos.

La carne y los productos lácteos orgánicos proceden de animales que no han comido alimentos cultivados con pesticidas sintéticos; sin embargo, eso no significa que los animales se hayan alimentado de forma natural. Es muy posible que hayan comido exclusivamente gramíneas o leguminosas orgánicas (como el maíz y la soya), las cuales contienen muchas grasas omega-6 y favorecen la disfunción metabólica. Lo mejor que se puede buscar en una etiqueta es «orgánico» y «alimentado con hierba» o «criado en pastos» para la carne y los productos lácteos, pues eso significa que los animales han estado en libertad y no han tenido contacto con los pesticidas.

Alimentos regenerativos

Las prácticas alimentarias regenerativas se centran en la salud del suelo y en la biodiversidad, y para ello recurren a la rotación de cultivos, evitan los pesticidas y fertilizantes sintéticos, reducen al mínimo el uso de maquinaria para labranza y emplean el compostaje y otros métodos similares. Los alimentos cultivados de manera regenerativa aumentan la cantidad de microbios presentes en la tierra, la enriquecen con nutrientes, mejoran las cuencas hidrográficas, disminuyen la escorrentía y requieren menos agua. Los animales intervienen en el ecosistema de la agricultura regenerativa pastando libremente en los campos y las huertas, lo que sirve para remover la tierra de manera natural. De ese modo, enriquecen y regeneran el suelo gracias a los nutrientes y a la biodiversidad presentes en las heces y la orina. La agricultura regenerativa produce agua y aire más limpios, consume un 30 % menos del líquido elemento (ya que el suelo sano y poroso puede almacenar más agua y esta no se escurre), da alimentos ricos en nutrientes y captura más carbono del suelo gracias a un crecimiento significativamente mayor del sistema radicular. (Los sistemas radiculares más grandes se construyen necesariamente tomando carbono del medioambiente para crear tejido vegetal basado en ese elemento).

Los animales criados de forma regenerativa tienen niveles muy superiores de grasas omega-3, y su leche contiene seis veces más antioxidantes y fitonutrientes que la leche convencional. A los animales no se les suministran antibióticos con regularidad (a menos que estén gravemente enfermos) en estas granjas, pues, al poder moverse y comer libremente, y estar con otros congéneres, tienen muy buena salud.

Hay quien sostiene que la agricultura convencional es más barata y eficaz que la regenerativa y, por tanto, necesaria para alimentar a gran escala a nuestra numerosa población.

Este argumento refleja una estrechez de miras que se centra en las ganancias a muy corto plazo, que solo son posibles gracias a las subvenciones que las leyes agrarias asignan a los agricultores y ganaderos. La agricultura convencional es frágil porque debilita los ecosistemas. El doctor Mark Hyman señala que pagamos al menos cuatro veces más por los alimentos convencionales, que son artificialmente baratos: pagamos por las aportaciones de los contribuyentes para sustentar unas prácticas insostenibles, por los propios alimentos, por los efectos perjudiciales para la salud y por los desastrosos resultados medioambientales. Los ganadores son los directivos y accionistas de las empresas de alimentos ultraprocesados. La adopción de prácticas agrícolas regenerativas a gran escala reduciría enormemente el gasto sanitario, el índice de daños medioambientales, el consumo energético global y la dependencia de los combustibles fósiles. Además, pasándose a las prácticas regenerativas, los agricultores reducen gastos (como los que invierten en pesticidas, insecticidas y semillas resistentes a estos). En el documental *Common Ground*, un agricultor observa que puede ahorrar unos 400 dólares por acre en costos adicionales gracias a las prácticas regenerativas, lo que se traduce en un ahorro anual de 2 millones de dólares.

Elegir alimentos cultivados de forma regenerativa es una de las mejores decisiones que puedes tomar si te interesan la salud o la ecología. Las plantas regenerativas, las cubiertas vegetales y la tierra sana absorben el carbono de la atmósfera y lo reproducen tridimensionalmente en extensos sistemas radiculares que crecen mucho más que los sistemas convencionales, los cuales deben sobrevivir en una tierra áspera y desolada. El compostaje intensivo que se practica en la agricultura regenerativa apenas produce residuos y, además, disminuye de forma considerable el uso de combustibles fósiles (que se convierten en fertilizantes sintéticos), protege los sistemas acuáticos de los pesticidas y fertilizantes que la lluvia arrastra (los cuales destruyen la vida marina) y reduce el daño que produce la sequía absorbiendo el agua de lluvia de la que se impregna un suelo poroso y absorbente que, de otro modo, se perdería con la escorrentía. El Natural Resources Defense Council [Comité para la defensa de los recursos naturales] calcula que un aumento del 1% de suelo sano incrementa la capacidad de almacenamiento de agua en más de setenta y cinco mil litros por cada media hectárea.

DEFINICIÓN DE COMIDA PROCESADA

Los alimentos ultraprocesados representan el 60% de las calorías que consumen los adultos y el 67% de las que consumen los niños, y además son la causa de numerosas enfermedades relacionadas con la energía negativa, como la obesidad, la hipertensión, la demencia, la diabetes tipo 2 y la resistencia a la insulina. En un reciente estudio basado en un seguimiento de 20 000 personas a lo largo de quince años, se observó que más de cuatro raciones de alimentos ultraprocesados al día aumentaban en un 62% el riesgo de muerte durante el periodo de seguimiento. Una ración adicional incrementaba el riesgo de muerte por cualquier causa en un 18%. Tenemos que comprender qué son los alimentos ultraprocesados y evitarlos a toda costa. (*Spoiler*: cuatro raciones de alimentos ultraprocesados no es tanta comida como podría parecer; sería el equivalente a un puñado de *pretzels*, una ración de nachos, una rebanada de pan blanco y una galleta).

¿Qué se considera comida ultraprocesada? El sistema de clasificación NOVA divide los alimentos en cuatro categorías en función del grado de procesamiento, según los métodos de manipulación física, biológica y química a que han sido sometidos tras «separarlos de la naturaleza».

Esas categorías son:

- Alimentos sin procesar o mínimamente procesados.
- Ingredientes culinarios procesados.
- Alimentos procesados.
- Alimentos ultraprocesados.

Alimentos sin procesar o mínimamente procesados

Los alimentos sin procesar no sufren ninguna alteración tras separarlos de la naturaleza, como una manzana recién cortada del árbol. A los alimentos integrales que no llevan ingredientes añadidos, como, por ejemplo, la fruta, la verdura, los huevos, los frutos secos, las semillas, las hierbas secas, las especias y los trozos crudos de carne, aves y pescado, se les considera en general como mínimamente procesados o sin procesar. En la categoría de los mínimamente procesados puede darse alguna de estas manipulaciones: lavado, trituración, molienda, filtraje, horneado, envasado, hervimiento, sellado al vacío, congelación, fermentación no alcohólica, pasteurización o colocación en recipientes. Pero no se elimina ni se concentra ninguna parte del alimento. Tampoco se le añade azúcar, sal u otros ingredientes.

A fin de que sean saludables, los alimentos sin procesar o mínimamente procesados deben constituir la mayor parte de nuestra dieta.

Ingredientes culinarios procesados

Entre los ingredientes culinarios procesados se encuentran el aceite, la mantequilla, el azúcar, el jarabe de maple, la manteca de cerdo y las sustancias no calóricas, como la sal. Se extraen de los alimentos naturales o de la propia naturaleza mediante molienda, secado, prensado, trituración y refinación. Se trata de alimentos intrínsecamente «desequilibrados», concentrados y de gran densidad energética (siendo la sal una excepción) que rara vez se consumen solos.

Aunque algunos ingredientes pueden formar parte de una dieta saludable, son muchos los que tienen efectos negativos sobre la salud metabólica. Los aceites vegetales y de semillas de fabricación industrial, como el aceite de soya y el de maíz (las grasas más comunes en la dieta), por ejemplo, son perjudiciales debido a su gran concentración de omega-6, que puede favorecer las inflamaciones. Por el contrario, el aceite de oliva y el de aguacate, que se obtienen básicamente aplastando frutos enteros (en vez extraerlos mecánica o químicamente a partir de las semillas o las plantas), tienen fama de ser muy saludables.

Alimentos procesados

La manipulación de alimentos procesados aumenta la «durabilidad» y las «cualidades sensoriales» de los comestibles combinando alimentos mínimamente procesados con ingredientes procesados para obtener productos «muy apetitosos». Me refiero, por ejemplo, al pan integral recién hecho y sin empaquetar, a la salsa de jitomate con azúcar añadida, tocino curado con sal, a la fruta en almíbar o a las alubias en conserva. La manera más fácil de identificar los alimentos procesados es buscar aceites, sal o azúcar en la etiqueta.

Algunos alimentos procesados pueden formar parte de una dieta saludable y, de nuevo, todo se reduce a leer la etiqueta del producto. Por ejemplo, las galletas de linaza, como Flackers o Ella's Flats, tienen unos pocos ingredientes que son en sí mismos saludables (linaza orgánica, vinagre de manzana y sal marina) y no están demasiado procesados. De hecho, las semillas de linaza son bien visibles en el producto. Igualmente, el queso cheddar natural, elaborado solo con leche sin pasteurizar y sal marina, es un alimento procesado de buena calidad que puede formar parte de una dieta saludable.

Dicho esto, la mayoría de las sustancias presentes en la categoría de alimentos procesados son cuestionables y tienen niveles demasiado altos de azúcar, aceite y sal. Eso sucede con determinados productos de los que no nos lo esperaríamos, como la cátsup, los aderezos para ensaladas y la mantequilla de cacahuate. Conviene evitar cualquier alimento procesado que contenga aceite, cereales, azúcar añadida o componentes difíciles de identificar.

Alimentos ultraprocesados

Los alimentos ultraprocesados se crean en fábricas mezclando diversas partes, ya adulteradas, de distintos alimentos con sustancias sintéticas, como conservadores y colorantes. No deberíamos comer jamás, ni dárselos de comer a nuestros hijos, esos alimentos «Frankenstein». La inmensa mayoría de las calorías que tomamos proceden de estos productos, que hay que excluir por completo de nuestra dieta. Un estudio realizado en 2020 sobre el efecto del consumo de alimentos ultraprocesados en las enfermedades crónicas muestra que su consumo aumenta el riesgo de sobrepeso u obesidad en un 39%, el perímetro de la cintura en un 39%, el síndrome metabólico en un 79% y el colesterol malo en un 102 por ciento.

Para elaborar alimentos ultraprocesados, los fabricantes descomponen los productos naturales en cada una de sus partes y luego las mezclan con sustancias sintéticas para crear imitaciones que parezcan auténticas en las estanterías de los supermercados. A los alimentos se les extraen primero algunos componentes, como el aceite, el azúcar, el almidón, las proteínas y la fibra. Luego se les somete a más modificaciones mediante el uso, por ejemplo, de enzimas para separar los aromas naturales, el color o las proteínas. En ocasiones los fabricantes añaden hidrógeno al aceite para que la grasa se solidifique a temperatura ambiente y para evitar que se ponga rancio, pero se sabe que estas grasas producen inflamaciones y afectan a la regulación de la glucosa.

Entre los alimentos ultraprocesados encontramos versiones industriales de pan, pasteles, galletas, leche de frutos secos, *nuggets* de carne picada o de soya, papas fritas, galletas saladas, barritas de cereales y otros aperitivos. A continuación, te ofrecemos una lista de ejemplos de alimentos ultraprocesados. Aunque en nuestra cultura se consideran alimentos normales, debemos huir de ellos como de las drogas ilegales. Cada elemento de esta lista contiene azúcar refinada, cereales ultraprocesados o bien aceites refinados: tres productos que debemos evitar si queremos conservar la energía vital. Son muchas las empresas que fabrican los elementos de la lista, pero me voy a ceñir a las marcas más conocidas:

Bebidas:
- Jugos azucarados.
- Bebidas energéticas.
- Cremas de café saborizadas.
- Leche vegetal.
- Leche saborizada.
- Bebidas con sabor a fruta.
- Bebidas para deportistas.
- Té azucarado.
- Refrescos.
- Agua con sabores artificiales.
- Ponche de fruta.
- Bebidas heladas saborizadas.

Panes y postres:
- Mezclas y bases para pays y pasteles.
- Glaseado comercial.
- Barritas de chocolate.
- Galletas.
- Donas rellenas.
- *Waffles* y crepas congelados.
- Pan de molde.
- Panes dulces y salados.
- Pasteles empaquetados.
- Panquecitos.
- Galletitas dulces.

Cereales y granolas:
- Barritas de cereales.
- Avena instantánea.
- Granola con azúcar refinada.
- Cereales azucarados.
- Galletas para tostar.

Lácteos:
- Yogures de sabores.
- Rebanadas de queso empacadas.
- Leche condensada.
- Cremas batidas.

Carne y aves de corral:
- *Nuggets* de pollo.
- Embutidos.
- *Hot dogs*.
- Albóndigas.
- Salchichas.
- Tocino.
- Cecina de vaca.

Aperitivos:
- Tentempiés de queso.
- Papas fritas.
- Galletas saladas.
- Palomitas de sabores.
- Aperitivos procesados.
- Gomitas de fruta.

Alimentos congelados:
- Pizza congelada.
- Cenas congeladas.
- Burritos congelados.
- Alitas de pollo congeladas.
- Palitos de pescado.

Salsas y condimentos:
- Salsa BBQ con azúcar añadida.
- Cátsup.
- Mayonesa.
- Aderezos para ensalada.
- Aceites vegetales y de semillas.

Comidas empaquetadas:
- Macarrones con queso.
- Condimentos para hamburguesas.
- Rollitos de pizza.
- Puré de papa instantáneo.
- Fideos instantáneos.
- Menús empaquetados para niños.

Postres congelados:
- Barritas y sándwiches de helado.
- Paletas de hielo.
- Nieves.
- Cajeta.
- Helados.

Sopas y caldos:
- Sopa de lata.
- Sopa deshidratada.
- Sopa de fideos instantánea.
- Cubitos de caldo.
- Salsas.

Pastas untables:
- Crema de chocolate y avellanas para untar.
- Mantequilla de cacahuate con azúcar añadida.
- Gelatina y mermelada.
- Bombones.
- Mermeladas y untables dulces.

Muchas marcas de alimentos empaquetados se esfuerzan por introducir en el mercado versiones más sanas y sostenibles de los alimentos ultraprocesados. Ejemplo de ello son las pizzas congeladas hechas a base de harina de coliflor y de semillas, cubiertas de *mozzarella* y salsa de jitomate sin azúcar, así como la pasta hecha con harina de nueces o legumbres. Muchos alimentos pueden formar parte de un régimen de alimentación saludable que produzca energía vital, pero hay que leer atentamente las etiquetas de los productos para asegurarnos de que estamos comprando sustancias orgánicas sin azúcares añadidas, cereales refinados ni aceites de legumbres y semillas.

Historia de tres yogures: ¿cuál está ultraprocesado?

Ultraprocesados (evítense siempre)
- **Yogur light + proteína.** Contiene leche descremada, agua, fructosa, aromas naturales y artificiales, almidón alimentario modificado, acesulfamo de potasio, sucralosa, ácido cítrico, sorbato de potasio, cultivos activos de yogur: once ingredientes, once sustancias químicas que alteran el microbioma.
- **Yogur de sabores para niños.** Contiene leche descremada, azúcar, almidón de maíz modificado, almidón de maíz, aromas naturales, sorbato de potasio, rojo 40, azul 1, amarillo 5, acetato de vitamina A, vitamina D3: once ingredientes, ningún cultivo activo y colorantes tóxicos que requieren etiquetas de advertencia en Europa. Por ejemplo, en experimentos *in vitro* se ha descubierto que el ascorbato de potasio es genotóxico y afecta negativamente al sistema inmunitario, y algunas investigaciones relacionan la hiperactividad y la falta de atención de los niños con los colorantes.

Mínimamente procesado (apto para el consumo)
- **Yogur griego orgánico de leche entera.** Leche entera orgánica, cultivos de yogur: dos ingredientes, cultivos activos vivos, las vacas son criadas en pastos sin pesticidas.

Elige un yogur orgánico, que tenga pocos ingredientes (lo ideal sería solo leche y cultivos) y que proceda de vacas que comen en el campo hierba sin pesticidas.

Los alimentos ultraprocesados suponen también un enorme costo medioambiental. Por ejemplo, para producir un litro de aceite de semilla de uva hacen falta unos 54 kilos de pepitas, lo que equivale aproximadamente a una tonelada de uvas. Con frecuencia, los alimentos ultraprocesados se almacenan en plástico y otros materiales no sostenibles que van a parar a los vertederos. La mayoría de los alimentos ultraprocesados se elaboran a partir de cultivos convencionales, por lo que, además de dañar nuestra salud, son devastadores para el medioambiente y suponen un despilfarro.

Quizá te preguntes si consumir alimentos sin refinar y de origen sostenible no es demasiado caro para la mayoría de la gente. He aquí una verdad posiblemente incómoda: o bien pagas ahora por una alimentación saludable o bien te enfrentarás en el futuro a problemas médicos evitables y a la pérdida de productividad. Los problemas médicos llevan a la ruina al 70 % de los estadounidenses. Los adultos obesos tienen que desembolsar anualmente el doble en gastos médicos. Esos gastos aumentan en la misma proporción que los kilos. Las personas que padecen diabetes tipo 2 gastan en médicos casi 17 000 dólares al año. Los pacientes de enfermedades crónicas, como las cardiometabólicas, pierden hasta 80 horas de trabajo al año, lo que supone un descenso de la productividad cuyo costo se estima en hasta 10 000 dólares. En el caso de las personas obesas, las probabilidades de faltar al trabajo son 1.4 veces más altas. El comportamiento de las industrias de la alimentación y la salud es decepcionante porque las unas subvencionan los alimentos ultraprocesados y las otras no se preocupan de nosotros hasta que ya estamos enfermos. Es culpa de los políticos el hecho de que a una familia con pocos ingresos le resulte más barato comprar una Coca-Cola que una botella de agua en muchos supermercados (la Coca-Cola tiene muchos ingredientes subvencionados). Tenemos que cambiar las estructuras de la industria alimentaria y del sistema sanitario, pero, hasta entonces, debemos rechazar en la medida de lo posible los alimentos ultraprocesados. He aquí algunos consejos para ajustarse al presupuesto.

CÓMO LLENAR LA DESPENSA DE ENERGÍA VITAL

Estos son algunos de mis trucos preferidos para comprar alimentos orgánicos baratos.

- Compra la fruta, la verdura, la carne y el pescado congelados a granel, o cómpralos frescos y luego congélalos. Todas las semanas compro en el supermercado por menos de 10 dólares dos kilos de arroz de coliflor, que me alcanza para unas ocho comidas.
- Cuece grandes cantidades de frijoles o lentejas en la olla de cocción lenta o en la normal. Los frijoles y las lentejas orgánicos suelen ser más baratos.
- Compra frutos secos y semillas a granel. Los piñones orgánicos pueden ser más costosos, mientras que la linaza y la chía suelen ser más baratas.
- Compra cualquier producto orgánico que esté de oferta. Así he probado yo algunos alimentos que nunca había comido.
- Compra pescado al natural en conserva, como el salmón, en vez de pescado fresco.
- Únete a algún grupo de agricultura cívica o regístrate a un servicio de reparto de productos orgánicos con algún pequeño defecto, que de otro modo se desperdiciarían (como Imperfect Foods).
- Sustituye en algunas comidas la carne y el pescado por proteínas vegetales, como las de los frijoles y las lentejas, para reducir gastos.
- Habla con los agricultores y ganaderos en el mercado para conseguir las mejores ofertas. Los agricultores suelen reducir el precio de algunos productos las semanas que los tienen en exceso. Además, hay muchas granjas que, sin haber hecho los costosos y tediosos trámites necesarios para obtener un certificado oficial, no utilizan pesticidas sintéticos, y sus productos son igual de orgánicos, y probablemente más baratos, que los autentificados.

Alimentos con energía vital

Partiendo de la lista anterior de alimentos que favorecen o interrumpen la energía vital, ahora vamos a centrarnos en cómo preparar una comida. Para dar con un régimen alimenticio que aporte energía vital no hay más que dar importancia a cinco cosas y quitársela a otras tres.

Todos los días (e idealmente todas las comidas) deberían incluir los siguientes elementos:

1. MICRONUTRIENTES Y ANTIOXIDANTES

Los micronutrientes y los antioxidantes les dicen a las moléculas que «tienen resiliencia».

Los micronutrientes son pequeñas moléculas —como el magnesio, el zinc, el selenio y las vitaminas del grupo B— que cumplen cuatro funciones principales en el mantenimiento celular de la energía vital.

- Se incorporan estructuralmente a las proteínas para que estas funcionen de forma adecuada.
  Ejemplo: el selenio, que es un micronutriente, se incorpora a las selenoproteínas, las cuales son antioxidantes y de gran importancia para el correcto funcionamiento de las células inmunitarias.
- Sirven como cofactores que hacen posibles las reacciones químicas en la célula, igual que las de las fases finales de la producción de TFA en las mitocondrias.
  Ejemplo: las vitaminas B se unen a las enzimas proteicas en las mitocondrias, creando ligeros cambios en la estructura de las proteínas para hacer posibles las fases secuenciales en la producción de TFA.
- Actúan como antioxidantes para reducir el estrés oxidativo que puede alterar los procesos metabólicos y la función mitocondrial.
  Ejemplo: la vitamina E puede introducirse en las membranas celulares y ceder electrones para neutralizar los radicales libres reactivos que dañan y destruyen las grasas de las membranas, provocando, si no se impide, una inflamación crónica.
- Se convierten en precursores de los principales procesos biológicos.
  Ejemplo: la vitamina B_3, también llamada niacina, es un precursor del dinucleótido de nicotinamida y adenina (NAD+, por sus siglas en inglés) y de la nicotinamida adenina dinucleótido fosfato (NADP+, por sus siglas en inglés), que intervienen en más de quinientas reacciones químicas celulares, además de servir de transportadores de electrones en las mitocondrias durante la producción de TFA.

Los micronutrientes facilitan la actividad de muchos procesos biológicos fundamentales, incluyendo la forma de gestionar la glucosa. Por desgracia, nuestras dietas ultraprocesadas tienen menos micronutrientes que nunca a causa de la mala calidad de la tierra y del exceso de procesamiento.

Tenemos unos treinta y siete billones de células, que pueden contener un millar o más de mitocondrias, cada una con innumerables proteínas incrustadas en sus membranas que actúan como diminutas máquinas moleculares que forman parte de la cadena de transporte de electrones (CTE) para fabricar TFA. Esas proteínas CTE requieren niveles adecuados de unos micronutrientes específicos para funcionar correctamente. Estas vitaminas, minerales, oligoelementos y antioxidantes son eslabones cruciales en las reacciones en cadena que regulan cada parte del metabolismo de nuestro cuerpo. En muchos casos, estos micronutrientes se unen a estos grandes complejos proteicos para crear las condiciones moleculares ideales para que las diminutas máquinas biológicas funcionen correctamente.

Ejemplo: el micronutriente CoQ_{10} favorece la fertilidad

Un ejemplo de la importancia de los micronutrientes para la energía vital es el papel que desempeña el CoQ_{10} en la fertilidad. El CoQ_{10} es un micronutriente necesario para la transferencia de electrones en la CTE, que, además, se incorpora a la membrana celular, donde funciona como antioxidante. Los óvulos, una vez que han salido del ovario en el momento de la fecundación, sufren un rápido «envejecimiento» y degradación mientras se dirigen al útero, tiempo durante el cual se producen muchas alteraciones en la actividad mitocondrial y en la estructura de las mitocondrias. El CoQ_{10} sirve como cofactor mitocondrial y mejora esa función, retrasando significativamente el envejecimiento de los óvulos tras la ovulación. Este micronutriente disminuye los niveles de estrés oxidativo y el daño en el ADN e inhibe la muerte celular, con lo cual preserva la calidad de los óvulos (ovocitos). Si das a tus mitocondrias lo que necesitan, estas funcionarán perfectamente y serán beneficiosas para la salud de un futuro bebé.

Micronutrientes fundamentales para la energía vital:

MICRO-NUTRIENTE	BENEFICIOS PARA LA ENERGÍA VITAL	FUENTES
Vitamina D	• Aumenta la expresión de los receptores de insulina y de los canales transportadores de glucosa. • Aumenta la expresión de los genes mitocondriales que intervienen en el metabolismo energético. • Reduce el estrés oxidativo mitocondrial. • Regula la expresión de los genes que intervienen en las inflamaciones y en las defensas antioxidantes.	Pescado graso (salmón, atún y caballa), yema de huevo y champiñones
Magnesio	• Facilita la síntesis del TFA e interviene en las reacciones que producen y utilizan el TFA y la CTE. • Reduce el estrés oxidativo y mejora la actividad de las enzimas mitocondriales. • Regula el metabolismo de la grasa y de la glucosa activando las enzimas que intervienen en la captación de glucosa, en la síntesis del glucógeno (glucosa almacenada) y en la oxidación de los ácidos grasos.	Frutos secos (almendras y nuez de la India), pepitas (de calabaza y de girasol), espinacas y frijoles (negros y pintos)
Selenio	• Sirve como cofactor a las enzimas antioxidantes, como el glutatión peroxidasa. • Mejora la expresión y la actividad de las proteínas señalizadoras de la insulina. • Mejora la función tiroidea porque estimula la síntesis y la conversión de las hormonas tiroideas, que regulan la tasa metabólica y la producción de energía.	Castañas de Brasil, atún, pavo, sardinas, pollo y huevos
Zinc	• Interviene en la CTE como cofactor. • Incrementa la actividad de las enzimas antioxidantes. • Regula el metabolismo de la glucosa y de la grasa activando las enzimas que intervienen en la señalización de la insulina, la captación de la glucosa y la oxidación de los ácidos grasos.	Ostras, ternera, pepitas de calabaza, leguminosas (garbanzos y frijoles pintos), y chocolate negro

MICRO-NUTRIENTE	BENEFICIOS PARA LA ENERGÍA VITAL	FUENTES
Vitaminas B_1, B_2, B_3, B_5, B_6, B_7, B_9, B_{12}	• Intervienen en diversas fases del metabolismo de la energía, como la degradación de la glucosa antes de entrar en las mitocondrias, la producción de TFA en las mitocondrias y la síntesis de ácidos grasos y aminoácidos. • Actúan como cofactores enzimáticos en la CTE y regulan la expresión de los genes mitocondriales. • Regulan las inflamaciones y el estrés oxidativo y modulan la expresión de los genes que intervienen en estos procesos.	• B_1: cerdo, arroz integral, pepitas de girasol, frijoles y frutos secos • B_2: leche, almendras, espinacas, huevos y champiñones • B_3: ternera, pollo, cacahuates, champiñones y aguacates • B_5: pollo, camotes, champiñones, lentejas y aguacates • B_6: garbanzos, atún, salmón, papas y plátanos • B_7: huevos, almendras, camotes, espinacas y brócoli • B_9: espinacas, espárragos, aguacates y frijoles (negros y pintos) • B_{12}: ternera, almejas, salmón, leche y huevos
Ácido alfa-lipoico	• Actúa como cofactor de las enzimas que intervienen en la CTE. • Aumenta la captación de glucosa y la sensibilidad a la insulina, con lo cual activa las proteínas que intervienen en el transporte de la glucosa y la señalización de la insulina. • Reduce las inflamaciones y el estrés oxidativo, y modula la actividad de los genes que intervienen en estos procesos.	Espinacas, brócoli, jitomates y vísceras (hígado y riñones)

MICRO-NUTRIENTE	BENEFICIOS PARA LA ENERGÍA VITAL	FUENTES
Manganeso	• Interviene en la síntesis del TFA en la CTE al estabilizar y activar las enzimas proteicas. • Aumenta las defensas antioxidantes porque sirve de cofactor de las enzimas antioxidantes, como la superóxido dismutasa. • Activa las enzimas que intervienen en la captación y utilización de la glucosa.	Frutos secos (almendras y nueces pecanas), frijoles (negros), y té
Vitamina E	• Actúa como antioxidante. • Mejora la señalización de la insulina. • Ayuda a la función inmunitaria, lo que indirectamente favorece la salud metabólica y reduce las inflamaciones y las infecciones.	Almendras, pepitas de girasol, aguacates, espinacas y camote
CoQ_{10}	• Transfiere los electrones entre los complejos respiratorios durante la síntesis del TFA en la cadena de transporte de electrones. • Actúa como antioxidante, porque sirve de protección contra los radicales libres y reduce el estrés oxidativo. • Mejora el metabolismo de la glucosa y la sensibilidad a la insulina al señalizar y reducir las inflamaciones.	Vísceras (corazón e hígado), sardinas y ternera
Taurina	• Estimula la función mitocondrial, con lo cual aumenta la expresión de los genes que intervienen en el metabolismo energético y reduce el estrés oxidativo. • Aumenta la sensibilidad a la insulina y activa las proteínas que intervienen en el transporte de la glucosa y en el metabolismo. • Regula las inflamaciones y el estrés oxidativo y modula la expresión de los genes que intervienen en ello.	Carne (ternera y cordero), pescado (caballa y salmón), aves de corral (pollo y pavo) y huevos

MICRO-NUTRIENTE	BENEFICIOS PARA LA ENERGÍA VITAL	FUENTES
L-carnitina	• Facilita el transporte de ácidos grasos a las mitocondrias para su procesamiento, con lo cual favorece la producción de energía y reduce la acumulación de lípidos en los tejidos. • Reduce el estrés oxidativo y mejora la actividad de las enzimas mitocondriales. • Incrementa la señalización de la insulina y la captación de la glucosa.	Carnes rojas (ternera y cordero), aves de corral (pollo y pavo), y pescado (bacalao y fletán)
Creatina	• Se convierte en fosfocreatina, que puede transformarse rápidamente en TFA durante el ejercicio muy intenso o los trabajos que requieren mucha energía. • Estimula la actividad de las enzimas mitocondriales y reduce el estrés oxidativo. • Ayuda a regular las inflamaciones y los genes antioxidantes.	Carnes rojas (ternera y cordero), pescado (salmón y atún), aves de corral (pollo y pavo), cerdo y huevos
Vitamina C	• Favorece la expresión de los genes mitocondriales que intervienen en el metabolismo energético y reducen el estrés oxidativo. • Actúa como antioxidante, sirve de protección contra los radicales libres y reduce el estrés oxidativo.	Cítricos (naranjas y limones), fresas, brócoli, pimientos morrones, jitomates y kiwis

A otra categoría fundamental de micronutrientes pertenecen los polifenoles, que son diminutas sustancias vegetales con increíbles propiedades biológicas, pues son antioxidantes y nutren el microbioma. Aunque normalmente pensamos que la fibra es la sustancia alimenticia que el microbioma fermenta, recientes análisis sugieren que la transformación microbiana de los polifenoles a través de la fermentación produce metabolitos que pueden entrar en el organismo y causar una serie de efectos biológicos positivos, por ejemplo, actuar como neurotransmisores que protegen el cerebro y reducir directamente el crecimiento de las células cancerosas impidiendo, por ejemplo, que esas células absorban glucosa para fortalecerse. Los más de ocho mil polifenoles que se encuentran en las plantas son muy beneficiosos para las células, pero el ultraprocesamiento, evidentemente, lo desbarata todo. Cuando sometemos a las plantas a esa clase de ultratransformaciones – como el tratamiento del maíz para convertirlo en *corn-flakes* – la mayor parte de los polifenoles desaparecen.

Los alimentos que contienen más polifenoles son las especias y las hierbas secas, seguidas por el cacao, los frutos rojos oscuros, las semillas y los frutos secos, gran parte de las verduras, el café y el té.

El consumo de diversos alimentos de los que figuran en las páginas 334-336 satisfará la necesidad de micronutrientes.

Las mejores fuentes de antioxidantes

Ya hemos visto que el consumo de antioxidantes es muy bueno para la energía vital porque reduce el estrés oxidativo. Entre los alimentos que contienen más antioxidantes o polifenoles por cada 100 gramos se encuentran los siguientes:

Aceitunas verdes (con hueso)
Aceitunas de Kalamata (con hueso)
Albahaca (deshidratada)
Alcachofas
Alcaparras
Almendras
Alubias
Arándanos
Aronias negras
Avellanas
Azafrán
Bayas de saúco negro
Brócoli
Cacao en polvo
Canela en rama (deshidratada)
Carvi (deshidratado)
Cayena (deshidratada)
Cebolla morada
Cebollín (deshidratado)
Cerezas
Chalotas
Chile seco
Chocolate negro
Ciruelas

Clavo (deshidratado)
Comino (deshidratado)
Cúrcuma (deshidratada)
Curry en polvo
Duraznos
Eneldo (fresco o deshidratado)
Espárragos
Espinacas
Espliego (deshidratado)
Fresas
Frijoles negros
Granadas
Granos de café
Grosellas de la India (deshidratadas)
Hierbabuena (deshidratada)
Hojas de apio (deshidratadas)
Hojas de diente de león (deshidratadas)
Hojas de hinojo (deshidratadas)
Hojas de laurel (deshidratadas)
Hojas de mejorana silvestre (deshidratadas)
Jengibre (fresco o deshidratado)
Lechuga de hojas rojas

Malagueta (deshidratada)
Manzanas
Menta (deshidratada)
Nueces
Nueces pecanas
Nuez moscada (deshidratada)
Orégano (fresco o
   deshidratado)
Paprika
Pétalos de rosa
   (deshidratados)
Pimienta negra (deshidratada)

Pistaches
Romero (fresco o deshidratado)
Semillas de hinojo (deshidratadas)
Semillas de mostaza
   (deshidratadas)
Semillas de vainilla
Té negro
Té verde
Tempe
Tomillo (deshidratado)
Zarzamoras

2. Ácidos grasos Omega-3

Los ácidos grasos omega-3 le dicen a la célula que «está a salvo».

Ya hemos visto que los ácidos grasos omega-3 —entre los que se encuentran el ALA, el EPA y el DHA— son un tipo de ácidos poliinsaturados de enorme importancia para la estructura celular, las rutas inflamatorias y las rutas metabólicas. Los omega-3 también confieren elasticidad a las arterias.

Una cantidad suficiente de omega-3 limita el efecto negativo de los omega-6, unos ácidos grasos que, si se consumen en exceso, provocan inflamaciones. En la dieta occidental estándar la proporción entre omega-6 y omega-3 es de 20:1, cuando en realidad debería acercarse a 1:1. Esta gran diferencia se debe principalmente al elevado consumo de aceites refinados (entre los que se incluyen los de canola, soya, cártamo, girasol y maíz, todos ellos ricos en omega-6) y al escaso consumo de alimentos integrales ricos en omega-3, como el pescado graso fresco, la chía, la linaza y las nueces.

Las inflamaciones crónicas son una de las consecuencias más evidentes de la energía negativa. Muchas personas dicen que las grasas omega-3 son «antiinflamatorias». Pero ¿qué significa eso en realidad? Lo primero que hay que tener en cuenta es que la composición de las grasas omega-6 y omega-3 determina directamente su proporción en las membranas celulares, lo que afecta a todas las células inmunitarias. En las membranas celulares, esas grasas tienen objetivos muy diferentes. Las células inmunitarias pueden aprovechar las grasas omega-6 de la membrana para fabricar moléculas de señalización que tienden a agravar y prolongar las reacciones inflamatorias. Por el contrario, las células inmunitarias utilizan los omega-3 para producir moléculas de señalización que merman las rutas genéticas inflamatorias y, en definitiva, resuelven la papeleta. Los omega-3 pueden reducir directamente la actividad del factor NF-κB —la ruta inflamatoria por excelencia— para que no se ponga en acción después de un episodio inflamatorio.

Imaginemos a una persona con una concentración muy elevada de omega-6 en las células inmunitarias. Estas se infectan con un virus, por ejemplo, el COVID-19. El organismo ataca al virus. Contamos con que habrá daños colaterales: hinchazón, inflamación, estrés oxidativo y evacuación de sustancias tóxicas para eliminar las células infectadas, pero, cuando las células inmunitarias acaban con las infectadas, la guerra debe terminar. Si la persona tiene la cantidad adecuada de omega-3 en la membrana de la célula inmunitaria, esta cortará literalmente los omega-3 de la membrana y los utilizará para producir resolvinas y protectinas, dos tipos de mediadores resolutivos especializados (SPM, por sus siglas en inglés) para detener la guerra. Pero, en el adulto promedio, cuya desproporción entre omega-6 y omega-3 es exagerada, es mucho más probable que el ácido graso que la célula atrapa y corta sea un omega-6, el cual envía señales para que la guerra continúe, con lo cual estamos ante una inflamación crónica. Recordemos que las células son ciegas y que intentan atrapar todo lo que encuentran a su alrededor. Al ajustar la proporción entre omega-3 y omega-6, aumentamos las probabilidades de que las células produzcan las moléculas necesarias para estar más sanos, como las resolvinas y las protectinas. La forma de alimentarnos determina las probabilidades de sufrir una inflamación crónica.

La mejor manera de tener suficiente omega-3 es comer los siguientes alimentos:

- Anchoas
- Arenque
- Caballa
- Caza (jabalí o codorniz), ternera, cordero y huevos
- Huevas de pescado o caviar

- Linaza
- Nueces
- Ostras
- Salmón
- Sardinas
- Semillas de albahaca
- Semillas de cáñamo
- Chía
- Trucha

3. FIBRA

La fibra le dice al microbioma: «Te quiero».

La fibra es un carbohidrato presente en las plantas que no se descompone por completo y por tanto no va a parar al torrente sanguíneo en forma de glucosa. Por el contrario, el microbioma intestinal fermenta la fibra y la convierte en beneficiosos subproductos «posbióticos», como los ácidos grasos volátiles (AGV) —entre los que se encuentran el butirato, el acetato y el propionato—, que, absorbidos por el organismo a través del intestino, regulan el metabolismo, mejoran los niveles de insulina y de glucosa y moderan las ganas de comer, aparte de tener saludables efectos antiinflamatorios. La fibra, además de proteger el revestimiento intestinal y la membrana mucosa, ralentiza la digestión y la absorción de nutrientes. Las células del colon son únicas en el sentido de que utilizan los AGV del microbioma como principal fuente de combustible, por lo que la adecuada producción de estas moléculas por medio de la fermentación de la fibra es de suma importancia para el revestimiento intestinal. Sin la energía necesaria, el revestimiento del intestino es una barrera demasiado débil para separar lo que hay en los intestinos de lo que llega a la sangre, fenómeno denominado «permeabilidad intestinal» o «intestino permeable». Cuando esto ocurre, el intestino se convierte en un jirón de tela (a escala microscópica) y las sustancias dañinas pueden entrar en el torrente sanguíneo y provocar una inflamación crónica, que como sabemos está en el origen de muchas enfermedades no pasajeras. Como señaló un grupo de investigadores: «La debilidad de la barrera (intestinal) es una de las causas de la enfermedad inflamatoria intestinal, de la obesidad y de los trastornos metabólicos». En su libro *Fat Chance*, el doctor Robert Lustig dice que la fibra es «la mitad de la solución» en lo que a la epidemia de obesidad se refiere. A pesar de ello, la mayoría de la gente no consume toda la fibra que necesita. El Ministerio de Agricultura de Estados Unidos afirma que más del 90 % de las mujeres y el 97 % de los hombres no comen la cantidad diaria de fibra que se considera recomendable, pese a estar fijada en unos ridículos 25-30 gramos al día (en función de la edad y el sexo). Lo ideal sería comer, como mínimo, más de 50 gramos de fibra todos los días.

He aquí una breve lista de alimentos que contienen mucha fibra:

- Chía
- Semillas de albahaca
- Linaza
- Legumbres, especialmente altramuces
- Chufas
- Raíz de konjac
- Alcachofas
- Achicoria
- Jícama
- Aguacates
- Pistaches
- Frambuesas
- Lentejas
- Chícharos partidos
- Almendras
- Avellanas
- Nueces pecanas

Las investigaciones llevadas a cabo en el marco del American Gut Project muestran que las personas que tienen el microbioma más sano comen al menos treinta alimentos vegetales diferentes a la semana. Recordemos que determinadas enfermedades como la depresión y la esquizofrenia están tan ligadas al deterioro de las bacterias intestinales que los investigadores son capaces de identificar a un paciente deprimido o esquizofrénico con solo analizar la composición de sus bacterias intestinales. Hay que comer una gran variedad de fibra y vegetales.

En la práctica clínica, he observado con frecuencia una mejora en la salud metabólica y en los biomarcadores de los pacientes cuando aumentan de manera significativa el consumo de fibra. Para muchos es como magia. Los frijoles y las lentejas han dado lugar a algunas controversias porque la dieta Paleo, la dieta del protocolo autoinmune (AIP, por sus siglas en inglés) y la dieta cetogénica descartan esos alimentos por su potencial inflamatorio o por los carbohidratos que contienen. En el caso de las personas con problemas autoinmunes o disfunción intestinal severa, acudir a un especialista en medicina funcional puede resultarles útil para asegurarse de que los alimentos que comen —frijoles y lentejas incluidas— aceleran su curación. Es posible que estas legumbres contengan compuestos que favorecen la inflamación cuando el revestimiento intestinal está dañado, por lo que algunas personas podrían mejorar la integridad de esa envoltura mediante una dieta multimodal y un cambio de estilo de vida antes de comer ciertos alimentos. Sin embargo, a la mayoría de las personas que no tienen problemas intestinales yo les recomiendo que incluyan los frijoles y las lentejas en su alimentación por la gran cantidad de fibras y polifenoles que contienen. Los test personalizados pueden ayudarte a tomar todas estas decisiones: en mi caso, yo como frijoles a diario y sé por los datos que muestra el CGM, que no me producen un aumento apreciable de la glucosa. Tampoco me impiden producir cetonas (basándome en una sencilla punción capilar). Mis niveles de hsCRP (inflamación) se mantienen por debajo de 0.3 mg/dl (el nivel más bajo posible), y los marcadores autoinmunes son todos negativos en los análisis de sangre. Por consiguiente, puedo decir sin miedo a equivocarme que esos alimentos no producen inflamación crónica o autoinmunidad en mi organismo. En vez de aferrarnos a un régimen en el que confiamos, es mejor revisar regularmente los biomarcadores y ajustar nuestra dieta en consecuencia.

Si los frijoles o las lentejas hacen subir mucho los niveles de glucosa, tal vez resulte útil equilibrar esos alimentos con grasas y proteínas o comer también otros que sean ricos en fibra y bajos en carbohidratos, como chía, albahaca y linaza. Con el tiempo, gracias a la fibra y a los polifenoles, es posible que el cambio producido en el microbioma y en la sensibilidad a la insulina nos permita tolerar los frijoles y las lentejas sin provocar un gran pico.

4. Alimentos fermentados

Los alimentos fermentados le dicen al cuerpo: «Tú eres capaz».

El microbioma intestinal desempeña un papel fundamental en la digestión, la absorción de nutrientes, la función inmunitaria y la salud mental. La alteración del equilibrio intestinal entre bacterias beneficiosas y dañinas puede provocar diversas dolencias, como, por ejemplo, problemas digestivos, inflamaciones e incluso cambios de humor. Los alimentos ricos en probióticos contienen microorganismos vivos, como bacterias y levaduras, que son iguales que los que se encuentran de manera natural en el microbioma intestinal. Cuando consumimos esos alimentos, los microorganismos pueden colonizar el intestino y reproducirse en él, contribuyendo a mantener un sano equilibrio bacteriano y favoreciendo la salud intestinal en general. Los alimentos fermentados son útiles porque contienen bacterias y probióticos, pero también son útiles gracias a los posbióticos. Estos últimos, entre los que se encuentran los ácidos grasos volátiles (AGV), son el resultado de la fermentación bacteriana. Una de las principales ventajas de los alimentos ricos en fibra es que las bacterias presentes en el intestino fermentan ese componente hasta convertirlo en subproductos como los AGV, pero estos también pueden estar presentes en los propios alimentos fermentados como subproducto de los cultivos que producen la fermentación.

Recientes investigaciones muestran que una dieta rica en alimentos fermentados (unas seis raciones al día) aumenta significativamente la diversidad microbiótica y disminuye los marcadores inflamatorios. Seis raciones pueden parecer mucho. Pero añadir un poquito aquí y allá en cada comida será más fácil si tienes distintas fuentes de probióticos en la despensa. A casi todos los platillos salados (huevos, tofu revuelto, ensaladas, sofritos o pescado) les añado media taza de chucrut o un poco de yogur especiado, con lo que ya tengo dos o tres raciones de alimentos fermentados. También uso el tempe como fuente de proteínas, condimento las comidas y las salsas con miso, tomo yogur de aperitivo y en el postre, y bebo kombucha poco azucarado a modo de capricho.

La mejor manera de incluir alimentos fermentados en la dieta es consumir los siguientes:

- Chucrut (Nota: los encurtidos no son chucrut y no contienen cultivos vivos).
- Vegetales fermentados (betabel, zanahorias y cebollas; insisto en que no se trata de encurtidos, puesto que estos toman su sabor amargo del vinagre en el que están sumergidos, no a través de la fermentación bacteriana natural)
- Yogur mínimamente procesado
- Kéfir
- Natto
- Tempe
- Kombucha (Nota: solo recomiendo este té si tiene menos de 2 gramos de azúcar por taza, a ser posible procedente de la miel o del azúcar. Hay que leer las etiquetas con atención).
- Miso
- Kimchi
- Aceitunas en conserva
- Kvas de betabel
- Kéfir de agua

5. Proteínas

Las proteínas les dicen a las células: «¡A construir!».

Las proteínas alimentarias son un macronutriente indispensable para la homeostasis metabólica. Las proteínas se componen de aminoácidos, que son los constituyentes estructurales y funcionales de numerosos procesos metabólicos y fisiológicos. Una ingesta adecuada de proteínas es necesaria para la síntesis y el mantenimiento del tejido musculoesquelético, que desempeña un papel fundamental en la regulación de la salud metabólica porque constituye un sumidero que absorbe la glucosa y porque libera unas hormonas llamadas mioquinas, que son antiinflamatorias y mejoran la sensibilidad a la insulina.

Hay diversos aminoácidos que son fundamentales para la síntesis de las proteínas y la conservación del tejido musculoesquelético. Por ejemplo, la leucina es un aminoácido esencial que estimula la síntesis proteínica muscular y desempeña un papel fundamental en la regulación de la función y la masa muscular. Fuentes de leucina son, por ejemplo, las proteínas procedentes de animales, como la ternera, el pollo y el pescado, y las que proceden de plantas, como las semillas de soya y las lentejas. Otros aminoácidos, como la lisina y la metionina, también son importantes para la regulación de la síntesis proteínica de los músculos y la conservación de la masa muscular. Estos aminoácidos se encuentran en diversas fuentes de proteínas, como los lácteos, los huevos, la carne y las legumbres.

Además, la ingesta de proteínas influye en el equilibrio energético y la regulación del peso corporal mediante el efecto que ejerce sobre la saciedad, la termogénesis y el metabolismo de las grasas. Las dietas ricas en proteínas coadyuvan a la pérdida de peso y evitan que se vuelva a ganar. Las proteínas tienen un gran efecto térmico, lo que significa que requieren más energía para su digestión y metabolización, si las comparamos con las grasas o los hidratos de carbono. Este mayor gasto de energía aumenta el equilibrio energético y favorece la pérdida de peso. Por otra parte, las proteínas provocan sensación de saciedad y reducen la ingesta de alimentos, lo que entraña una disminución de la ingesta total de calorías y una mejora de la condición física. Ciertos aminoácidos presentes en las proteínas estimulan determinadas hormonas de la saciedad, como la colecistoquinina y el GLP-1.

La mejor manera de consumir más proteínas es comer los siguientes alimentos:

- Carne: ternera, pollo, pavo, cerdo y caza mayor (ciervo, jabalí, etcétera).
- Pescado y mariscos.
- Lácteos: la leche, el queso y el yogur son buenas fuentes de proteínas y de leucina; el yogur griego es especialmente rico en proteínas.
- Huevos: los huevos son una fuente completa de proteínas y contienen todos los aminoácidos esenciales, incluida la leucina.
- Legumbres: las legumbres, como los frijoles, las lentejas y los chícharos, son fuentes vegetales de proteínas y también son ricas en fibra, vitaminas y minerales. Son una buena opción para los vegetarianos y veganos que quieren aumentar la ingesta de proteínas.
- Derivados de la soya: semillas de soya y productos como el tofu y el tempe.
- Semillas y frutos secos: semillas de cáñamo, chía y calabaza, almendras, pepitas de girasol y de linaza, nuez de la India y pistaches.

- Si utilizas proteínas en polvo, elige las que sean orgánicas o regenerativas (si son de origen animal) con un mínimo de ingredientes, sin azúcares añadidas, sin colorantes, sin sabores «naturales» o artificiales, sin sustancias gomosas y sin ingredientes que no conozcas.

Encontrarás innumerables opiniones sobre las proteínas: que si la biodisponibilidad y la integridad, que si la longevidad frente al crecimiento muscular, que si las proteínas vegetales frente a las animales, que si las variantes refinadas —como las que vienen en polvos— son aceptables, etcétera. No voy a resolver aquí esas cuestiones, pero recomiendo la lectura del libro *Forever Strong*, de la doctora Gabrielle Lyon, para profundizar en el conocimiento de las proteínas. Las proteínas no pueden ser un elemento secundario de nuestra alimentación, como lo han sido durante mucho tiempo, pues muchos procesos importantes dependen de ellas. La masa muscular disminuye de manera natural a medida que envejecemos, por lo que debemos afrontar activamente ese proceso mediante el ejercicio físico y la ingesta de proteínas, siempre con moderación. La cantidad diaria recomendada (CDR) de proteínas es de 0.8 gramos por kilo de peso corporal, pero esa proporción no tiene en cuenta el grado de actividad ni las necesidades metabólicas dinámicas (como cuando nos estamos recuperando de una enfermedad). Para una persona muy activa como yo, que además peso 79 kilos, lo adecuado serían 64 gramos al día, que son unos 20 gramos por comida. Y es probable que eso no sea suficiente. Yo me inclino por 30 gramos de proteínas en cada comida para aumentar la sensación de saciedad, por reducir al mínimo las fluctuaciones del azúcar en la sangre y por proporcionar al organismo los elementos necesarios para llevar a cabo la síntesis proteínica y muscular. Elige alimentos variados e integrales, como los que se mencionan más arriba.

Alimentos que producen energía negativa

Recordemos que, según los principios alimentarios de este libro, si eliminamos de la dieta tres nefastos ingredientes, dejaremos espacio para alimentos con más energía vital y nuestra salud cambiará por completo. Son estos:

- Azúcar refinada añadida.
- Aceites refinados de fabricación industrial.
- Semillas refinadas.

Veamos por qué esos tres ingredientes producen tanta energía negativa.

1. Azúcar refinada añadida

El azúcar refinada añadida provoca muchísimas más muertes y discapacidades al año que el COVID-19 y las sobredosis de fentanilo juntos. Debemos considerar el azúcar refinada añadida como lo que es: una droga peligrosa y adictiva que ha sido incluida en el 74% de los alimentos que se venden y que el organismo no necesita para nada. De todas las sustancias que dañan nuestras células e interrumpen el flujo de la energía vital, creo que la peor es el azúcar añadida. Esta sustancia se ha convertido en un elemento esencial de los alimentos que nosotros y nuestros hijos consumimos habitualmente. Como dice el doctor Robert Lustig, el azúcar aparece en las etiquetas con cincuenta y seis nombres diferentes y se cuela por todas partes.

Aunque a los alimentos se les añaden muchas clases distintas de azúcares refinados, el más dañino es el que se encuentra en el jarabe de maíz cargado de fructosa, una sustancia completamente nueva (en el ámbito de la historia humana) que disminuye enormemente la capacidad de las células para producir energía. La fructosa emplea un mecanismo independiente de la glucosa para dañar las células. Como vimos anteriormente, la fructosa (que también se encuentra en la fruta en su forma natural sin refinar) anula la sensación de saciedad e incita al consumidor (un animal que hace muchísimos siglos se preparaba para la hibernación) a seguir comiendo para almacenar grasa. Pero ahora que estamos siempre alimentados, los productos industriales que llevan ese aditivo nos producen sensación de hambre para que sigamos comiendo sin parar. Ten en cuenta esto: un niño, cuando bebe una lata de Coca-Cola, está ingiriendo tanta azúcar añadida como la que habría consumido en un año entero hace un siglo y medio.

Nada de calorías líquidas

Los líquidos componen el 22 % de la dieta, y casi todos los líquidos, aparte del agua, el café solo y el té sin endulzar, contienen calorías vacías que generan energía negativa sin aportar beneficio alguno. No beberse las calorías es una de las formas más sencillas de reducir el azúcar y otras sustancias químicas que alteran la regulación de la energía.

Hay que dejar de inmediato con los siguientes brebajes: jugos, refrescos, frapuccinos, leche saborizada, leche no fresca, Gatorade y otras bebidas energéticas para deportistas, Slurpee y condimentos líquidos empalagosos como el almíbar. El azúcar en forma líquida sobrecarga los sistemas energéticos porque se digiere muy deprisa. (Los licuados caseros repletos de verduras y proteínas, como los de las páginas 357-358, son una excepción). Las bebidas alcohólicas también desequilibran el azúcar de la sangre porque alteran la función mitocondrial y generan estrés oxidativo, y por eso hay que consumirlas lo menos posible.

Opta en cambio por cosas como estas: agua, agua con gas, té, café sin azúcar, leche entera, leche orgánica sin endulzar o agua con limón y una pizca de sal marina.

Nota sobre el alcohol: mientras que algunos estudios señalan que las personas que beben pequeñas cantidades de alcohol tienen menos riesgo de padecer diabetes tipo 2, otras investigaciones indican que no hay ningún nivel «seguro» de alcohol en lo que al cerebro se refiere y que incluso pequeñas cantidades de cualquier bebida alcohólica (un solo vaso) reducen significativamente el efecto reparador del sueño y la regulación del sistema nervioso. El consumo excesivo de alcohol aumenta el estrés oxidativo, altera el microbioma, daña el hígado, reduce la oxidación de la grasa en las mitocondrias hepáticas (con el consiguiente almacenamiento de grasa en el hígado) y produce inflamaciones. Limitar el consumo de alcohol es realmente necesario para la salud metabólica. Si bebes alcohol, te daré algunos consejos para que no te haga tanto daño:

- Elige siempre licores y vinos orgánicos. En el caso del vino y el champán, procura abastecerte de vino cultivado biodinámicamente. Los vinos convencionales (no biodinámicos) pueden contener pesticidas, azúcares y aditivos, la mayoría de los cuales no suelen figurar en la etiqueta.
- Evita la cerveza, que eleva los niveles de ácido úrico.
- Cuando prepares cocteles, evita el exceso de azúcares como el jarabe, las mezclas compradas en el súper o el exceso de jugo de frutas. Si vas a tomar una bebida a base de fruta, opta por jugos de fruta orgánica con bajo índice glucémico y recién exprimida, como el limón, la lima, la toronja y las frutas del bosque.
- Prueba los *mocktails* (cocteles sin alcohol). Están apareciendo muchas marcas que los comercializan, como Ghia y Seedlip.
- Diluye los cocteles con agua con gas.
- Después de «la última» deja pasar unas horas antes de acostarte para evitar la alteración del sueño.

Ten en cuenta que el alcohol es una sustancia tóxica y muy adictiva que está presente en la sociedad por intereses económicos y políticos. Si decides beber alcohol, elige bien lo que bebes y no tomes más de dos o tres copas al mes. Cuanto menos alcohol bebas, menos ganas te entrarán de probarlo.

2. ACEITES REFINADOS DE FABRICACIÓN INDUSTRIAL

Cuando hace poco visité a mi padre, eché un vistazo a su refrigerador. Acababa de hacer una compra en una tienda de productos integrales, y el refrigerador estaba lleno de alimentos orgánicos. Había una botella de crema biológica de almendras. No me sorprendió lo que decía la etiqueta: el segundo ingrediente era azúcar refinada y el tercero, aceite de canola. Junto a la botella había hummus orgánico, cuyo tercer ingrediente era también aceite de canola.

La casa de mi padre está llena de libros de salud. Se esfuerza mucho por comer cosas sanas. Cultiva plantas en el jardín. Pero, incluso con las mejores intenciones −desde el hummus orgánico hasta la leche artesanal de almendras− los aceites refinados figuran siempre entre los principales ingredientes de numerosos alimentos. Hoy en día casi todos somos víctimas de los aceites inflamatorios que se ocultan en los alimentos y que están destrozando nuestra salud.

Las desventajas de esos aceites refinados son evidentes, pues contienen muchas grasas omega-6 que alteran la proporción entre estas y las omega-3, y aumentan la inflamación del organismo.

Los aceites de semillas han aumentado la cuota de mercado en la alimentación en relación con las grasas de las que el ser humano ha dependido durante miles de años: el aceite de oliva, el de aguacate o el de coco y las grasas de origen animal (como la mantequilla, el sebo o el *ghee* [mantequilla clarificada]), que simplemente se exprimen a partir de la pulpa de una planta o se obtienen de un animal. Por otra parte, para producir aceites de semillas hay que recurrir a procesos industriales intensivos que a menudo implican la extracción por medio de disolventes químicos como el hexano, el calentamiento a más de 800 °C, el blanqueo y la eliminación de la parafina. Si ves un video sobre la producción de aceite de canola, perderás el apetito.

Desde 1909, el consumo de aceite de soya (el aceite de semillas más popular) se ha multiplicado por mil en Estados Unidos. Hoy en día, el aceite de soya es la mayor fuente de calorías, más que la ternera, el cerdo y las legumbres. El consumo de aceite de soya, junto a las desastrosas directrices alimentarias de la década de 1990, que tienden a reducir las grasas en favor de los carbohidratos refinados, ha eliminado de nuestra dieta un componente antiinflamatorio fundamental (las grasas omega-3) y lo ha sustituido por azúcar y aceites inflamatorios.

3. Cereales refinados

Un «cereal entero» (o integral) es el que conserva sus componentes principales: salvado, embrión y endospermo. Un grano de maíz, un solo grano de arroz integral y una semilla de trigo son ejemplos de cereales enteros, pues no se les ha quitado ningún elemento. El salvado es la capa exterior del grano y suele ser rico en fibra, vitaminas del grupo B y minerales. El germen o embrión, que contiene grasa y micronutrientes, es la parte pequeña y más nutritiva del grano. Dentro del salvado está el endospermo, que constituye la mayor parte del grano y contiene mucho almidón. Si comparáramos la semilla con un huevo, el salvado sería la cáscara; el embrión, la yema, y el endospermo, la clara. Cuando aplastamos un grano entero y lo utilizamos para elaborar un producto como el pan, lo que obtenemos es un alimento procesado «integral». Pero, si al grano entero le quitamos el salvado y el germen (dejando solo el endospermo feculento), nos adentramos en el peligroso territorio de los alimentos ultraprocesados. Lo que se pretende es dar al producto final una textura más suave y esponjosa (eliminando el fibroso salvado) y alargar su duración (prescindiendo del germen, cuya grasa puede ponerse rancia). Puesto que la mayoría de las vitaminas desaparecen al eliminar el salvado, los fabricantes a menudo «enriquecen» los cereales refinados con vitaminas y minerales sintéticos. Como la fibra también se desvanece al esfumarse el salvado, algunos fabricantes vuelven a añadir productos elaborados con fibra refinada, como la inulina y la pectina.

Los cereales ultraprocesados son perjudiciales para la salud por muchas razones. Sin fibra natural, los hidratos de carbono preprocesados en los que predomina el endospermo llegan más deprisa al torrente sanguíneo desde el intestino, lo que provoca un aumento de los niveles de glucosa en la sangre poco después de comer. La fibra ralentiza la digestión y estabiliza el azúcar en sangre, con lo que contribuye también a la buena salud del microbioma. El consumo de cereales refinados es una de las causas de que a la dieta le falten nutrientes muy necesarios y le sobren calorías vacías; y, además, también se cultivan siempre de manera convencional, esto es, recurriendo al abuso de pesticidas. Por si fuera poco, muchos productos elaborados con cereales muy procesados contienen una gran cantidad de azúcares añadidas y de grasas poco sanas, pues ambas sustancias suelen ir juntas en los alimentos ultraprocesados.

Una investigación llevada a cabo con más de cien mil adultos a los que se les hizo un seguimiento durante un promedio de 9.4 años mostró que las personas que comían muchos cereales refinados (más de 350 gramos al día) tenían un riesgo de muerte un 27% más alto y el de sufrir accidentes cardiovasculares (como infartos o derrames cerebrales) era un 33 % más elevado que en el caso de las que consumían pocos cereales ultraprocesados (menos de 50 gramos al día). Para hacernos una idea, 350 gramos o más al día equivale aproximadamente a una ración de Cheerios (39 gramos), dos rebanadas de pan (70 gramos), un puñado de *pretzels* (30 gramos), pasta cocida (110 gramos) y una galleta de chocolate Starbucks (80 gramos). Lo ideal es llegar a 0 gramos de cereales refinados al día. El cuerpo no los necesita y además son dañinos. Tampoco recomiendo los cereales integrales (arroz integral, avena, etcétera), pero por lo menos tienen más valor nutricional que los cereales refinados.

En su lugar, elige alternativas elaboradas con harina de frutos secos o, mejor aún, sustitúyelas por alimentos integrales. Por ejemplo, prepara pudín de chía en vez de comer cereales, utiliza para los tacos hojas de lechuga mantecosa en vez tortillas y da prioridad al arroz de col sobre el arroz normal.

PRODUCTO CON CEREALES REFINADOS	ALTERNATIVAS CON ENERGÍA VITAL
Pan blanco	• Pan elaborado con harina de frutos secos (como la almendra) o de coco • Camotes cortados a lo largo y horneados • Pan plano de harina de coco (receta en las páginas 369-370)
Tortillas de harina o para tacos	• Crepas de algas (nori) • Crepas de lechuga • Crepas de kale • Crepas de jícama • Crepas de huevo • Crepas de lentejas (p. e. SweetAsHoney.co) • Crepas de linaza • Crepas de garbanzos y espinaca (receta en las páginas 360-361)
Arroz blanco	• Arroz de coliflor (cómpralo congelado o tritura las pellas de coliflor en la picadora hasta obtener una textura parecida a la del arroz; consulta la receta de la página 395) • Arroz de brócoli (cómpralo congelado o tritura los tallos en el procesador de alimentos) • Arroz *shirataki* (elaborado con raíces de konjac, que contienen mucha fibra) • Arroz de camote (tritura el camote en el procesador hasta que tenga una textura arrocera)

PRODUCTO CON CEREALES REFINADOS	ALTERNATIVAS CON ENERGÍA VITAL
Pasta	• Fideos de calabacita • Fideos de camote • Fideos de betabel • Fideos de chirivía Nota: estos cuatro fideos están hechos con un barato utensilio espiralizador que recomiendo por su gran utilidad en la cocina. • Espaguetis de calabaza (asa y raspa la pulpa de la calabaza con un tenedor hasta que tenga una consistencia similar a la de los espaguetis) • Pasta de garbanzos • Pasta de altramuces • Pasta de lentejas • Pasta de frijoles negros • Pasta de corazones de palmito • Pasta de raíz de konjac (a veces también llamada fideos milagrosos o fideos shirataki) • Fideos de algas kelp
Masa para pizza	• Masa de coliflor • Masa de harina de almendras • Masa de harina de coco • Bocaditos de *pizza* elaborados con berenjena loncheada • Masa de camote
Pasteles, galletas y panes	• Alternativas elaboradas con harinas de frutos secos
Cereales o avena	• Pudín de chía o albahaca • Granola sin cereales elaborada con frutos secos y semillas • Hojuelas de avena, pero sin avena (es decir, hechos con frutos secos, semillas y coco rallado)

Si evitas el azúcar añadida, los aceites industriales de plantas o semillas y los cereales refinados, estás evitando casi todos los alimentos ultraprocesados, con lo cual evitas también los innumerables aditivos que contienen y que son muy dañinos para la salud, como conservadores, saborizante, emulgentes y colorantes sintéticos o ultraprocesados. Muchos de esos alimentos y aditivos están prohibidos en otros países. Por ejemplo, el bromato de potasio, un acondicionador de la masa en productos de panadería, produce cáncer (es «muy cancerígeno») en los animales y es «posiblemente cancerígeno» en las personas. En el caso de las células, sus radicales libres dañan el ADN y las grasas, y producen mutaciones y rupturas en el genoma. El colorante alimentario rojo 40 es un pigmento sintético que se obtiene del petróleo y que al parecer tiene efectos neurotóxicos, pues aumenta el estrés oxidativo en el cerebro. Como sucede con otros colorantes artificiales que se venden libremente, en la fabricación del rojo 40 se utilizan muchas sustancias tóxicas, como el formaldehído, que están contaminadas con otras sustancias cancerígenas como la bencidina. Los científicos han relacionado ese colorante con el comportamiento agresivo de los niños, el autismo y el TDAH, y además se cree que «agrava los problemas de salud mental». Entre las porquerías que incorporan el rojo 40 se encuentran Skittles, Fruit Punch Gatorade, Jell-O, Duncan Hines Butter Golden, Betty Crocker, Flaming' Hot Cheetos, Takis y cientos de productos ultraprocesados. No conviene comer nunca productos en cuya lista de ingredientes figuren las palabras *rojo*, *azul* o *amarillo*. Hay muchísimas alternativas naturales para los colores, como el polvo orgánico de betabel para el rojo, la espirulina para el azul o la cúrcuma para el amarillo. Numerosos aditivos, como el dióxido de titanio, el aceite vegetal bromado (BVO, por sus siglas en inglés), el propilparabeno, el acesulfamo de potasio y muchos más, dañan la salud celular porque provocan estrés oxidativo y disfunción mitocondrial.

GESTIÓN DE LA GLUCOSA A TRAVÉS DE LA DIETA PARA ESTIMULAR LA ENERGÍA VITAL

Hemos hablado de los elementos necesarios para crear un modelo alimentario que nos ayude a construir y mantener un cuerpo capaz de producir energía vital. También hemos hablado de las categorías de alimentos que hay que evitar a toda costa. Pero aún debemos explorar otra vertiente, la que tiene que ver concretamente con las estrategias alimentarias a las que debemos recurrir para estabilizar día a día el azúcar en la sangre. Esas estrategias nos ayudarán a equilibrar el conjunto del organismo para que funcione lo mejor posible. Como vimos en la primera parte del libro, los niveles cambiantes de glucosa suponen un gran problema para la salud y son una de las consecuencias más desfavorables del consumo de alimentos ultraprocesados. La inestabilidad de los niveles de glucosa a lo largo del tiempo es un indicio de que el cuerpo ha perdido la «tolerancia a la glucosa» y de que se está volviendo resistente a la insulina por culpa de la energía negativa. Como expusimos en el capítulo 1, la resistencia a la insulina puede deberse a cualquiera de los factores que inducen la energía negativa, y uno de esos factores, la sobrealimentación crónica, se refleja en gran medida en las enormes oscilaciones de la glucosa que advertimos tras consumir productos que llevan azúcar añadida y cereales procesados.

La inestabilidad del azúcar en la sangre es a la vez causa y efecto de la energía negativa. Es una causa porque la saturación de glucosa paraliza el sistema y crea en la célula y en las mitocondrias un estrés metabólico que origina estrés oxidativo, deterioro mitocondrial e inflamación crónica. Como ya hemos visto, otra característica verdaderamente problemática de los niveles altos de glucosa en el torrente sanguíneo es que la concentración de azúcar en la sangre se pega a las cosas y provoca disfunciones: la glicación.

La inestabilidad del azúcar en la sangre es también un efecto de la energía negativa. Cualquier proceso (como el estrés crónico, la exposición a toxinas ambientales y la falta de sueño) que genere estrés oxidativo, inflamación crónica y disfunción mitocondrial favorece la resistencia a la insulina, y, por tanto, al organismo le resulta más difícil gestionar cualquier nivel de glucosa procedente de la dieta.

Como causante de energía negativa, el exceso de azúcar en la sangre es una de las cuestiones que debemos investigar. Las cantidades de glucosa presentes en nuestra alimentación son realmente astronómicas y constituyen uno de los mecanismos que más energía negativa generan. La glucosa es el único biomarcador que podemos observar en tiempo real, lo que nos permite ajustar con precisión las dosis que tomamos. Entre los azúcares y los cereales (ambos refinados) y los productos ricos en almidón, el 42 % de las calorías que ingerimos proceden de alimentos que se convierten directamente en azúcar.

La situación es inaudita: esas calorías no aportan al cuerpo nada de lo que realmente necesita, por lo que no es de extrañar que tengamos antojos insaciables y estemos siempre muertos de hambre. Pensemos que el 42 % de los alimentos que consumimos a lo largo de la vida no sirven para construir un cuerpo sano ni para señalizar una función celular saludable. Esos alimentos inútiles, al envenenar el microbioma y sobrecargar las mitocondrias, hacen que las células se llenen de grasa y desarrollen resistencia a la insulina. La consecuencia de ello es que la glucosa se acumula en el torrente sanguíneo y causa estragos dentro y fuera de las células. Lo peor es que las mitocondrias desbordadas no pueden desempeñar su función, de manera que nosotros no producimos la energía necesaria para alimentar las células, con lo cual se produce una disfunción celular que origina toda clase de enfermedades. Para estabilizar el azúcar en la sangre es imprescindible que nos alimentemos adecuadamente.

He aquí nueve estrategias para controlar mejor los niveles de azúcar después de las comidas:

1. **No comas «carbohidratos solos».** Los carbohidratos solos son alimentos que contienen muchos hidratos de carbono y se consumen sin acompañarlos de otra cosa, como el plátano (el 92 % de cuyas calorías procede de los carbohidratos) u otras frutas. Compleméntalos con proteínas y grasas saludables o con fibra para ralentizar la digestión, aumentar la sensación de saciedad y reducir la entrada de glucosa en el torrente sanguíneo. Por ejemplo, las investigaciones muestran que el consumo de 85 gramos de almendras con una comida rica en hidratos de carbono reduce significativamente la elevación posprandial de la glucosa.

2. **Secuencia las comidas para mejorar el metabolismo «precargándolo» con alimentos de bajo índice glucémico.** Come verduras sin almidón, grasas, proteínas o fibra antes del platillo con más hidratos de carbono para reducir los picos de glucosa después de las comidas. Contrariamente a lo que nos sugieren en casi todos los restaurantes, deberíamos evitar el pan y las papas fritas antes de comer, pues eso dispara el azúcar y nos da más hambre. Según un estudio, el consumo de unos 20 gramos de proteínas y 20 gramos de grasas unos treinta minutos antes de comer hidratos de carbono reduce significativamente la elevación posprandial de la glucosa tanto en los no diabéticos como en las personas insulinorresistentes. Prueba estos sencillos modos de precargar las comidas:

   ○ Pide siempre una ensalada con muchas hojas verdes y algunas proteínas (huevo, pollo o queso) antes de comer una entrada con almidón. Asegúrate de que el aderezo no lleva azúcar.

- Dile al mesero que no te sirva pan o papas fritas como aperitivo.
- Si lo que pediste lleva almidón (p. e., papas o pasta), proteínas (p. e., pollo o pescado) y verduras, empieza por estas últimas, come luego las proteínas y deja el almidón para el final.
- Come un puñado de frutos secos, un huevo duro o unas verduras troceadas antes de sentarte a comer.

3. **Come más temprano.** Curiosamente, es probable que los mismos alimentos provoquen un pico de glucosa menos pronunciado si se comen por la mañana en lugar de por la tarde-noche. Por naturaleza, el cuerpo es más resistente a la insulina por la noche, por lo que, en cierto modo, nos sale más a cuenta comer hidratos de carbono a primera hora, cuando podemos asimilarlos mejor. Un estudio publicado en el *British Journal of Nutrition*, en el que participaron personas sanas de peso normal que llevaban CGM, mostró que la ingesta de alimentos de alto índice glucémico provoca un aumento considerablemente mayor de los niveles de insulina y de glucosa por la noche que a primera hora del día. En ese estudio, los participantes cenaban a las 20:30 h y desayunaban a las 9:30 h. Es aconsejable evitar los alimentos muy dulces a última hora.

4. **Reduce el intervalo entre comidas.** Comer a intervalos más cortos a lo largo del día provoca picos de insulina y de glucosa menos pronunciados que comer exactamente la misma cantidad de alimentos repartidos en un espacio de tiempo más prolongado. La alimentación con restricción de tiempo (TRF, por sus siglas en inglés), un modelo de ayuno intermitente, consiste en comer todos los alimentos y calorías del día en un espacio de tiempo limitado. En 2019 un estudio publicado en la revista *Nutrients* nos mostró que once personas con sobrepeso y no diabéticas, cuando se sometieron voluntariamente a la TRF durante solo cuatro días, en los que las calorías se ingerían en un intervalo de seis horas, redujeron significativamente la glucosa en ayunas, la insulina en ayunas, los picos de glucosa tras las comidas y los niveles medios de glucosa, a diferencia de lo que ocurría cuando comían exactamente los mismos alimentos a lo largo de doce horas. Para poner en práctica la TRF, intenta reducir a doce horas los momentos que dedicas a comer (p. e., de 8:00 h a 20:00 h), luego rebaja el margen a diez horas (p. e., de 8:00 h a 18:00 h) y finalmente a solo ocho horas

(p. e., de 10:00 h a 18:00 h). A medida que el organismo se vuelve más eficaz en el aspecto metabólico gracias a la energía vital, la TRF resulta más sencilla porque el cuerpo transforma mejor en energía la grasa acumulada.

5. **Evita el azúcar en forma líquida.** Cualquier azúcar que llegue al tracto gastrointestinal en forma líquida se absorberá rápidamente y provocará picos de glucosa. Las fuentes más habituales de azúcar líquida son los refrescos, los jugos y las bebidas con azúcares añadidas, como los frapuccinos, el té dulce y casi todas las bebidas alcohólicas. Una excepción la constituye un licuado bien equilibrado, lleno de verduras, grasa, fruta de bajo índice glucémico y proteínas. Esos licuados no producen un ascenso apreciable de la glucosa, según los datos de Levels. Véanse unas recetas en las páginas 357-358.

¿Qué hay de los edulcorantes artificiales o los edulcorantes naturales no nutritivos?

- Las investigaciones han descubierto que el consumo de edulcorantes artificiales, como el aspartamo (Equal), la sucralosa (Splenda) y la sacarina (Sweet'N Low), engorda, perturba el microbioma y altera los niveles de hormonas gastrointestinales, además de provocar la liberación de insulina.
- Los edulcorantes naturales no nutritivos, como la alulosa, la fruta del monje y la estevia, así como los alcoholes del azúcar, como el eritritol, son mejores que el azúcar o los edulcorantes artificiales. Sin embargo, estos edulcorantes naturales pueden activar en el cerebro los mecanismos de gratificación que provocan el deseo de consumir azúcar y también producen inflamación y otros síntomas gastrointestinales (sobre todo los alcoholes del azúcar). Consúmelos con moderación y ve dejándolos poco a poco.

---

6. **Añade fibra a todas las comidas.** La fibra ralentiza la digestión, mejora la salud del microbioma y reduce las subidas de glucosa

después de comer. Un estudio publicado en *Diabetes Care* sobre dieciocho personas con diabetes tipo 2 analizó las diferencias, en cuanto a marcadores metabólicos, que se observaban tras cuatro semanas de dieta rica en fibra y con menor carga glucémica, por una parte, y cuatro semanas de dieta baja en carbohidratos y rica en grasa, por otra. Los investigadores descubrieron que los participantes experimentaban un descenso significativo del colesterol LDL, de los niveles posprandiales de glucosa e insulina, así como de los triglicéridos presentes en la sangre tres horas después de la comida del mediodía. Entre las fuentes de fibra había legumbres, verdura, fruta y cereales integrales. Otras fuentes de fibra de calidad son la chía, la linaza, los frutos secos, los aguacates, los frijoles, algunas frutas y verduras, las lentejas y el tahini. Conviene comer al menos 50 gramos de fibra al día.

7. **Utiliza complementos, como el vinagre y la canela, para reducir la respuesta glucémica.** El vinagre de manzana reduce los niveles de glucosa, y esa reducción puede ser muy pronunciada, pues algunos estudios la sitúan en un 50 % después de las comidas. Hay varias hipótesis al respecto, como, por ejemplo, la de que el vinagre hace disminuir la velocidad a la que el estómago se vacía de alimentos, gracias a lo cual nos sentimos llenos durante más tiempo. El vinagre, además, regula la acción de la insulina, permitiéndonos mejorar la sensibilidad a esta y la absorción de glucosa. Según determinados estudios sobre cultivos celulares, el ácido acético del vinagre anula la actividad de unas enzimas celulares denominadas disacaridasas, las cuales descomponen los azúcares para digerirlos mejor, reduciendo así el azúcar total procedente de los alimentos. Solo dos cucharaditas de vinagre reducen los niveles de glucosa posprandial en un 23 % cuando acompañan una comida con muchos hidratos de carbono; pero conviene señalar que ese efecto se anula con el consumo de azúcares simples (como la dextrosa, la glucosa y la fructosa), probablemente porque las disacaridasas, inhibidas por el vinagre, no los transforman.

De manera similar al vinagre, la canela mejora los niveles de glucosa y de sensibilidad a la insulina en personas con y sin diabetes tipo 2. Los compuestos naturales presentes en la canela, como el polímero metil hidroxichalcona (MHCP, por sus siglas en inglés) y el ácido hidrocinámico, imitan la acción de la insulina o potencian la actividad de sus receptores y contribuyen a que la glucosa entre en las células y se almacene en forma de glucosa. La canela es rica en sustancias vegetales que reducen el estrés oxidativo, y también tiene propiedades metabólicas. En un estudio realizado con cuarenta y un pacientes sanos se asignó aleatoriamente a los participantes el consumo, durante cuarenta días, de 1, 3 y 6 gramos de canela mezclada con los alimentos. Todas las dosis de canela provocaron un descenso de los niveles de glucosa posprandial, pero este fue mayor en el caso de los que tomaron los 6 gramos, cuyos niveles de glucosa descendieron en torno al 13%, pasando de un promedio posprandial de 106 mg/dl el primer día a uno de 92 mg/dl el cuadragésimo.

8. **Camina durante al menos quince minutos después de las comidas.** Esta sencilla costumbre reduce el efecto glucémico de la comida en hasta un 30% y es increíblemente beneficiosa para la salud. Practícala siempre que puedas.

9. **Come con atención y gratitud.** Las investigaciones muestran que estas actitudes cambian la respuesta metabólica a los alimentos. Se ha demostrado que prestar atención a la dimensión sensorial y espiritual de la comida, fijarse en el entorno en el que comemos y ser conscientes de la alimentación emocional forman parte de los planes encaminados a reducir los niveles de hemoglobina A1c a lo largo de doce semanas en las personas que padecen diabetes tipo 2. Además, también se ha descubierto que comer deprisa aumenta de forma significativa el riesgo de contraer esa enfermedad; según un estudio, el riesgo de padecer diabetes tipo 2 se duplica entre quienes comen muy deprisa, y, según otro, la incidencia del síndrome metabólico es cuatro veces mayor entre los ansiosos que entre los sosegados a la hora de comer. Al parecer eso se debe a que, al comer muy deprisa, consumimos más calorías antes de sentirnos llenos. Resulta sorprendente que el simple hecho de masticar despacio y apreciar la dimensión espiritual de los alimentos influya en el azúcar en sangre, pero los investigadores dicen que así es.

El camino para alcanzar la energía vital empieza en el tenedor. El viaje comienza dando simplemente a este utensilio más información molecular de utilidad. La transición a una dieta ultraprocesada durante los últimos cien años ha sido desastrosa para nuestra salud física y mental, y nuestro viaje hacia la energía vital nos aleja de ella y pone a nuestro alcance alimentos integrales, sin procesar y ricos en nutrientes, que han sido cultivados en suelos fértiles y sanos. Pero la alimentación no es el único peligro sin precedentes a que se enfrentan nuestras células, y en los siguientes capítulos analizaremos otros factores que hay que tener en cuenta.

Recapitulación:
Elaborar platillos que tengan energía vital

Alimentos con energía vital:

- Micronutrientes y antioxidantes (véanse páginas 191-194)
- Ácidos grasos omega-3 (véanse páginas 197-198)
- Fibras (véase página 199)
- Alimentos fermentados (véanse páginas 201-202)
- Proteínas (véase página 203)

Alimentos con energía negativa

- Azúcar añadida refinada
- Aceites industriales refinados
- Cereales refinados

Capítulo 7
EL RELOJ BIOLÓGICO
Luz, sueño y horas de comer

Cuando entré en el quirófano, el suelo ya estaba lleno de bolsas de sangre vacías.

Yo estaba en mi segundo año de residencia y me encontraba «de guardia», lo que significa que era la única otorrino despierta y que debía encargarme de tres grandes hospitales para todas las cuestiones relacionadas con mi especialidad. Llevaba ya veinticuatro horas en pie e intentaba echar una cabezadita en la sala de descanso cuando sonó el localizador.

Cuando llegué, al menos catorce médicos y enfermeras se movían frenéticamente por la sala de operaciones. Una mujer tenía el cuello abierto sobre la mesa, y varios residentes de traumatología intentaban detener la hemorragia con las manos y con grapas. Le habían dado varias puñaladas en el cuello mientras estaba en casa, y la sangre le salía a chorros por las arterias. La traumatóloga de guardia me pidió que la ayudara a examinar el cuello. Me puse el equipo quirúrgico y me preparé para echarles una mano.

En cuestión de minutos, me puse a hurgar en los cortes del cuello en busca de desgarres graves que tuvieran arreglo. Estuve absorta en mi trabajo durante varios minutos hasta que, al levantar la vista, me di cuenta de que el resto de los presentes habían parado y se alejaban del cuerpo. La paciente había muerto. Mientras me fijaba en la piel del cuello en carne viva, hecha jirones y desgarrada por las cuchilladas, me imaginé lo que le había ocurrido a aquella mujer apenas una hora antes: la violencia, la ira, los gritos, la sangre, la agudeza del cuchillo.

Yo me consideraba una persona muy empática. En Stanford me habían concedido un premio al humanitarismo, mi casa estaba repleta de libros de desarrollo personal y en mi familia me llamaban la «pacificadora». Pero, en aquel momento, no pensaba en otra cosa que en dormir.

Llamé a mi superior para ponerlo al tanto de la situación. Enseguida me interrumpió y me dijo bruscamente: «¿Cómo se te ocurre despertarme para hablarme de una muerta?», y colgó. En aquel momento me quedé atónita, pero, con la perspectiva del tiempo, su reacción me parece comprensible: a aquel hombre lo despertaban todas las noches los residentes, no salía del quirófano en toda la jornada laboral y siempre estaba deseando irse a dormir, incluso después de treinta años de profesión.

En mi quinto año, cuando ya era jefa de residentes, recordaba mi etapa de especialización de manera muy imprecisa. Casi todos los días estaba de pie en un quirófano sin ventanas, durmiendo ratos y engullendo comida empaquetada a todas horas del día y de la noche. Más tarde me enteré de que la interrupción continua del sueño, tan necesario para el organismo, provoca daños cerebrales cuantificables, desequilibrios emocionales, problemas metabólicos e incluso lagunas de memoria.

Mis años de especialización son un caso extremo, pero nuestra moderna cultura occidental y tecnológica altera de manera similar nuestros horarios naturales, nuestros ritmos circadianos. Ya no comemos ni dormimos a horas fijas y siguiendo pautas acordes con el modo en que las células están biológicamente programadas para desarrollarse. Estos cambios en los horarios naturales para comer y para dormir son los grandes aliados de la energía negativa.

Durante los últimos cien años, el tiempo promedio que dedicamos a dormir ha descendido un 25 %. Hasta hace varios miles de años, los seres humanos pasaban la mayor parte de la vida al aire libre o en refugios abiertos: no había verdaderos «interiores». Hemos tenido luz artificial durante solo un 0.04 % de la historia de la humanidad. En la actualidad, los entornos escolares y laborales nos obligan, tanto a los niños como a los adultos, a estar sentados la mayor parte del día en habitaciones cerradas con poca luz del sol. Después volvemos a casa, dentro de la cual pasamos casi todo lo que queda del día. Por desgracia, en el mundo moderno, parece que vivimos dentro de una caja, trabajamos dentro de una caja, miramos una caja boba, y luego encima nos entierran en una caja. La mayor parte del tiempo vivimos ajenos a las fuerzas que nos dan vida: el Sol y la Tierra.

No quiero decir que debiéramos volver a la prehistoria y prohibir la luz eléctrica, las casas modernas o la tecnología digital. Pero sí creo que la sociedad debería replantearse las cosas y reflexionar sobre lo perturbadores que son desde el punto de vista biológico todos esos inventos y lo estrechamente ligados que están a los elevados índices de enfermedades físicas y mentales que la energía negativa genera.

A lo largo de millones de años, hemos desarrollado una cronobiología muy compleja —un patrón de actividad biológica basado en el tiempo— que se ha codificado en las células mediante particularidades como los «genes reloj» y las zonas del cerebro que reaccionan a la luz. Aunque tienen sus propios relojes internos, nuestras células deben sincronizarse con las señales luminosas del exterior para asegurarse de que todo sigue su curso. Las dos señales externas que más importancia tienen para llevar a cabo esa sincronización son el tiempo que dedicamos a dormir y el que dedicamos a comer. Nuestra cronobiología pone todos los días en marcha el mismo engranaje: cuándo nos despertamos, cuándo comemos, cuándo metabolizamos mejor los alimentos, cuándo liberamos hormonas, cómo se expresan los genes y cuándo debemos acostarnos.

Los seres humanos somos animales diurnos, lo que significa que nuestra biología está diseñada para que hagamos actividades y comamos cuando hay luz y para que durmamos y ayunemos cuando no la hay. Muchos animales nocturnos tienen una biología inversa (están activos por la noche y duermen durante el día). Pero nosotros no somos así. En nuestro mundo moderno, hemos desincronizado por completo la cronobiología. Ahora comemos tarde y nos mantenemos en vela con luz artificial hasta altas horas de la noche. Para los billones de células que esperan una serie de actividades a una hora determinada pero tienen que hacer otras, eso supone una tremenda confusión, que se manifiesta a través de los síntomas y enfermedades que muchas personas padecen hoy en día.

Las investigaciones muestran claramente que dormir a deshoras, exponerse demasiado tiempo a la luz y los horarios de las comidas provocan disfunción mitocondrial, estrés oxidativo e inflamación crónica, los tres rasgos distintivos de la energía negativa.

Actualmente, la mayoría de la gente —incluso la mayoría de los médicos— va por la vida sin tener demasiado en cuenta sus ritmos circadianos, pero, si nos paramos a pensar, veremos que eso no tiene ningún sentido. Si la batería de un coche eléctrico llega para recorrer seiscientos cincuenta kilómetros y tarda ocho horas en cargarse por completo, nos ajustamos a esos valores; si dejamos cargando la batería solo seis horas y esperamos que el coche recorra mil cien kilómetros, el rendimiento del vehículo nos parecerá pésimo. Lo que les ocurre a nuestras células es casi lo mismo. Mandamos a volar las instrucciones de uso de esta asombrosa máquina que es nuestro cuerpo. Luego nos llevamos las manos a la cabeza alarmados por la cantidad de personas que tienen cansancio, insomnio, espesor mental, astenia o ansiedad. Y entonces acudimos al recetario para «tratar» esas enfermedades, alterando aún más los ritmos circadianos.

Todos hemos oído hablar de lo importante que es el sueño y siempre nos dicen como de pasada que debemos dormir más, pero lo que de verdad importa es comprender por qué es tan necesario que cambiemos de hábitos a largo plazo. Sin embargo, extrañamente, pocas veces oímos hablar de la importancia para la salud metabólica y general de recibir la luz directa del sol en los ojos en determinadas ocasiones, a pesar de las numerosas investigaciones que así lo demuestran. Lo que sí nos dicen a menudo con respecto al sol es que debemos evitarlo, por desgracia. Todo el mundo debería conocer el horario de las células y lo importante que es para la regulación de la energía. Y ese conocimiento se reduce a tres factores relacionados entre sí: la luz del sol, el sueño y el horario de las comidas.

ESTAMOS HECHOS DE LUZ SOLAR

Esto no es una metáfora. Casi toda la energía que consumimos con los alimentos procede directamente del sol. Para la mayoría de nosotros, la fotosíntesis es una palabra que aprendimos en secundaria y que enseguida olvidamos. Pero recuerda este hecho milagroso: la energía procedente del sol —tras recorrer ciento cincuenta millones de kilómetros por el espacio— se almacena en los enlaces químicos de las moléculas de glucosa que las plantas generan. Aunque sigas una dieta más carnívora, casi todos los animales que comemos son herbívoros, por lo que la mayor parte de la energía que obtenemos de los alimentos puede atribuirse al sol, que es nuestra fuente de energía.

No olvidemos tampoco que la fotosíntesis produce oxígeno, que todas las células de nuestro cuerpo necesitan para producir energía.

La vida en la Tierra existe gracias al Sol. Deberían estar enseñándonos las tres maneras en la que es vital para el funcionamiento de nuestro cuerpo, y que no lo hagan es una verdadera falla de la medicina.

Encender la máquina

Desde los albores de las formas de vida más simples, la biología se rige por un ciclo de luz y oscuridad que siempre le ha servido de estímulo. Las células humanas están programadas para repetir un ciclo de sueño-vigilia que dura veinticuatro horas y tiene dos modos de funcionamiento: el modo actividad-alimentación durante las horas de luz y el modo descanso-ayuno durante las de oscuridad. La biología de estas dos fases es muy distinta, pues difieren en cuanto a la expresión génica, el metabolismo y la actividad hormonal. La exposición a la luz determina en qué fase nos encontramos. Si enviamos al organismo señales contradictorias, exponiéndolo a la luz o a la oscuridad de manera desigual e irregular, provocaremos disfunciones y enfermedades.

El sol que llega a nuestros ojos es el interruptor de «encendido» del organismo. La cantidad de luz a la que está expuesto un ser humano al aire libre un día despejado es cien veces mayor que la que recibe dentro de una casa o edificio. Incluso estando sentados a la sombra de un árbol, recibimos diez veces más luz que cuando lo que nos ilumina son unos focos o unos tubos fluorescentes. Según un estudio, el flujo luminoso es por lo general inferior a 100 lux —una unidad de iluminancia— en interiores y puede superar los 100 000 lux al aire libre. A pesar de que las ventanas son transparentes, el cristal sigue siendo una barrera física para los fotones que llegan a nuestros ojos y para la información que reciben nuestras células. De igual modo que la comida es información molecular que determina el funcionamiento de las células, la luz es información energética que le dice al cuerpo qué hora es y cómo han de actuar sus células. Hoy en día los niños solo pasan una o dos horas diarias expuestos a una intensidad luminosa superior a 1 000 lux, lo que, aparte de ser un disparate, provoca enfermedades metabólicas, obesidad, problemas de visión (que han aumentado drásticamente durante las últimas décadas), etcétera. Pasar bastante tiempo al aire libre nos protege considerablemente del sobrepeso y del desarrollo de enfermedades crónicas.

Cuando incide en los fotorreceptores de los ojos, la luz genera un impulso eléctrico que va pasando de una célula a otra. Estas reacciones llegan al núcleo supraquiasmático (NSQ) del cerebro, que es el director de orquesta de las numerosas funciones de nuestro organismo. Los pequeños orificios de tres milímetros que los nervios ópticos atraviesan en el cráneo son el principal medio que utiliza nuestra anatomía para saber la hora que es. Los nervios ópticos están esperando a transmitir esa señal luminosa para poner en marcha el cuerpo, pero la vida moderna nos impide pasar mucho tiempo al aire libre por la mañana.

Mientras que el NSQ —y casi todas las células del cuerpo— tiene su propio ciclo de veinticuatro horas de actividad, la luz «sincroniza» nuestros relojes celulares internos, confirmando la hora y organizando la liberación de los procesos genéticos y hormonales de los que dependen todos los aspectos de nuestra actividad biológica, que incluye la producción de energía, la liberación de melatonina, el hambre, la digestión y la secreción de hormonas del estrés.

Las «señales lumínicas irregulares» —esto es, estar en sitios iluminados cuando es de noche o estar en el interior de un edificio cuando hay luz en el exterior— alteran el metabolismo y aumentan el riesgo de padecer enfermedades relacionadas con la energía negativa.

Más luz por la mañana y menos por la noche indica al NSQ la hora del día y permite al cuerpo sincronizar adecuadamente las señales genéticas y hormonales. En resumen: una de las principales formas de regular las hormonas, el metabolismo, el peso y el riesgo de contraer enfermedades consiste en «mostrar» a las células qué hora es exponiendo los ojos a la luz del sol durante el día y evitando la luz artificial, en la medida de lo posible, cuando el sol se ha puesto.

Orientar la energía

Quienes estudian el sueño y la diabetes saben desde la década de 1960 que la sensibilidad a la insulina y la tolerancia a la glucosa están sujetas a un ritmo cíclico a lo largo del día. Se cree que este fenómeno se debe a la influencia de la melatonina —una hormona que segrega el cerebro por la noche y produce somnolencia— sobre la sensibilidad a la insulina.

Determinados estudios sugieren que la exposición a la luz brillante durante el día es también muy importante para mantener la sensibilidad a la insulina. En un estudio realizado en Brasil, un grupo de mujeres obesas que se sometieron a terapia con luz brillante tres veces a la semana durante cinco meses después de hacer ejercicio físico durante el día experimentaron una notable reducción de la resistencia a la insulina y de la grasa acumulada en el cuerpo, en comparación con otras mujeres que hicieron el mismo ejercicio pero no se sometieron a la terapia lumínica.

Por otra parte, unos científicos de la Universidad de Ginebra descubrieron que incluso pequeños cambios en la exposición a la luz (como una hora de exposición en mitad del ciclo de oscuridad o la privación de luz durante dos días) influyen de manera significativa en la resistencia a la insulina. Este hallazgo nos ayuda a comprender por qué las personas que se exponen a la luz a horas intempestivas son más propensas a desarrollar trastornos metabólicos como la diabetes.

El estado de ánimo cuando hace sol

Se ha demostrado que la luz del sol influye en el estado de ánimo, el cual está relacionado con la salud metabólica. Algunas personas se deprimen cuando no ven el sol durante mucho tiempo, mientras que en otras los cambios de humor son menos perceptibles. Los investigadores han establecido una relación entre la falta de exposición a la luz solar y los bajos niveles de serotonina, que regula el estado de ánimo. También hay correlación entre una mayor exposición a la luz natural y el aumento de los niveles de serotonina. Ello podría atribuirse al hecho de que la luz natural refuerza la fijación del receptor de serotonina-1A en el cerebro y puede estimular la producción de serotonina en la piel. Los estudios también sugieren que el aumento de la señalización de la serotonina reduce las ganas de comer y mejora el control de la glucosa.

EL SUEÑO

¿Quieres matar a un cachorro? Impídele dormir durante solo nueve días.

¿Quieres provocarte prediabetes? Duerme cuatro horas durante solo seis días.

Cada vez que escatimas en la cantidad, la calidad o la regularidad del sueño, das un paso hacia la tumba —y hacia los síntomas y enfermedades metabólicos—, generando estrés oxidativo, disfunción mitocondrial e inflamación crónica, y causando un grave daño al microbioma. Por muy bien que te alimentes, si no duermes, tus células evacuarán un exceso de radicales libres, enviarán señales de peligro, recurrirán al sistema inmunitario, se esforzarán en producir energía y se volverán resistentes a la insulina. La falta de sueño de calidad es una auténtica señal de «peligro» para el cuerpo, pues perturba el buen funcionamiento del metabolismo y favorece el almacenamiento de grasa.

La falta de sueño genera también un círculo vicioso. La energía negativa, una vez que se desarrolla —a partir de cualquier conjunto de factores (la alimentación, el sueño, el estrés, el sedentarismo, las toxinas, etcétera)—, repercute negativamente en la capacidad de dormir bien. A las personas que padecen enfermedades metabólicas les cuesta mucho dormir, y eso agrava aún más su estado. Hay que romper ese ciclo para vivir sin síntomas de nada, y la sociedad —para que los ciudadanos estén sanos y sean eficientes— debe resolver este problema omnipresente de la falta de sueño. Las células que no descansan generan energía negativa.

Si nos fijamos concretamente en los procesos en los que la energía negativa está presente, observaremos que el sueño interviene en todos ellos.

- **Disfunción mitocondrial.** Un estudio sobre la privación crónica del sueño llevado a cabo con ratones, en el que a estos se les permitía descansar cuatro horas en cada periodo de veinticuatro horas durante cuatro meses, llegó a la conclusión de que «la privación de sueño a largo plazo destruye la estructura de las mitocondrias». Vistas con el microscopio electrónico, las imágenes de las mitocondrias que aparecen en el artículo son contundentes: las mitocondrias privadas de sueño parecen manchas deformes en comparación con las sanas. Como era de esperar, «las mitocondrias destruidas» provocaron rápidamente una falla cardiaca en los ratones porque el músculo del corazón, cuando le falta energía, deja de funcionar bien. Es más, otras investigaciones con ratones muestran una disminución significativa de la actividad de la cadena mitocondrial de transporte de electrones —la fase definitiva en la producción de TFA— tras setenta y dos horas de privación de sueño.
- **Estrés oxidativo.** La privación de sueño aumenta la cantidad de radicales libres y el consiguiente estrés oxidativo en todo el organismo, incluidos los intestinos, el hígado, los pulmones, los múscu-

los, el cerebro y el corazón. Según un reciente artículo publicado en la prestigiosa revista *Cell*, la privación de sueño en modelos animales provoca una considerable acumulación de radicales libres en el tracto gastrointestinal, asociada a una muerte prematura. La acumulación de radicales libres aumenta gradualmente con cada día de privación de sueño y disminuye del mismo modo cuando se pone fin a esa privación. Puesto que las especies reactivas del oxígeno son un subproducto natural de los procesos metabólicos, los investigadores han establecido la hipótesis de que una de las funciones más importantes del sueño es la de contribuir a la neutralización de los radicales libres que se acumulan durante el día.

- **Inflamación crónica.** Incluso una pequeña disminución del tiempo de sueño —de ocho a seis horas por noche durante una semana en un laboratorio— incrementa considerablemente la cantidad de sustancias proinflamatorias presentes en la sangre, incluidas la IL-6 y el TNF-α, peligrosas señales que inducen la resistencia a la insulina.

Es más, los estudios sobre la expresión génica de los ratones muestran que la privación crónica de sueño aumenta la expresión de 240 genes y disminuye la de 259, muchos de los cuales están relacionados con el metabolismo.

Sorprendentemente, la privación de sueño llega a alterar la composición del microbioma, y los investigadores creen que el efecto de esta disbiosis es parte de lo que interviene en las características de la energía negativa, como la inflamación crónica. En un laboratorio se puede privar de sueño a un ratón y transferir su microbioma a otro que no esté privado de sueño y no tenga microbioma, y entonces este último desarrollará inflamación crónica en todo el cuerpo, incluido el cerebro, con el consiguiente deterioro cognitivo.

En los seres humanos hay una estrecha relación entre la falta de sueño, la disfunción intestinal y el estrés oxidativo. En una encuesta hecha con cientos de estudiantes universitarios, casi el 90 % de ellos dormía menos de siete horas por la noche y el 42 % padecía trastornos intestinales. En estos estudiantes, la escasez de sueño hizo disminuir la cantidad de bacterias que producen el ácido butírico del que hablamos en el capítulo 5, que sirve de combustible para las células intestinales, influye en la expresión de los genes que intervienen en el metabolismo de la energía y regula la función mitocondrial. Recuerda que una barrera intestinal sana y robusta nos protege de la inflamación crónica al impedir la filtración de sustancias extrañas a través del revestimiento intestinal. El microbioma intestinal, que es muy sensible a la falta de sueño, alimenta la energía negativa, cuyas consecuencias ya conocemos. Necesitamos dormir no solo por nosotros, sino también por nuestro microbioma.

Además, ya hemos visto que la sobrealimentación crónica es una de las principales causas de la energía negativa y que dormir poco incrementa considerablemente las probabilidades de comer en exceso al alterar las hormonas del hambre y la saciedad. En un experimento, doce jóvenes a los que se privó de sueño durante dos días presentaron un aumento de la hormona del hambre, la grelina, y una disminución de la hormona de la saciedad, la leptina. Los jóvenes también dijeron que tenían unas enormes ganas de comer, sobre todo alimentos con muchas calorías e hidratos de carbono. Otras investigaciones reflejan que la limitación experimental del sueño provoca un aumento significativo del consumo de proteínas, grasas y calorías en general, aparte del lógico aumento de peso y de grasa abdominal. Para protegerse del hambre y del consumo excesivo de alimentos lo mejor es dormir bien.

Las autoridades médicas aseguran a menudo que las causas del aumento de la obesidad son «complejas». Al oír eso me pongo furiosa. Las causas principales son muy sencillas: la explosión de los alimentos ultraprocesados y el deterioro sistemático del sueño reparador, que provocan la desregulación de las hormonas y hacen que queramos seguir comiendo sin parar.

Esperemos que esta sección nos ayude a entender por qué nos sentimos muy mal después de haber dormido mal una sola noche: es como poner una bomba dentro de las células.

Apnea obstructiva del sueño

A escala mundial, se calcula que mil millones de personas padecen apnea obstructiva del sueño (AOS), un trastorno respiratorio que se caracteriza por síntomas como somnolencia diurna, ronquidos y periodos de dificultad para respirar durante la noche. Debido al efecto que ejerce sobre la calidad y la cantidad

---

del sueño, la AOS aumenta considerablemente el riesgo de dejar secuelas metabólicas, como cardiopatías, insuficiencia cardiaca, arritmias, diabetes tipo 2, demencia e infarto cerebral. Por otra parte, la obesidad nos hace más propensos a padecer AOS, pues el exceso de tejido y de peso en el cuello, la garganta, los pulmones y el abdomen obstruye las vías respiratorias, y los índices de AOS aumentan a la par que los del sobrepeso y la obesidad. Algunas investigaciones sugieren que la prevalencia de la AOS ha crecido hasta un 55 % entre 1993 y 2103, paralelamente al aumento de los índices de obesidad. Según *JAMA*, «las personas con apnea del sueño leve que aumentan de peso un 10 % corren un peligro seis veces mayor de que la enfermedad siga avanzando, mientras que una pérdida de peso equivalente supone una mejora de más del 20 % en la gravedad de la dolencia». Si roncas o te han dicho que dejas de respirar o que te ahogas por la noche, si notas somnolencia o fatiga diurnas o si tienes trastornos del sueño, lo mejor es que te hagas una prueba de detección del AOS. La pérdida de peso reduce significativamente los síntomas de esta enfermedad e incluso llega a eliminarla.

La luz que entra por los ojos es una señal de «encendido» para muchos procesos corporales. La oscuridad, por el contrario, provoca la liberación de melatonina como preparación para el sueño, un periodo de ayuno en el que la actividad metabólica cambia drásticamente (con una caída del 15 % de la tasa metabólica) y en el que quemamos la grasa y la glucosa almacenadas para la obtención de energía. Durante el sueño, el cerebro experimenta cambios en la actividad eléctrica y en el flujo sanguíneo del cerebro que favorecen la consolidación de la memoria, la función cognitiva y el metabolismo. El profesor Matthew Walker observa en su libro *Por qué dormimos* que el *Libro Guinness de los récords* sigue reconociendo la marca de «mayor número de motocicletas que pasan por encima de una persona acostada sobre una cama de clavos», pero ya no reconoce los intentos de batir el récord de horas sin dormir porque esos intentos son demasiado peligrosos.

No estamos hechos para permanecer sin dormir de manera regular y constante. Y probablemente nunca los estaremos. El tren se popularizó hace ciento veinte años y los vuelos comerciales hace solo sesenta y cinco. Entre nuestros bisabuelos y todos los que los precedieron pocas personas salieron alguna vez de su zona horaria. Y, cuando el sol se ponía, poco más podían hacer que irse a dormir.

Aceptamos el sueño irregular e inconstante como un rasgo distintivo de la vida moderna, pero no creo que sepamos que se trata de un fenómeno completamente nuevo. Casi la mitad de las personas afirman sentir somnolencia durante el día entre tres y siete días a la semana. Y el 35.2 % de los adultos confiesan dormir en promedio menos de siete horas por la noche. Hasta un 30 % de los adultos encajan en la definición de apnea obstructiva del sueño, una enfermedad inseparablemente ligada a la resistencia a la insulina como causa y efecto.

Cuando lleva dieciséis horas sin dormir, el cuerpo empieza a acusar el agotamiento mental y psicológico. A las diecinueve horas el deterioro cognitivo es equivalente al de una persona con una tasa de alcohol en la sangre de 0.08 %. Y a partir de ahí la cosa va de mal en peor, como yo misma he visto en muchos hospitales.

La falta de sueño deteriora radicalmente la capacidad cognitiva. Un estudio de la Universidad de Pensilvania muestra que, si dormían menos de cuatro horas durante seis noches seguidas, los participantes en el estudio experimentaban un aumento del 400 % en el número de microsueños diurnos. El estudio define el «microsueño» como un periodo de falta de respuesta consciente o motora durante el desempeño de una tarea. Lo más preocupante es que los participantes no se daban cuenta de que tenían microsueños cuando estos se producían.

Aún más preocupante es que una persona somnolienta maneje un bisturí dentro de tu cuerpo. Según las investigaciones, los residentes que hacen turnos de treinta y seis horas comenten un 36 % más de errores médicos graves y un 460 % más de errores de diagnóstico que los médicos que han descansado bien. También empatizan bastante menos con los pacientes al final de un turno de treinta y seis horas. Con unos turnos tan largos, también es mucho más probable que los residentes se pinchen con una aguja o se corten con un bisturí. Los médicos que hacen turnos tan prolongados y luego toman el coche para volver a casa tienen un 168 % más de probabilidades de verse involucrados en un accidente de tráfico a causa del cansancio.

El hecho de que los facultativos duerman poco y tengan unos conocimientos tan escasos sobre el sueño es un problema grave. Los médicos, en promedio, reciben diecisiete minutos de formación sobre el sueño infantil y tres horas de formación sobre el sueño en general durante los años que están en la facultad de medicina. Puedes apostar a que tu médico de cabecera no sabe prácticamente nada sobre el sueño, a pesar de que dormir bien es una de las herramientas más eficaces para prevenir y revertir todo tipo de enfermedades. Cuando un médico habla a ciegas sobre la conveniencia de «dormir mucho» y te hace caso omiso no está siendo lo bastante directo. Todos los médicos deberían decir urgentemente y sin rodeos: todo el mundo debe dar prioridad a la cantidad, la calidad y la regularidad del sueño como si la vida le fuera en ello.

Cantidad

Necesitamos entre siete y ocho horas de sueño de calidad todas las noches para protegernos de la energía negativa. La privación de sueño afecta casi de inmediato a la capacidad de producir energía, y numerosos estudios demuestran que la falta de sueño disminuye la producción de TFA en varias zonas del cerebro de los ratones. A nadie le gusta que el cerebro no le funcione por falta de energía.

Un estudio descubrió que las personas que duermen menos de seis horas y media por la noche tienen que producir un 50 % más de insulina que las que duermen sus siete u ocho horas para alcanzar los mismos niveles de glucosa, lo que supone un gran riesgo de desarrollar resistencia a la insulina a largo plazo. Recordemos que la prediabetes y la diabetes tipo 2 implican resistencia a la insulina, origen de casi todos los demás síntomas y enfermedades crónicas.

Un par de noches durmiendo poco bastan para alterar considerablemente la sensibilidad a la insulina. Para un estudio se examinó a once jóvenes sanos después de haberlos sometido a seis noches de privación de sueño durante las cuales solo podían dormir cuatro horas. Tras el periodo de privación, los participantes pudieron dormir doce horas seguidas durante una semana. El estudio demostró que los jóvenes presentaron alteraciones del metabolismo y resistencia a la insulina durante la fase de poco sueño. Concretamente, los jóvenes eliminaban el azúcar del torrente sanguíneo un 40 % más despacio que cuando descansaban bien. Curiosamente, esa fase relativamente corta de privación de sueño dio lugar a una serie de cambios metabólicos tan evidentes en los jóvenes que estos mostraban respuestas a la glucosa características de la prediabetes.

El cortisol (una hormona del estrés) le indica al organismo que algo «estresante» está ocurriendo. Esta hormona controla también en parte la regulación de la glucosa y la insulina. Por desgracia, en casos como la privación crónica de sueño o el estrés psicológico habitual, la estimulación crónica del cortisol es perjudicial. El cortisol disminuye la sensibilidad a la insulina, lo que significa que las células tienen menos probabilidades de utilizar la glucosa. Cuando las células no utilizan la glucosa, esta permanece en circulación y eleva los niveles de glucosa en la sangre, alimentando aún más la inflamación y la glicación. El dormir solo cuatro horas durante seis días aumenta los niveles de cortisol vespertino, que a su vez hace que el azúcar presente en la sangre se dispare.

Las investigaciones repiten sistemáticamente que hay que dormir entre siete y ocho horas al día. Si el promedio es inferior a siete horas, entonces saltan las alarmas. Curiosamente, el riesgo de padecer una disfunción metabólica aumenta cuando el promedio es superior a ocho horas, pues eso altera el ciclo sueño-vigilia.

Los madrugadores horarios escolares no hacen más que interrumpir el sueño de los niños. Para ellos, la relación entre la energía negativa y la falta de sueño es especialmente perturbadora. Esa privación de sueño impuesta por la sociedad hace que a los niños les espere un sinfín de enfermedades metabólicas a lo largo de la vida. Diversos estudios han demostrado que los niños que no duermen lo suficiente a una edad determinada presentan resistencia a la insulina, niveles más altos de glucosa en ayunas y de insulina, y también un IMC más elevado. Es más, el hecho de que un niño no duerma lo suficiente se relaciona directamente con el riesgo de padecer obesidad al cabo de unos años (no muchos).

Calidad

La interrupción del sueño, aunque sea mínimamente, afecta también a la salud metabólica. La mala calidad del sueño está relacionada con trastornos en los que interviene la energía negativa, como la diabetes tipo 2, la obesidad, las cardiopatías, el alzhéimer y los accidentes cerebrovasculares.

En un seguimiento de más de dos mil hombres adultos, a lo largo de ocho años, se observó que las personas que afirmaban tener dificultades para dormir de un jalón tenían un riesgo dos o tres veces mayor de desarrollar diabetes tipo 2.

A corto plazo, los estudios descubrieron una relación entre la calidad del sueño y la capacidad de gestionar eficaz e inmediatamente el azúcar en la sangre al día siguiente. Según esos estudios, cuanto mejor es la calidad del sueño de una persona, más susceptible es también (en promedio) de tener una respuesta glucémica más débil durante el desayuno de la mañana siguiente, en comparación con quienes duermen peor. La mala calidad del sueño, medida en función de la cantidad de interrupciones, influye en las reacciones a la glucosa modificando los niveles de cortisol y de la hormona del crecimiento, que afectan en gran medida a la sensibilidad a la insulina, al metabolismo y a los niveles de glucosa.

La calidad del sueño también se puede medir por la cantidad de tiempo que se pasa en sueño profundo y en sueño REM, que son metabólicamente reparadores para el organismo, pero esta se ve afectada por factores relacionados con el estilo de vida, como cenar tarde, beber alcohol, tomar café o té a última hora y tener encendida la luz artificial durante la noche. Una investigación reciente sobre la mortalidad debida al cáncer, a accidentes cardiovasculares y otras causas en el transcurso de entre doce y veinte años evidenció que la mortalidad era un 13 % mayor por cada 5 % de reducción del sueño REM. Según dicho estudio, el umbral que hay que alcanzar para reducir el riesgo es de un 15 % o más de sueño REM cada noche. Pero cuanto más, mejor. Las personas con menos riesgo superaban el 20 % de sueño REM.

Regularidad

Mantener un ritmo constante a la hora de acostarse es muy importante para la salud metabólica. Como nuestra biología está concebida para seguir un ritmo regular y constante, esa afirmación no debería llamarnos la atención, pero sí sus consecuencias.

El *jet lag* de más de dos horas en personas de menos de sesenta años duplica el riesgo de presentar un síndrome metabólico y de padecer diabetes o prediabetes. El *jet lag* social es la medida de la regularidad del sueño teniendo en cuenta la diferencia entre la hora de acostarse y la de levantarse entre los días laborables y los de descanso en función del «punto medio» del sueño. Por ejemplo, si una persona duerme desde las 22:00 h hasta las 6:00 h, el punto medio de su sueño son las 2:00 h. Si los fines de semana duerme desde medianoche hasta las 10:00 h, su punto medio son las 5:00 h. Eso equivale a tres horas de *jet lag* social, lo cual provoca que el riesgo de padecer enfermedades metabólicas se multiplique por dos. Casi la mitad de las personas afirman padecer al menos una hora de *jet lag* social. Algo parecido sucede con los trabajadores del turno de noche, que presentan tasas significativamente más elevadas de diabetes tipo 2.

Las consecuencias de la escasa regularidad del sueño también se han puesto de manifiesto en las investigaciones sobre los efectos que en la salud ejerce el horario de verano, que obliga a toda la población a cambiar dos veces al año la hora de acostarse y de levantarse. Estos cambios bianuales están relacionados con el aumento de los infartos de miocardio, de los accidentes cerebrovasculares, de los ingresos hospitalarios por arritmias, de la cancelación de citas médicas, de las visitas a urgencias, de los marcadores inflamatorios, de los accidentes de tráfico y de los trastornos anímicos, así como con los cambios en la expresión génica y en los ritmos circadianos. La Academia Estadounidense de Medicina del Sueño propone eliminar el horario de verano porque ese cambio de una hora «entraña considerables riesgos para la salud y la seguridad públicas», así como «desajustes entre el reloj biológico y el reloj ambiental».

No tenemos en cuenta la ciencia de los relojes circadianos a escala social, sobre todo en lo que atañe a los niños. Durante la pubertad, los adolescentes acusan un cambio en los ritmos circadianos que los impulsa a quedarse levantados hasta más tarde y a dormir más horas. Sin embargo, la mayoría de los colegios siguen abriendo sus puertas muy temprano, en algunos casos antes de las 8:00 h. Eso puede ser muy perjudicial para la salud metabólica de los adolescentes, pues la falta de sueño provoca en ocasiones resistencia a la insulina, aumento de peso y un riesgo mayor de padecer diabetes tipo 2, y lo cierto es que el 45 % de los adolescentes no duermen las horas que debieran.

Se ha demostrado que retrasar la hora de inicio de las clases para que coincida con los ritmos circadianos naturales de los adolescentes es muy beneficioso. Un estudio publicado en el *Journal of Clinical Sleep Medicine* en 2017 puso de relieve que, cuando las escuelas y los institutos cambiaban la hora de entrada a las 8:30 h o más tarde, los alumnos notaban mejoras en la duración del sueño, la somnolencia diurna y el rendimiento escolar.

Luz artificial

Todos hemos oído decir que la luz artificial por la noche altera el sueño, y ello se debe a que esa luz a horas poco naturales indica al núcleo supraquiasmático (NSQ) y a las células que es de día cuando no lo es, confundiendo así a nuestro reloj biológico. La luz nocturna es tan perjudicial para la salud que ahora se la considera un «disruptor endocrino ambiental», en el sentido de que altera directamente la señalización hormonal, como la alterarían un medicamento o una toxina. En cuanto disruptor hormonal, la luz artificial descompensa considerablemente la producción de melatonina, aumenta las reacciones inflamatorias y multiplica las hormonas del estrés. Un estudio publicado en el *International Journal of Obesity* demostró que, incluso cuando se controla la ingesta de alimentos, la luz artificial es la causa del 70 % de los casos de exceso de masa corporal entre la población del planeta. Eso nos parece raro hasta que nos damos cuenta de lo perturbadora que es la luz artificial para nuestra biología, pues este reciente invento cambió por completo la secreción de varias hormonas, en un abrir y cerrar de ojos, en 1806, cuando se encendió el primer foco. La aparición de los primeros televisores, en 1938, y de las computadoras, en 1971, agravó enormemente el problema.

Una mayor exposición a la luz durante las horas previas a acostarse aumenta la resistencia a la insulina y los niveles de glucosa. Hay un estudio que relaciona la intensidad de la luz por la noche con un incremento del 51 % de la diabetes tipo 2 en personas mayores. Es más, según algunas investigaciones, la exposición a una luz interior de solo 200 lux, por oposición a una luz tenue de menos de 3 lux, antes de acostarse, se traduce en un retraso de noventa minutos en la liberación de melatonina y reduce en un 71.4 % los niveles de esta antes de dormir. La melatonina sirve, que sepamos, para inducir el sueño, combatir el cáncer, reforzar la salud ósea, evitar los cambios de humor y reducir las inflamaciones. Esta hormona también afecta, vitalmente, a la fertilidad en los hombres y en las mujeres. No conviene, por tanto, alterar su acción con demasiada luz artificial.

Incluso la luz ambiental del dormitorio nos afecta de algún modo. Según un estudio con más de cien mil mujeres, la exposición a la luz mientras dormían reflejó un aumento del IMC, del perímetro de la cintura y de la relación cintura-cadera.

Horario de comidas

Más atrás, en este mismo capítulo, vimos que la exposición a la luz solar es muy importante para indicarle al SNC la hora que es, a fin de que este pueda programar la actividad genética, metabólica y hormonal del nuevo día. Otra señal horaria importante son las horas de comer. Si comemos durante el periodo de tiempo de oscuridad del ciclo de veinticuatro horas —cuando nuestra fisiología está bioquímicamente preparada para el descanso y el ayuno—, experimentamos una desincronización de los procesos metabólicos, lo que aumenta el riesgo de tener problemas en la absorción de nutrientes. En estudios con animales, los ratones, si comen lo de costumbre cuando deberían estar durmiendo, ganan peso rápidamente. El desajuste entre las horas de comer y los ciclos circadianos naturales provoca intolerancia a la glucosa, alteración de la expresión génica y aumento de peso.

Los seres humanos somos más sensibles a la insulina y generamos más calor cuando metabolizamos los alimentos por la mañana. En general el día nos va mucho mejor si lo empezamos comiendo —sobre todo alimentos ricos en hidratos de carbono— y dejamos de comer con suficiente anticipación antes de irnos a dormir. Según un estudio, los alimentos provocan un aumento mucho mayor de los niveles de insulina y de glucosa cuando los comemos a última hora (a las 20:30 h) que cuando los tomamos por la mañana (a las 9:30 h).

Por desgracia, los adultos siguen pautas alimentarias irregulares que no coinciden con la actividad circadiana natural. Muchas personas hoy en día:

- Comen hasta once veces al día.
- Del total de lo que comen, solo el 25 % lo toman antes del mediodía.
- El 35 % de las «comidas» tienen lugar a partir de las 18:00 h.
- Más de la mitad de la gente come a lo largo de un espacio de quince horas.
- Los fines de semana comen todavía más tarde.

La irregularidad de los horarios y el constante picoteo nos predisponen a padecer disfunciones metabólicas. Por el contrario, comer siempre a las mismas horas y cenar bastante antes de acostarnos es un ejemplo de alimentación con restricción de tiempo (TRF), un prometedor enfoque para la prevención y el tratamiento de las alteraciones metabólicas. Las investigaciones llevadas a cabo con personas con sobrepeso pero sin diabetes revelaron que practicar la TRF durante solo cuatro días reduce considerablemente la glucosa en ayunas, la insulina en ayunas y los niveles medios de glucosa.

La TRF se inscribe dentro del marco del ayuno y consiste en la limitación voluntaria de la ingesta de alimentos. Lejos de ser una moda, el ayuno es una práctica que forma parte de nuestra historia y de nuestra biología, pues no siempre hemos tenido un fácil acceso a los alimentos. Nuestro cuerpo está preparado para funcionar perfectamente cuando debe alternar los periodos de abundancia y los de abstinencia. No olvidemos que las dos fuentes principales de combustible para que las células produzcan TFA son la glucosa y las grasas.

- La glucosa que circula por la sangre y se almacena en cadenas en los músculos y el hígado es de más fácil acceso para la obtención rápida de energía (como una cuenta de débito).
- La grasa es una fuente de almacenamiento de energía a largo plazo a la que podemos recurrir cuando necesitamos glucosa (como una cuenta de ahorros).

Hoy en día el problema es que casi todo el mundo se alimenta constantemente de glucosa en vez de grasa, desde primera hora de la mañana (con un desayuno rico en hidratos de carbono) hasta la tarde noche (con el postre). Este festín incesante —sin hambre— mantiene el cuerpo en modo «quema de energía» y nos priva de las ventajas de utilizar la grasa como combustible, haciendo que esos mecanismos de quema sean menos eficaces.

Cuando la gente dice que tiene hambre (o incluso que está famélica) porque lleva unas horas sin comer, es probable que esa queja refleje una inflexibilidad metabólica, esto es, la dificultad para pasar de la quema de glucosa a la quema de grasas. La inflexibilidad metabólica se debe a la dependencia de los hidratos de carbono y la glucosa como fuentes de energía, dándole así al organismo pocas oportunidades de quemar la grasa. Cuando preparamos el cuerpo para una transición más eficaz, podemos aliviar algunos de los desagradables síntomas, como las náuseas, la irritabilidad y el cansancio, que experimentamos cuando los niveles de glucosa son muy bajos. Además, esa adaptabilidad mejora la capacidad de quemar grasas, sobre todo después de haber comido muchas. Por el contrario, cuando se acostumbra a la ingesta constante de glucosa, el cuerpo quema peor la grasa y pierde su flexibilidad metabólica. Esa inflexibilidad está relacionada con el síndrome metabólico, la diabetes tipo 2 y la inflamación crónica.

La mayoría de las personas de peso normal pueden pasar más de un mes sin comer nada, con mínimas consecuencias negativas para la salud, simplemente usando sus reservas naturales de grasa saludable. Agostino Barbieri, un hombre extremadamente obeso, ayunó durante 382 días sin probar un solo bocado. Salió del ayuno más sano que antes. Este caso, evidentemente extremo, teniendo en cuenta la patológica obesidad de Barbieri, pone de manifiesto que nuestra idea del tiempo que podemos pasar sin comer es errónea.

El ayuno le permite al organismo poner a prueba —y con el tiempo mejorar— el proceso de alternancia entre la quema de los carbohidratos y la glucosa disponibles (cuando comemos) y la quema de grasas para obtener energía (cuando no comemos). Normalmente, la insulina favorece el almacenamiento de grasa y dificulta su degradación, por lo que, cuando ayunamos, dejamos que los niveles de insulina se desplomen y que la grasa actúe como fuente de energía. El ayuno es también un factor de estrés para el organismo y por tanto hay que recurrir a él sabiendo lo que se hace, sobre todo en el caso de mujeres en plena menstruación. *La guía completa del ayuno*, de Jason Fung, *Ayunar para sanar*, de Mindy Pelz y *Mujeres, alimentos y hormonas*, de Sara Gottfried, son buenos libros para conocer mejor las diferentes formas de ayunar.

Con independencia del tipo de ayuno que hayas elegido, procura reducir el horario de comidas, para que la última no sea demasiado tarde, e intenta cenar antes de que oscurezca. Esta pequeña modificación te cambiará la vida.

RESTABLECER EL RITMO

Por desgracia, las normas culturas occidentales son completamente contrarias a la optimización de la cronobiología. Los sistemas médico y educativo y los lugares de trabajo desconocen el tremendo efecto que producen los horarios de comer y de dormir sobre la función celular. De la energía vital debes encargarte tú, un poco a contracorriente. Para ello debes tomar decisiones difíciles y hacer ciertos sacrificios. La recompensa es que al otro lado te espera una mejor salud física y mental.

Si por las circunstancias que fueren no puedes dormir lo suficiente, debes tomar medidas para cambiarlas y reducir así al mínimo los síntomas que tengas. Si tienes un perro o un gato que con sus saltos te impiden dormir de un jalón, deberías llevarlos a un adiestrador o buscarles un nuevo hogar. Si tu pareja ronca tan fuerte que no te deja dormir, pues que vaya al médico, y tú ponte tapones o duerme en otra habitación hasta que el problema se resuelva.

Muchos estarán pensando: «Yo dormiría más, pero no puedo». No serán los únicos: casi la tercera parte de todos los adultos padecen insomnio. En muchos casos, los mismos factores que producen energía negativa son los causantes del insomnio, y por eso, cuando adquieres hábitos propios de la energía vital, aumentas las probabilidades de dormir bien. Por ejemplo, consumir muchos alimentos ultraprocesados, que, como ya sabemos, causan problemas metabólicos, también multiplica por cuatro las probabilidades de padecer insomnio. La luz artificial, el estrés crónico y el hecho de cenar tarde favorecen el desarrollo de la energía negativa y el insomnio. Todo está relacionado.

Dormir bien produce energía vital, pero hay muchos más factores que la favorecen (y también la negativa). Así pues, si dormir supone un problema para ti, empieza por aplicar alguno de los otros pilares de la energía vital (la alimentación, el ejercicio físico, la evitación de las toxinas, etcétera) y entonces verás que dormir bien es mucho más fácil; de este modo crearás un círculo virtuoso que abarcará muchos aspectos de tu vida.

Consejos para proteger el ritmo circadiano

1. Comprende bien cuáles son tus hábitos de sueño

- Para tener una referencia de la cantidad, calidad y regularidad del sueño, utiliza un monitor de sueño. Mi monitor favorito es Fitbit (más ejemplos en la tercera parte del libro).
- Cantidad: mide el promedio del sueño cada semana y revisa si es inferior a siete horas diarias. ¿Hay días en los que sueles dormir un poco más o un poco menos?
- Calidad: la mayoría de los monitores de sueño te dicen cuánto tardas en dormirte y cuánto tiempo pasas despierto cada noche. Además, te permiten saber si el sueño REM y el sueño profundo son suficientes, y qué factores (como el alcohol, las cenas justo antes de acostarte, la exposición a la luz artificial, etcétera) afectan negativamente al sueño.
- Regularidad: revisa si tienes un *jet lag* social de más de una hora calculando el punto medio de tu tiempo de sueño y comparándolo con cada día de la semana.
- Cuando tengas tu punto de referencia, elabora una estrategia para ajustar racionalmente la hora de acostarte y de levantarte, y proponte alcanzar el objetivo de dormir al menos siete horas por noche.

2. Hazte responsable de tus metas

- Cuando te hayas fijado unos objetivos con respecto a la hora de acostarte, la hora de levantarte y la cantidad de horas de sueño por noche, compártelos con un amigo, compañero o asesor personal y comprométete a enviarle tus datos a diario para que vea que sigues cumpliendo lo pactado. Me gusta predicar con el ejemplo. Si no cumplo mi palabra, ¡tengo que ir a limpiar la casa de mi mejor amigo! Hay servicios digitales, como Crescent Health, que te asignan un asesor personal para que no flaquees.

3. Lleva un registro de tu alimentación para saber cuándo y qué comes

- Llevar un registro de los alimentos es la mejor forma de saber exactamente qué y cuándo comemos. Cuando revisé mis propios registros con un nutricionista, me di cuenta por primera vez de que casi todos los días tomaba un pequeño tentempié a eso de las 23:00 h. Esos registros también me sirvieron para ponerme objetivos realistas en cuanto a la hora en que debía dejar de comer.
- Hago un seguimiento de la comida en la aplicación de Levels cuando llevo un monitor continuo de glucosa, y en MacroFactor cuando no lo llevo. Es una manera sencilla de saber exactamente qué como en cada momento.

4. Elige una hora para «la última»

- Ponte una meta razonable para el último bocado del día. Empieza con un objetivo prudente (por ejemplo, si comes algo a las 23:00 h casi todas las noches, proponte tomar ese bocadillo a las 21:00 h). A medida que vayas alcanzando ese objetivo a lo largo de dos semanas, aumenta el intervalo de tiempo una media hora más o menos cada dos semanas hasta alcanzar el objetivo final.

5. Reduce al mínimo por la noche la luz artificial brillante

- Compra focos de luz roja para las habitaciones en las que estás más tiempo cuando ya es de noche, como el dormitorio, la cocina, el baño y la sala. Los focos rojos, a diferencia de los normales, reducen al mínimo la luz azul que recibe el cerebro. Si no encuentras estos focos, instala reguladores de intensidad y ponlos al mínimo cuando oscurezca.
- Utiliza lentes que filtren la luz azul. Yo utilizo Ra Optics.
- Pon las pantallas en «modo nocturno» al anochecer. Este modo reduce la intensidad de la luz azul que emiten las pantallas.
- Procura no mirar pantallas —incluso las de los lectores electrónicos con retroiluminación— desde una hora antes de irte a dor-

mir. Si quieres leer por trabajo o diversión, usa una pantalla no iluminada (como una tableta reMarkable) o lee un libro en papel.

6. Haz que en tu dormitorio haya el mínimo de luz y de ruido posibles

- Vacía el dormitorio de fuentes de luz y de ruido. Los despertadores, los televisores, y hasta la luz que entra por las rendijas de las persianas alteran significativamente el sueño. Compra cortinas opacas.
- Cómprate un antifaz y tapones para los oídos.

7. Sal al aire libre a primera hora de la mañana

- El cuerpo necesita saber cuándo es de día y cuándo de noche para funcionar correctamente. El cerebro se preparará para llenarte de energía vital si sabe cuándo es de día, pero tienes que «mostrarle» la luz del sol.
- Antes de que pase una hora desde que te despiertas, sal al exterior, haga el tiempo que haga. No mires directamente al sol, pero asegúrate de que los fotones llegan a tus ojos, sin ventanas ni lentes de sol de por medio. Da igual que nieve o llueva, que el cielo esté nublado o despejado: estar al aire libre te proporciona mucha más energía solar que si miras a través de una ventana. Quizá tengas que comprarte ropa adecuada, pero así no tendrás ninguna excusa. Por ejemplo, cuando me mudé a una ciudad donde nevaba mucho, unos cómodos pantalones para la nieve, unas botas altas impermeables y un abrigo con capucha me permitieron vestirme rápidamente para salir a dar un paseo a pesar de las heladas y ventiscas.
- Ideas para poner en práctica. Me gusta aprovechar los dos o tres minutos que tardo en lavarme los dientes para pasear por el jardín. Así recibo la luz del sol durante los primeros diez minutos del día. Acostúmbrate a dar una vuelta a la manzana mientras tomas el café o recibes la primera llamada telefónica. Diez minutos al aire libre a primera hora del día ya sirven para sincronizar el reloj biológico con la luz del sol.

8. Pasa bastante más tiempo al aire libre durante las horas de luz

- Intenta salir al aire libre con más frecuencia a lo largo del día; programa momentos para ello.
- Siéntete orgulloso de la cantidad de horas que pasas al aire libre durante el día. Ganarás puntos si vas a espacios naturales, como parques o bosques, que ya de por sí tienen un efecto beneficioso para la salud.
- Intenta trasladar al exterior las actividades que normalmente haces dentro de casa, como leer, comer, hablar por teléfono, charlar con tu pareja o jugar con tus hijos. Sé creativo.

Capítulo 8
RECUPERAR LO QUE LA MODERNIDAD SE LLEVÓ
Movimiento, temperatura y una vida sin tóxicos

Los primeros dos años de medicina consisten en clases abarrotadas de gente. En la Facultad de Medicina de Stanford pasábamos ocho horas al día en una oscura aula subterránea, con diez minutos de descanso entre clase y clase. Durante los descansos, comíamos algo a toda prisa en la cafetería de al lado, donde servían *pizza*, pasta con queso, sándwiches, papas fritas y papas de bolsa.

Incluso en aquella época, antes de tomar conciencia de la salud metabólica, me parecía una contradicción que los futuros médicos estuvieran todo el día sentados mientras aprendían todo lo relacionado con las enfermedades cardiovasculares, la diabetes y la hipertensión. Leí en *The New York Times* un artículo en el que se decía que estar sentado durante largos periodos de tiempo era malísimo para la salud porque aumentaba el riesgo de padecer disfunciones metabólicas y cardiovasculares. Entonces instalé en el fondo del aula un pupitre improvisado, hecho con una caja de plástico de IKEA colocada boca abajo sobre otro pupitre. Aquello despertó la curiosidad de mis compañeros. Envié una encuesta a los estudiantes para ver si les interesaban aquellos pupitres que te permitían estar de pie y, para mi sorpresa, la mayoría respondió. El cien por ciento de los encuestados dijeron que en la facultad de medicina pasaban demasiado tiempo sentados. Casi el 90 % comentó que la posibilidad de estar de pie en las aulas mejoraría su calidad de vida.

Envalentonada, revisé montones de estudios académicos que confirmaban los efectos negativos de pasar demasiadas horas en una silla y presenté las conclusiones en el decanato, junto con los resultados de las encuestas que los estudiantes habían llenado. Expliqué que poner pupitres altos sería una buena forma de promocionar la imagen innovadora de Stanford y de mejorar la salud de los alumnos. Mi propuesta fue rechazada. Me dijeron que debía demostrar con pruebas fehacientes que aquello servía para algo. Les dije que estaba de acuerdo. Así comenzaron mis dos años de investigación —financiada con una beca y aprobada por un comité de ética— sobre el efecto de los pupitres altos en las aulas. Hice ensayos, encuestas y entrevistas. Estudié análisis estadístico e interpreté los datos. Los resultados no dejaban lugar a dudas: los estudiantes confirmaron que prestaban más atención y ponían más interés en las clases y que, en efecto, querían esos pupitres en las aulas.

Dos años después de la primera reunión, acudí de nuevo al decanato de la Facultad de Medicina de Stanford y presenté los datos que me habían pedido. La propuesta de los pupitres altos fue rechazada nuevamente. Me dijeron que el nuevo edificio Li Ka Shing —una maravilla arquitectónica de 90 millones de dólares donada por la persona más rica de Hong Kong— tenía directrices de diseño y códigos de seguridad. No iba a haber pupitres altos.

Hoy en día, en casi todas las facultades de medicina, los futuros médicos, durante los dos primeros años de carrera, siguen pasando la mayor parte del tiempo sentados. Ahora sabemos que estar sentado mucho tiempo es una de las formas más rápidas de contraer las mismas enfermedades que los estudiantes de medicina están aprendiendo a tratar. Hasta el 73 % de los médicos tienen sobrepeso o son obesos, y las principales causas de muerte entre los facultativos son las enfermedades en gran medida prevenibles que tienen su origen en la energía negativa y cuya lista encabezan las cardiopatías, el cáncer y los accidentes cerebrovasculares.

Nuestra obsesión con estar sentados es una de las cuestiones que más favorecen la energía negativa: el deseo de estar cómodos. Nos gusta estar cómodamente sentados y nos gustan las temperaturas agradables, lo cual es comprensible. Por desgracia, esos dos lujos de la vida moderna no favorecen la fisiología celular ni la longevidad. Celebramos las comodidades del mundo moderno como una victoria, y hasta cierto punto lo es, pero la realidad nos demuestra que las ventajas de la vida moderna no hacen sino adormecer las células, dejándolas en un estado de absurda complacencia.

Si no forzamos el cuerpo, este se estropea. Si lo forzamos demasiado durante demasiado tiempo, también se estropea. Pero, si lo llevamos solo un poco más allá del punto de confort —sobre todo en lo que al movimiento y la temperatura se refiere—, entonces sucede algo increíble: las células se muestran a la altura de las circunstancias, se adaptan y activan vías latentes que nos vuelven más resistentes, más felices y más sanos, sobre todo si ese estrés va seguido de un tiempo de adaptación, recuperación y desarrollo de las vías de resiliencia.

Muchos sistemas biológicos complejos funcionan mejor cuando el entorno los pone un poco a prueba. Por ejemplo, las plantas más ricas en fitonutrientes y antioxidantes crecen en climas duros y terrenos rocosos, como los de las escarpadas laderas de Cerdeña. Esas plantas activan sus propias vías antioxidantes de resistencia al estrés para sobrevivir, lo que se traduce en grandes ventajas para nuestra salud cuando las comemos. Los gatos callejeros, que viven en un entorno más duro, son mucho menos propensos a engordar que los domésticos. El 50 % de los perros domésticos de más de diez años desarrollan cáncer, cosa que pocas veces les ocurre a los perros salvajes o a los lobos. La depresión afecta al 75 % de los perros domésticos, pero es rara en animales salvajes. Mientras que el 40 % de los seres humanos padecen cáncer, nuestros parientes más cercanos, los chimpancés, rara vez lo tienen, pese a compartir con nosotros casi el 99 % de los genes.

La vida en la naturaleza tiene un no sé qué que beneficia nuestra biología. ¿Es posible que las comodidades de la vida doméstica nos estén perjudicando?

A medida que la vida moderna ha ido eliminando aspectos básicos de la vida natural —como el movimiento regular y las grandes oscilaciones de temperatura—, han ido surgiendo grandes industrias que nos cobran por recuperarlos. La industria nos ofrece clases de *fitness*, gimnasios, baños fríos, saunas y fototerapia. La presión constante a que estamos sometidos para hacer ejercicio y pagar por esas cosas «saludables» es un truco de tramposos. Resulta irónico que paguemos por el lujo de la comodidad y que luego nos vendan soluciones para remediar sus consecuencias negativas. La solución de la energía vital no consiste solo en incorporar más hábitos y herramientas de *biohacking* al día a día, que luego aumentan el estrés porque nos vemos sometidos a ellos. La solución tiene que ver con cambiar de mentalidad y ver las incomodidades y los factores estresantes como parte de la información biológica necesaria para la vida, y con incorporar al día a día esos factores como algo natural. También hay que ser escépticos, y abiertamente críticos, con la «normalidad» de nuestros entornos artificiales y con las normas culturales relativas al ejercicio físico. Esas normas consisten en estar todo el santo día sentados ante la mesa de trabajo, en que los elementos imprescindibles en nuestra casa sean los sillones y las sillas, en desplazarnos constantemente en coches y motocicletas, en usar siempre las escaleras mecánicas y los elevadores y en enojarnos si nuestro termostato supera un poco los 21 °C.

Además de perjudicarnos protegiéndonos de esos factores estresantes, la modernidad industrial también nos ha privado de la oportunidad de vivir en un mundo atóxico que impida que nuestras células se sobrecarguen y se dañen. La industria utiliza actualmente unos ochenta mil productos químicos sintéticos que llenan el aire, el agua, los alimentos y nuestros hogares de sustancias que entran en contacto con nuestras células y tienen en su mayoría efectos nocivos o desconocidos. Muchos productos de esos forman parte de un tipo de sustancias químicas denominadas obesógenos, lo que significa que intervienen negativamente en los procesos de la energía vital y favorecen la acumulación de grasas y la obesidad. Nos llevamos las manos a la cabeza por el deterioro de la salud física y mental de nuestra población, al tiempo que sumergimos nuestras células (y las de nuestros niños) en una invisible «sopa química» artificial que daña los neurotransmisores, el microbioma, las mitocondrias, nuestra genética y nuestras hormonas.

Este capítulo examina los efectos negativos del paso a vivir en interiores y del alejamiento del mundo natural, y nos muestra algunos ejemplos de lo que podemos hacer para empezar a sentirnos mejor hoy mismo.

MOVIMIENTO

A pesar de que el ser humano es el único primate bípedo, hemos decidido pasar casi el 80 % de nuestro tiempo sentados. La película *Wall-E* (2008) retrata un futuro distópico y lleno de gordos que se desplazan en sillones aerodeslizadores, se entretienen con las pantallas holográficas, consumen los alimentos empaquetados que les sirven los robots y no tienen que mover un dedo para nada. Por desgracia, eso se parece mucho a la realidad actual.

La gente quiere estar en forma. En Estados Unidos, por ejemplo, sesenta y cuatro millones de personas están apuntadas a algún gimnasio y gastan casi 2 000 dólares en promedio al año por persona en mejorar su condición física. Pero cada año estamos más enfermos. A pesar de que el número de personas que se apuntan a gimnasios se ha duplicado desde el año 2000, en ese tiempo la obesidad ha aumentado un 10%. Estados Unidos es el país que tiene más gimnasios del mundo y, sin embargo, es también el que cuenta con más obesos. Según los CDC, más del 75% de los estadounidenses adultos no hacen la cantidad de ejercicio recomendada, y el 25% no hace nada de ejercicio.

¿Por qué se da esa discordancia entre nuestro evidente deseo de estar sanos y nuestro estrepitoso fracaso a la hora de movernos más? Creo que la explicación está en el concepto de *ejercicio*. Para nosotros el ejercicio es un periodo aislado de actividad física —independiente del resto de la vida cotidiana— y un ítem en la lista de tareas pendientes. Los procesos metabólicos funcionan mejor cuando el movimiento es un elemento inherente a la vida diaria, no una tarea que hay que realizar en el espacio de una o dos horas. Hasta hace no tanto tiempo, el movimiento continuo era esencial para la supervivencia: había que cazar, recoger frutos y recorrer a pie grandes distancias. En 1900, en las ciudades no había gimnasios en cada esquina, y, sin embargo, la tasa de obesidad era casi del 0 por ciento.

Hoy en día, solo el 1.3% de los estadounidenses se dedican a la agricultura. Ahora estamos prácticamente todo el día sentados o acostados. A diferencia de muchas ciudades de Europa y Asia, la mayoría de las zonas urbanas de Estados Unidos están diseñadas para los coches, no para las personas. Sorprendentemente, los estacionamientos ocupan una tercera parte de la superficie urbana de las ciudades angloamericanas. Si vives en un barrio poco transitable, la incidencia de la prediabetes es un 32% más elevada, y las probabilidades de desarrollar diabetes tipo 2 son entre un 30 y un 50% mayores. Si tienes la suerte de vivir en una ciudad transitable, verás que las tasas de obesidad y sobrepeso descienden como por arte de magia de un 53 a un 43%. Según los CDC, el adulto estadounidense promedio da entre 3 000 y 4 000 pasos al día, lo que equivale a menos de tres kilómetros. Compara esos datos con los de los cazadores-recolectores actuales, que dan unos 20 000 pasos al día y pasan menos del 10% de la jornada sentados (y tienen la tasa de cardiopatías más baja que se haya visto hasta ahora). El libro *El secreto de las zonas azules*, de Dan Buettner, demuestra que las poblaciones que más viven no «hacen ejercicio» en el sentido moderno de un gran esfuerzo durante poco tiempo y con fines específicos. El movimiento es parte de su vida. No se trata de andar buscando huecos para acudir más veces al gimnasio, sino de incluir el movimiento en nuestro estilo de vida, lo cual es sencillo, pero requiere creatividad y resolución.

El *fitness* es, sin duda, bueno para la salud, pero el metabolismo óptimo se alcanza con una actividad física regular y de poca intensidad que estimule constantemente las vías celulares que favorecen la energía vital. Estar sentado demasiado tiempo se asocia con los tres rasgos distintivos de la energía negativa: aumento de la inflamación, del estrés oxidativo y de la disfunción mitocondrial. Para contrarrestar el sedentarismo no basta con hacer ejercicio una vez al día. El sedentarismo, según los investigadores, es malo para la salud, con independencia de la actividad física que se haga. El hecho en sí de estar sentados es el gran problema, tanto si se hace ejercicio como si no. El doctor Andrew Huberman señaló recientemente que «incluso si hacemos nuestros 180 minutos de cardio en zona 2 (moderado) a la semana, el beneficio se desperdicia en gran medida (o por completo) si estamos sentados más de cinco horas al día». El ejercicio, para que sea realmente sano, tendrá que ser muy diferente de lo que la industria del *fitness* nos ofrece. El movimiento regular y natural tendría que volver a formar parte de la vida cotidiana.

Estamos hechos para el movimiento: nuestros músculos, huesos y articulaciones son como una orquesta muy bien afinada que nos permite correr, saltar, trepar y levantarnos con gran eficacia y precisión. Por desgracia, estamos desaprovechando estos maravillosos dones.

La contracción muscular es una medicina

Moverse con frecuencia es muy importante porque un cuerpo cuyos músculos se contraen asiduamente (aunque sea a ratos y con poca intensidad) presenta una fisiología completamente diferente de la de un cuerpo cuyos músculos solo hacen una tanda de ejercicios de una a dos horas al día (por intensa que la tanda sea). La contracción de los músculos es un medicamento milagroso. A una escala básica, la actividad celular de los músculos activa dos procesos, pues permite la entrada de calcio en las células y consume TFA. Al detectar una disminución del TFA a medida que las contracciones musculares lo consumen, la AMPK activa y estimula la increíble proteína PGC-1α, que aumenta la quema de grasa, la captación de glucosa y la producción de más mitocondrias (para fabricar más TFA).

Además, la AMPK también estimula la mitofagia, mediante la cual las células eliminan las mitocondrias viejas y disfuncionales para dejar espacio a otras nuevas y sanas. Sin una mitofagia eficaz, acumulamos mitocondrias de mala calidad que producen demasiados radicales libres, lo cual genera uno de los principales rasgos distintivos de la energía negativa: el estrés oxidativo. Y, aunque el ejercicio físico produce algunos radicales libres, la estimulación de la PGC-1α favorece la expresión de varios genes antioxidantes, reforzando de este modo las defensas del organismo. El ejercicio también puede aumentar mucho la inflamación, pero se ha demostrado que la actividad muscular disminuye la inflamación crónica a largo plazo. De hecho, cada vez está más claro que los músculos son órganos que segregan hormonas antiinflamatorias. En el caso del estrés oxidativo y la inflamación, el estrés controlado (mediante el movimiento y el ejercicio físico) hace que el organismo reduzca con el tiempo los niveles de ambos factores.

La contracción muscular es muy importante para la salud metabólica porque elimina el exceso de glucosa y, por extraño que parezca, los músculos pueden eliminarla sin necesidad de insulina para estimular la entrada de glucosa en las células. De hecho, con el ejercicio físico, las personas que padecen diabetes tipo 2 —pese a ser muy resistentes a la insulina— pueden eliminar la glucosa de la sangre con la misma facilidad que las personas no diabéticas, gracias a que son capaces de eliminar la glucosa sin necesidad de insulina. ¿Por qué? El ejercicio físico estimula la AMPK, que envía señales a los canales de glucosa (GLUT4) para que se desplacen desde el interior de la célula hasta la membrana celular y dejen pasar la glucosa.

Al eliminar la glucosa de la sangre sin tener que secretar tanta insulina, el ejercicio físico aumenta la sensibilidad del organismo a esa hormona. Una sola sesión de ejercicio aumenta la sensibilidad a la insulina durante al menos dieciséis horas.

La capacidad de los transportadores GLUT4 para eliminar la glucosa de la sangre no es marginal. Según los datos de Levels, el pico de glucosa que suelen experimentar los adultos después de una comida rica en carbohidratos es un 30% menor si dan un pequeño paseo después de comer. La contracción muscular es un remedio milagroso para procesar el exceso de energía alimentaria, que de otro modo obstruiría las células y provocaría alguna disfunción. El ejercicio físico estimula la producción de más y mejores mitocondrias, las cuales, al generar energía vital, aumentan las defensas antioxidantes y reducen la inflamación a largo plazo.

Muévete más

Si te mueves con más frecuencia, eliminarás más glucosa de la sangre de manera continua a lo largo del día. Cada vez que te levantes de la mesa de trabajo y des un paseo de cinco minutos o hagas treinta sentadillas (flexionando las rodillas como si quisieras sentarte, pero manteniendo las plantas de los pies pegadas al suelo), recuerda que estás enviando al organismo una señal para que los canales de glucosa hagan que la membrana siga eliminándola con el fin de producir más TFA. Verás cuán diferente es esta situación de la de una persona que está sentada todo el día y solo hace ejercicio durante una hora por la tarde. A lo largo del día, los músculos no reciben ninguna señal para absorber y utilizar el exceso de glucosa, por lo que esta se queda circulando por el torrente sanguíneo y necesita insulina para llegar a las células.

El movimiento diario no tiene por qué ser duro para ser eficaz, pero sí debe ser frecuente. Un estudio con once participantes completó cuatro regímenes de movimiento:

- Nada de ejercicio.
- Veinte minutos de trote antes del desayuno, la comida y la cena.
- Veinte minutos de trote después del desayuno, la comida y la cena.
- Carreras cortas de solo tres minutos cada media hora a lo largo del día.

Los tres esquemas de movimiento sumaban un total de sesenta minutos al día, pero los resultados mostraron una cosa fascinante: las carreras cortas de tres minutos cada media hora redujeron significativamente los picos de glucosa posprandial, en comparación con los veinte minutos de trote antes o después de las comidas.

Ahora bien, no hace falta trotar para constatar este efecto; caminar también funciona. Un estudio de setenta adultos sanos de peso normal analizó tres situaciones similares:

- Estar sentado nueve horas.
- Caminar durante treinta minutos una vez al día y luego sentarse.
- Interrupciones regulares de la actividad cotidiana, consistentes en caminar durante un minuto y cuarenta segundos cada treinta minutos.

Aunque los que se movían caminaban un total de treinta minutos al día, según los resultados del estudio las personas que daban paseos de treinta minutos presentaron picos de glucosa y niveles de insulina más bajos después de las comidas. He aquí una analogía para ilustrar este punto: si tu cuerpo necesita unos 2.5 litros de agua para estar bien hidratado, no tendría sentido que te los bebieras en un espacio de treinta minutos y te quedaras el resto del día sin beber. Es mucho mejor beber a sorbos a lo largo del día los dos litros y medio. Lo mismo ocurre con el movimiento. Puede que los constantes recordatorios para que te pongas de pie que saltan en el Apple Watch y otros dispositivos móviles te resulten molestos, pero esas recomendaciones tienen el respaldo de científicos y son realmente útiles.

Conservar el calor

Ha surgido un término para referirse al movimiento diario sin hacer deporte: la termogénesis sin ejercicio (NEAT, por sus siglas en inglés). La NEAT abarca cualquier actividad física espontánea que no sea ejercicio físico voluntario. No deja de ser extraño que hayamos tenido que dar a este concepto un nombre rebuscado y un acrónimo. Antes de la urbanización del trabajo y de la transición a la existencia centrada en los escritorios para computadora, la NEAT era simplemente la vida. La NEAT abarca actividades de la vida diaria que requieren movimiento, como la limpieza, las compras, la jardinería, los quehaceres domésticos, el caminar del coche al supermercado, el subir al piso de arriba, el uso de un pupitre alto y el juego con los niños. Como era de esperar, los datos disponibles indican que la NEAT podría ser una herramienta muy útil para el control del peso corporal.

Los escritorios con caminadora son un intento de incorporar más NEAT al día a día. El uso de una caminadora a poca velocidad solo dos horas y media diarias podría suponer una pérdida de peso de entre 20 y 30 kilos en un año. Esto aún no se ha demostrado con los datos de un año completo, pero sí se ha demostrado que el uso de una caminadora en el trabajo dos horas y media diarias durante diez días produce una disminución promedio de 1.17 kilos de masa adiposa y un aumento de 1 kilo de masa magra (músculo).

Conviene pensar más en la parte «termogénica» de la termogénesis sin ejercicio, es decir, la que se refiere al hecho de que el ejercicio físico «genera calor». ¿Por qué eso es importante? Cuando contraemos los músculos, necesitamos más TFA para producir energía, lo que significa que lo disociamos del trifosfato de adenosina en DFA, o difosfato de adenosina, liberando un fosfato. Cuando ese fosfato se escinde, la energía del enlace químico se aprovecha para proveer de combustible a las actividades celulares (como las contracciones musculares) o se disipa en forma de calor. Cuanto más TFA producimos y utilizamos, tanto más calor generamos, razón por la cual las personas con más masa muscular tienden a generar más calor al principio de los entrenamientos. El ejercicio físico puede elevar la temperatura basal. Resulta inquietante constatar que, según la Universidad de Stanford, la temperatura promedio corporal ha descendido casi un 2 % desde la época preindustrial, lo que se corresponde con unos índices metabólicos más bajos. Me parece preocupante que nuestra temperatura, en cuanto especie, esté disminuyendo constantemente. El calor es un indicador de nuestra fuerza vital y de nuestra función mitocondrial, es nuestro motor, nuestra energía vital, nuestro yang y nuestra luz, pero está disminuyendo porque nos pasamos la vida sentados. Lo único que hace falta para avivar el fuego interno es moverse más (y desarrollar la musculatura).

El *marketing* en detrimento de la ciencia

Al igual que la confusión general sobre la alimentación, la confusión general sobre la forma «adecuada» de hacer ejercicio puede resultar paralizadora para los consumidores y alimenta una economía del *fitness* que asciende a 800 000 millones de dólares a escala mundial, que nos hace dudar de nuestra estrategia. Considero que crea una derrotista falta de confianza entre los ciudadanos que nos impide ser más activos. Estados Unidos es el mayor consumidor de *fitness*, pero la salud de su población empeora continuamente. Durante los últimos diez años se han publicado casi trescientos mil estudios científicos sobre el ejercicio físico y, sin embargo, nunca habíamos estado tan gordos ni sido tan sedentarios. Hemos renunciado al sentido común en pos de la «evidencia». En los mejores pódcast se debate sobre cuántos minutos a la semana y a qué hora del día conviene entrenarse en zona 2, por oposición al entrenamiento segmentado de alta intensidad (HIIT, por sus siglas en inglés), sobre los umbrales de lactato, sobre las ventajas o desventajas del entrenamiento excéntrico frente al concéntrico, etcétera. Sin embargo, solo el 28 % de los angloamericanos atienden a las recomendaciones básicas en materia de ejercicio físico. Toda esa información es importante, pero no hay que dejar que los árboles nos impidan ver el bosque: no es precisamente un exceso de ejercicio lo que hay en Estados Unidos.

Esta es la realidad: todas las actividades físicas son buenas para la salud y reducen considerablemente el riesgo de padecer enfermedades metabólicas. En las grandes ciudades, cuando el gasto energético total es el mismo, las personas que más caminan (intensidad relativamente baja) y las que realizan actividades más fuertes (intensidad relativamente alta) reducen en la misma medida, que es considerable, el riesgo de padecer diabetes tipo 2.

El simple hecho de caminar unos 10 000 pasos al día (descártense las cantidades inferiores) se asocia con los siguientes resultados:

- Un riesgo un 50 % menor de padecer demencia.
- Un riesgo un 50-70 % menor de muerte prematura.
- Un riesgo un 44 % menor de padecer diabetes tipo 2.
- Un riesgo un 31 % menor (como mínimo) de padecer obesidad.
- Una significativa reducción de la tasa de incidencia del cáncer, la depresión profunda, el reflujo gástrico y la apnea del sueño.

Ningún medicamento o intervención quirúrgica es mejor para la prevención de las enfermedades crónicas que caminar unos 10 000 pasos al día. A pesar de ello, los médicos rara vez recomiendan a sus pacientes el ejercicio físico. Si un fármaco pudiera reducir en un 50 % el riesgo de padecer alzhéimer, sería un bombazo y el medicamento se le recetaría a todo el mundo. Pues ese fármaco está ahí: consiste en caminar. Sin embargo, menos del 16 % de los médicos recomiendan a sus pacientes el ejercicio físico, y el 85 % de los facultativos afirman no haber recibido formación alguna para prescribirlo.

Aunque los datos científicos sobre el ejercicio físico son bastante claros, el sistema médico no se adapta a ellos. Tomemos, por ejemplo, la influencia de la actividad física en los resultados de COVID-19. Un estudio con 194191 enfermos de COVID-19 demostró que las personas que eran sedentarias antes de contraer el coronavirus tenían un 191% más de probabilidades de ser hospitalizadas y un 391% más de probabilidades de morir que las más activas (entiéndase por «más activas» las que hacen un promedio de solo 42.8 minutos de actividad física, entre moderada e intensa, al día). Los beneficios del ejercicio físico se observaron incluso en personas con enfermedades previas. Puesto que las mitocondrias son las coordinadoras de la inmunidad y la supervivencia celulares, la función mitocondrial se consideró, ya en 2020, como un factor clave en las probabilidades de contraer el coronavirus, de morir a causa de él y de padecerlo durante mucho tiempo. Los investigadores recomendaron la búsqueda «urgente» de alternativas preventivas para obtener mejores resultados, y la recomendación principal fue el ejercicio físico (aparte de los alimentos frescos, los ejercicios respiratorios y los consejos habituales de la medicina preventiva). Ninguno de esos datos científicos se incluyó en las recomendaciones de salud pública ni en las directrices oficiales.

A modo de experimento mental, imaginemos lo que pasaría si una pequeña parte de los 4 billones de dólares que se invierten anualmente en sanidad pública los destináramos a incentivar el ejercicio físico: a hacer que las ciudades sean más transitables, a instalar caminadoras en los edificios de oficinas, a subvencionar breves pausas para el ejercicio físico en todos los colegios, hospitales y lugares de trabajo, o incluso a pagar directamente a las poblaciones de riesgo para que hicieran más ejercicio.

No te compliques la vida

En lo que respecta a la alimentación, establecimos tres sencillas reglas enormemente eficaces: no consumir productos con azúcar añadida, no usar aceites (ya sean vegetales o de semillas) que hayan sido procesados industrialmente y no comer cereales demasiado transformados.

Para el *fitness* propongo también tres sencillas reglas.

1. Camina al menos 7000 pasos al día y espácialos a lo largo de la jornada. Intenta llegar a 10000 pasos diarios.
2. Consigue que tu ritmo cardiaco supere el 60% de lo que es para ti el máximo durante al menos 150 minutos a la semana. (Eso equivale a 30 minutos, cinco días a la semana).
3. Levanta objetos pesados unas cuantas veces a la semana para hacer trabajar los principales grupos musculares.

¿Hay otras estrategias personalizadas para la alimentación y el ejercicio físico? Por supuesto que sí. Pero ahí está la clave: si sigues las sencillas normas que yo propongo, es probable que la curiosidad y el asombro te empujen a seguir profundizando en estas cuestiones. Cuando compruebes lo beneficioso que es eliminar de la dieta el azúcar refinada, los cereales y los aceites industriales, te aseguro que empezarás a buscar más recetas a base de alimentos integrales, a leer más libros sobre nutrición y a escuchar más pódcast en los que se traten estos temas. Si te comprometes a caminar al menos 7000 pasos al día y a hacer 150 minutos de ejercicio aeróbico a la semana, sin duda encontrarás la práctica deportiva más adecuada para ti. Empieza por el principio, practicando cualquier actividad que sea de tu agrado, y proponte alcanzar siempre tus objetivos. Si avanzas poco a poco, las siguientes fases serán pan comido.

Quiero ahondar en lo de los 150 minutos de actividad semanal con un ritmo cardiaco elevado. El entrenamiento aeróbico en zona 2 es una actividad que genera una frecuencia cardiaca de entre el 60 y el 70% de tu frecuencia máxima (que a menudo se calcula restando tu edad a 220). Piensa en un paso rápido o un trote ligero que puedas mantener durante una hora sin demasiada dificultad. El ejercicio asiduo en zona 2 es especialmente beneficioso para el metabolismo porque estimula la salud mitocondrial sin someter el organismo a un esfuerzo excesivo. El entrenamiento en zona 2 nos demuestra que no es necesario exigirse al máximo para tener un metabolismo sano. Pero la verdadera demostración está en las investigaciones: el ejercicio moderado sostenido aumenta el número de mitocondrias, mejora la captación de glucosa y reduce el riesgo de padecer enfermedades crónicas.

¿Cómo sabes que estás en la zona 2? Muchos medidores de actividad física, incluido el Apple Watch, muestran ahora puntuaciones basadas en tu peso y edad. También puedes intentar hablar: cuando estás en el límite superior de la zona 2, lo normal es que no seas capaz de pronunciar una frase en voz alta sin bajar el ritmo para tomar aliento.

Aunque puedas estar en la zona 2 esos 150 minutos semanales (la clave es la constancia, insisto), se ha demostrado que aumentar la frecuencia cardiaca durante periodos breves mediante el HIIT tiene efectos muy beneficiosos para el metabolismo. El American College of Sport Medicine define el HIIT como cualquier entrenamiento que alterne periodos cortos —entre cinco segundos y ocho minutos de ejercicio intenso—, en los que la frecuencia cardiaca alcanza entre el 80 y el 95 % de su capacidad máxima, con periodos de igual o mayor duración de descanso o actividad física en los que el ritmo cardiaco se sitúa en el 40-50 % de tu capacidad máxima.

Por último, recomiendo (y esto es importante) a quienes quieran mejorar su salud metabólica o bajar de peso que hagan entrenamiento de fuerza (también llamado entrenamiento contra resistencias). El entrenamiento de fuerza consiste simplemente en hacer trabajar los músculos contra una fuerza equiponderada realizando movimientos funcionales como levantar o empujar objetos en casa o en el trabajo, o utilizar el propio cuerpo como fuerza contra la que ejercitarse («dominadas», flexiones, etcétera). Puesto que los músculos desempeñan un papel importante en la eliminación de la glucosa de la sangre, la masa muscular está en correlación con la sensibilidad a la insulina. Según un estudio de los NIH, «el entrenamiento de fuerza resulta eficaz para corregir el síndrome metabólico porque disminuye la masa adiposa, incluida la abdominal. También aumenta la sensibilidad a la insulina, mejora la tolerancia a la glucosa y reduce la hipertensión». La gruesa capa de músculo que recubre el esqueleto es un escudo metabólico y una puerta de acceso a una vida más larga y feliz. Por experiencia propia, el entrenamiento de fuerza supone una transformación para las personas que se sienten «atascadas» en su progreso hacia la optimización metabólica y la pérdida de peso. Los ejercicios de fuerza son especialmente importantes para las mujeres que entran en la cincuentena, las cuales necesitan un impulso metabólico para contrarrestar la disminución de estrógenos en la menopausia. La doctora Gabrielle Lyon —geriatra y experta en musculatura— llega a decir lo siguiente: «No estamos gordos; lo que ocurre es que tenemos poco músculo». De lo que se trata es de que, si das más importancia al fortalecimiento de los músculos que a la pérdida de peso, te irá mucho mejor a la hora de mejorar la estructura corporal y la salud metabólica. Y, puesto que la masa muscular disminuye de manera natural (y rápida) a partir de los treinta años, y que la poca masa muscular es un factor de riesgo en lo que a la muerte prematura se refiere, debemos fortalecer los músculos desde que somos jóvenes y seguir fortaleciéndolos toda la vida. Nunca es tarde para empezar.

MOVIMIENTO Y BIOMARCADORES DE LA ENERGÍA VITAL

Si quieres formar parte del porcentaje de personas que gozan de buena salud metabólica, el movimiento regular te ayudará a conseguirlo. El ejercicio físico mejora estos cinco biomarcadores básicos del metabolismo:

- **Niveles de glucosa superiores a 100 mg/dl:** programas de doce semanas de trote de alta intensidad (40 minutos a la semana) o de baja intensidad (150 minutos a la semana) consiguieron que el azúcar en la sangre de los participantes pasara del rango prediabético ($\geq$ 100 mg/dl) al rango no diabético (< 100 mg/dl).
- **Colesterol HDL inferior a 40 mg/dl:** la documentación recopilada en 2019 indicaba que el ejercicio aumenta el colesterol HDL, «siendo la cantidad de ejercicio, más que la intensidad, lo que realmente influye». Asimismo, «los beneficios de la elevación de los niveles de HDL por vía farmacológica no resultan convincentes».
- **Triglicéridos superiores a 150 mg/dl:** numerosos estudios han demostrado que el ejercicio físico reduce los niveles de triglicéridos. Según un estudio realizado en 2019, un programa (de ocho semanas de duración) basado en el ejercicio aeróbico moderado redujo de forma significativa los niveles de triglicéridos de los participantes. Además, se ha descubierto que incluso una sola sesión de ejercicio aeróbico intenso hace bajar los niveles de triglicéridos al día siguiente. Ese efecto positivo podría deberse al aumento de actividad de la lipasa hepática, una enzima que favorece la absorción de los triglicéridos presentes en el torrente sanguíneo.

- **Presión arterial de 130/85 mm/hg o superior:** el efecto del ejercicio entre las personas hipertensas es similar al de los fármacos que se usan habitualmente.
- **Más de 89 cm de cintura en las mujeres y más 102 cm en los hombres:** el ejercicio regular ayuda a disminuir la obesidad al aumentar el gasto energético y favorecer la pérdida de peso. Hay una evidente relación inversa entre la cantidad de ejercicio que hacemos a la semana y el perímetro de la cintura: cuanto más ejercicio hagamos, menor será el perímetro. Es más, el ejercicio moderado (menos de 5 100 pasos al día) entraña un riesgo de obesidad central más alto que el ejercicio intenso (más de 8 985 pasos al día).

TEMPERATURA

El exceso de estrés permanente es nefasto para el organismo, pero el aumento gradual y controlado de determinados factores estresantes puede promover adaptaciones que reducen los niveles crónicos de estrés oxidativo e inflamación.

La exposición de las células a temperaturas extremas es una manera eficaz de promover su adaptación. Probablemente hayas oído hablar de la inmersión en agua helada, que ha ido ganando adeptos entre los *biohackers*, a pesar de los precios prohibitivos de esos recipientes especiales. Durante la mayor parte de la historia de la humanidad, no hemos podido controlar el frío o el calor. El concepto de «interior» es muy reciente, y el aire acondicionado y la calefacción central lo son aún más. Nuestros antepasados del siglo XIX tenían en sus casas una calefacción muy deficiente y ningún sistema de refrigeración. El calor y el frío extremos entre una estación y otra, e incluso en un solo día, fueron la norma para la mayoría de los seres humanos durante gran parte de la historia. En el desierto del Sahara, por ejemplo, las temperaturas llegan a alcanzar los 50 °C durante el día y descender a 10 °C por la noche. En las Montañas Rocosas, las temperaturas pasan de 27 °C a menos de 5 °C.

La termoneutralidad de nuestros días hace que las mitocondrias se aburran. Las mitocondrias son estructuras que generan calor, como los hornos, pero, si no las estimulamos para que generen no solo calor, sino también TFA, no moverán un dedo. Nuestras mitocondrias están tan aburridas y descontentas que la especie humana parece estar resfriándose. La temperatura corporal ha descendido seis grados en los últimos doscientos años, probablemente a causa de un índice metabólico más bajo. Durante los últimos años se ha demostrado que la reintroducción de grandes oscilaciones de temperatura tiene muchas ventajas metabólicas, pues estimula la actividad vascular, aumenta la aptitud de las células para generar su propio calor e incrementa su capacidad antioxidante.

Frío y calor

El organismo cuenta con varios mecanismos para regular la temperatura interna cuando nos exponemos al frío. Uno de ellos son los escalofríos, que hacen que los músculos se contraigan rápidamente, dividiendo las moléculas de TFA y produciendo calor. Otro es la termogénesis sin escalofríos, gracias a la cual producimos y utilizamos una grasa saludable (la grasa parda) que nos ayuda a mantenernos calientes.

La grasa parda es diferente de la grasa blanca que todos conocemos. La grasa blanca almacena energía, mientras que la parda, la quema para producir calor, y por eso en ocasiones recibe el nombre de grasa termogénica. La grasa parda es de ese color porque está llena de mitocondrias y presenta altos niveles de una proteína denominada proteína desacoplante 1 (UCP1, por sus siglas en inglés) o termogenina. La UCP1 es exclusiva de la grasa parda, a la que permite producir calor en vez de TFA. La proteína UCP1 es un canal que deja que los protones destinados a la producción de TFA salgan de la membrana interna de las mitocondrias, disipándose en forma de calor en vez de generar TFA. Los niveles de grasa parda aumentan en invierno a medida que el cuerpo se va acostumbrando a generar calor. Curiosamente, los niveles de HbA1c (un marcador de los niveles medios de glucosa) tienden a ser más altos en invierno, cuando la temperatura es más baja y los niveles de grasa parda más altos, si bien todavía no se ha establecido una relación causal entre la HbA1c y el tejido adiposo pardo.

La grasa parda absorbe y aprovecha fácilmente la glucosa, y por eso las personas que tienen más tejido adiposo pardo suelen tener menos masa corporal y niveles de glucosa más bajos. De hecho, un estudio realizado en 2021 descubrió que la prevalencia de diabetes tipo 2 en personas con obesidad y tejido adiposo pardo era casi de la mitad que en personas con obesidad y sin grasa parda, esto es, aproximadamente un 8 % frente a un 20 %, respectivamente.

El tejido adiposo pardo se activa cuando te expones al frío, y eso ayuda a controlar los niveles de azúcar en la sangre. Dormir en una habitación a 19 °C durante un mes aumenta la sensibilidad a la insulina y duplica la actividad y el volumen de la grasa parda en hombres sanos. Incluso los periodos breves de exposición al frío mejoran la sensibilidad a la insulina y la eliminación de la glucosa, sobre todo en personas que tienen tejido adiposo pardo. Según un estudio, el uso de chalecos refrigerantes entre cinco y ocho horas aumentó en un 15 % el gasto energético en reposo en personas con grasa parda. La eliminación de la glucosa presente en todo el cuerpo también aumentó en torno a un 13 % en aquellas personas con tejido adiposo pardo, pero no se observaron cambios significativos en las que carecían de él. La aclimatación al frío también mejora la salud metabólica, incluso en las personas con poco tejido adiposo pardo. Un programa de aclimatación al frío de diez días de duración produjo un aumento del 43 % de la sensibilidad a la insulina en hombres que padecían diabetes tipo 2, en comparación con los niveles que presentaban a temperaturas normales. El programa también aumentó la actividad del canal de glucosa GLUT4.

Asimismo, se ha descubierto que los niveles altos de grasa parda están relacionados con una menor variabilidad glucémica, lo que sirve para estabilizar los niveles de glucosa en todo el cuerpo, incluso cuando no estamos expuestos al frío. A los participantes de un estudio publicado en la revista *Cell Metabolism* en 2016 se les ofreció una bebida con 75 gramos de glucosa en una habitación que estaba a unos agradables 24 °C. Los investigadores observaron que tanto la activación del tejido adiposo pardo como el gasto energético en reposo aumentaban en consecuencia, aunque los participantes no estuvieran expuestos al frío, ya que la captación y el procesamiento de la glucosa por parte de la grasa parda generaban calor. El artículo daba a entender que un déficit de esta última podía ser un indicador clínico del desarrollo de una desregulación del azúcar en la sangre. En pocas palabras, necesitamos mucho más tejido adiposo pardo, y la mejor forma de obtenerlo es exponer el cuerpo al frío y estimularlo a que se adapte a este.

La exposición deliberada al calor tiene efectos positivos sobre la salud metabólica. Los investigadores conjeturan que el uso habitual de la sauna produce «una reacción generalizada de adaptación al estrés» que es «posiblemente análoga [...] a las reacciones que produce el ejercicio físico». La exposición al calor también aumenta la producción de una sustancia denominada proteína de *shock* térmico 70 (HSP70, por sus siglas en inglés). La HSP70 interviene en diversos procesos celulares, como la respuesta al estrés y la inflamación. Se cree que esta proteína contribuye a la mejora de la sensibilidad a la insulina y de la reducción de las inflamaciones.

Además, la exposición al calor aumenta la producción de óxido nítrico, la molécula que ayuda a relajar los vasos sanguíneos y a mejorar la circulación de la sangre. La mejora del flujo sanguíneo aumenta la absorción de glucosa en los músculos esqueléticos, lo que favorece la sensibilidad a la insulina. Estos mecanismos demuestran que la exposición al calor está relacionada con la disminución de la presión arterial, la mejora de los marcadores de la función cardiaca, el decrecimiento de los niveles de colesterol total y LDL, y la reducción de los niveles de glucosa en ayunas.

En un estudio llevado a cabo con hombres finlandeses se observó una sorprendente disminución de las enfermedades metabólicas en personas que tomaban habitualmente una sauna: «disminución de la muerte súbita cardiaca (63 %) y la muerte por cualquier causa (40 %), así como de la demencia (66 %) y el alzhéimer (65 %), en hombres que tomaban una sauna entre cuatro y siete veces a la semana, en comparación con aquellos que la tomaban solo una vez a la semana».

La exposición al frío o al calor mejora considerablemente el estado de ánimo. La inmersión en agua helada incrementa los niveles de dopamina en un 250 %. La exposición al frío activa el sistema nervioso simpático y libera neurotransmisores como la norepinefrina, que mejora la atención y el bienestar general. El uso repetido de la sauna reduce el cortisol, la principal hormona del estrés.

El calor también hace subir las defensas antioxidantes al aminorar el estrés oxidativo que favorece la energía disfuncional.

Antes de salir corriendo a comprar una costosa sauna y una bañera de hielo, te recomiendo que pruebes alguno de estos métodos baratos o gratuitos.

1. Termina los baños con agua fría durante dos minutos. Así es como Calley, el coautor de este libro, empezó a exponerse al frío de manera habitual, y eso le sienta de maravilla.
2. Zambúllete en agua fría. Entre octubre y abril, el río y los lagos que hay cerca de mi casa (en Oregón) están realmente fríos, y por eso voy a menudo a zambullirme en ellos con mis amigas. Ahora, cuando viajo, suelo darme un chapuzón allí donde haya agua fría: en los lagos glaciares de Montana o de Wyoming, en el mar del norte de California, en las piscinas sin climatizar durante el invierno, etcétera.
3. Busca un grupo de aficionados a estas cosas en internet, en las redes sociales o incluso en un centro cívico.
4. Toma clases de *hot* yoga, como Bikram o Modo Yoga, donde mantienen la temperatura por encima de los 38 °C durante las clases.
5. Sal a la calle y haz ejercicio cuando hace calor (pero mantente hidratado, consume suficientes nutrientes y electrolitos, y ten cuidado de no quemarte con el sol).
6. Busca cerca de tu casa un gimnasio o un centro comunitario donde tengan sauna o algo parecido a un *jacuzzi*.

¿Cuánto tiempo dedicar a esto del frío y el calor? Las cifras no están claras y probablemente variarán entre una persona y otra, pero el doctor Andrew Huberman, tras revisar las investigaciones al respecto, recomienda cincuenta y siete minutos de sauna caliente y once minutos de exposición al frío a la semana «como umbrales fiables para que se noten los beneficios en el metabolismo, la insulina y las vías de la hormona del crecimiento».

SUSTANCIAS QUÍMICAS SINTÉTICAS Y TOXINAS AMBIENTALES

Las sustancias químicas sintéticas y las toxinas ambientales nos rodean por todas partes y determinan en gran medida, aunque estén muy subestimadas, la energía disfuncional. Desde la Segunda Guerra Mundial, más de ochenta mil productos químicos sintéticos han entrado en nuestro medioambiente y cada año se crean mil quinientos productos químicos que no son sometidos a ninguna prueba que verifique su seguridad para los adultos, los niños o los fetos. Las sustancias químicas artificiales y las toxinas abundan ahora peligrosamente en el aire, los alimentos, el agua, los hogares y el suelo, y ese ataque incesante a nuestras células deteriora el microbioma, la expresión génica, los receptores hormonales, el plegamiento del genoma (epigenética), las vías de señalización intracelular, la señalización de los neurotransmisores, el desarrollo fetal, la actividad enzimática, el control hormonal de los hábitos alimentarios, la función tiroidea, la tasa metabólica basal, la función hepática y un largo etcétera. Esas sustancias químicas son el motor de las tres características distintivas de la energía disfuncional —el estrés oxidativo, la inflamación y la disfunción mitocondrial—, y su relación está ahora tan bien definida que muchas de ellas se clasifican como obesógenos, en el sentido de que alteran el metabolismo de tal forma que contribuyen a producir obesidad y resistencia a la insulina. El doctor Robert Lustig, profesor emérito de endocrinología en la Universidad de California en San Francisco, considera que al menos el 15 % de la obesidad epidémica está directamente relacionada con las sustancias químicas ambientales.

Ejemplos de obesógenos son los desinfectantes y los productos de limpieza domésticos, las colonias y los perfumes, los «aromatizantes», el maquillaje, las lociones, los champús, los desodorantes, el gel de baño, la pintura acrílica, la tinta de los recibos, los plásticos, los suelos de vinilo, los conservadores y colorantes alimentarios, numerosos fármacos, la ropa, los muebles, los juguetes de los niños, los productos electrónicos, los retardadores de llama, los disolventes industriales, los gases de escape de los automóviles y los pesticidas que recubren los alimentos que comemos. El hecho de tener cada vez más información sobre las propiedades de los productos químicos industriales que favorecen la obesidad nos permite saber que el consumo de un alimento como los Cheerios es como tomar una dosis cuádruple de energía disfuncional: una con el propio producto ultrarrefinado, otra con los aditivos y conservadores, otra con los pesticidas y otra con el empaque de plástico. Para agravar más el problema, acompáñalo con leche en envase de cartón y un vaso de agua de la llave.

La mayoría de esas sustancias sintéticas favorecen los intereses de la industria, pero perjudican la salud celular. Añadir sustancias químicas a los productos alimentarios aumenta su vida útil, abarata su empaquetado o los aromatiza sin el uso de aceites esenciales naturales, pero también puede dañar considerablemente a los consumidores. Aunque la denominación GRAS (siglas inglesas de «considerado en general como seguro) que le dio la FDA (algo así como un ministerio de sanidad y consumo) tiene por objeto autorizar el uso comercial de las sustancias que se consideran seguras para su uso en los alimentos y en otros productos de consumo, ese control es del todo insuficiente. Las empresas pueden determinar por sí mismas la condición de GRAS en función de su propia interpretación de la bibliografía científica, y el programa es totalmente voluntario, lo que significa que las empresas no necesitan el visto bueno de la FDA si ellas mismas consideran que la sustancia química en cuestión se ajusta a la norma GRAS: el conflicto de intereses es evidente. Muchas sustancias químicas que en su día obtuvieron el estatus de GRAS se les relaciona ahora con problemas de salud graves, como el cáncer, las patologías neurológicas, la disrupción metabólica o la esterilidad, y entre esos productos se encuentran los edulcorantes artificiales, el propilparabeno (un conservador antimicrobiano presente en las lociones, los champús y los alimentos), el butilhidroxianisol (BHA, un conservador) y el aceite vegetal bromado (un aditivo). Por otra parte, lo del GRAS se basa en la idea de que las sustancias químicas son algo aislado y que, por tanto, no es necesario tener en cuenta el sinérgico efecto adverso de la enorme acumulación de esas sustancias en el cuerpo humano de manera simultánea y cotidiana, que es la cruda realidad del mundo en que vivimos. Como el GRAS no nos protege de nada, deberías consumir y utilizar productos naturales (en la medida de lo posible) en todos los ámbitos de la vida.

La Endocrine Society se ha pronunciado a favor de aumentar las precauciones en lo tocante a las sustancias sintéticas, afirmando que hay «sólidas pruebas mecanicistas, experimentales, animales y epidemiológicas» de la nefasta influencia de las sustancias químicas ambientales en «la obesidad, la diabetes *mellitus*, la reproducción, el tiroides, los cánceres y las funciones neuroendocrina y del neurodesarrollo». Sus miembros añaden que, si bien «hace diez años simplemente no había tantas pruebas como hoy de [...] las consecuencias patológicas de las sustancias químicas», el estado de cosas actual «disipa cualquier duda».

La siguiente lista describe nueve clases de sustancias químicas cuya presencia en el medioambiente afecta a la salud de las personas a través de mecanismos metabólicos:

1. **Bisfenol A (BPA).**[1] El BPA, que suele encontrarse en las botellas de plástico, en las latas de refrescos y cerveza y en los recibos en papel térmico, es un conocido alterador de las hormonas que se acumula en el tejido adiposo y se adhiere a él. (Cabe destacar que un tique térmico —como el que imprime la terminal de cobro de cualquier tienda— contiene entre doscientas cincuenta y mil veces más BPA que una lata de comida). El bisfenol A puede producir, entre otras cosas, obesidad, resistencia a la insulina, diabetes tipo 2, esterilidad masculina y femenina e inflamación crónica. Según algunos estudios, el BPA reduce la capacidad antioxidante, incrementa el estrés oxidativo y deteriora la dinámica mitocondrial.

2. **Ftalatos.** Presentes habitualmente en cosméticos, colonias, esmaltes de uñas, lociones, desodorantes, fijador para el cabello, geles, champús, juguetes, plásticos y cueros artificiales, los ftalatos son disruptores hormonales que «tienen mucho que ver» con la resistencia a la insulina, la hipertensión, el adelanto de la menopausia, los abortos espontáneos, las complicaciones en el parto, el desarrollo genital, la calidad del esperma, la pubertad precoz, el asma, el retraso en el desarrollo corporal y los problemas de socialización. Los ftalatos inducen la toxicidad mitocondrial e incrementan el estrés oxidativo en función de las dosis, lo que significa que, cuanto más nos exponemos a ellos, peores son sus efectos.

3. **Parabenos.** Utilizados habitualmente como conservadores en cremas hidratantes, champús, maquillajes, desodorantes, cremas de afeitar, alimentos, bebidas y productos farmacéuticos, los parabenos se absorben a través de la piel o por ingestión oral, y se ha detectado su presencia en varios fluidos corporales y tejidos humanos como la sangre, la leche materna, el semen, la placenta y las células mamarias. Los parabenos son problemáticos porque se unen a receptores hormonales como los de las hormonas sexuales (estrógenos, progesterona y testosterona) y las hormonas del estrés —alterando así la actividad hormonal— e influyen en el meta-

---

[1] En el marco de la UE, el uso de BPA ha sido prohibido en recibos de papel térmico desde enero de 2020. El BPA está también prohibido en botellas y envases de plástico que contienen alimentos para bebés y niños menores de tres años desde septiembre de 2018. *(N. de los t.).*

bolismo de esas moléculas. Las hormonas determinan todos los aspectos de nuestra biología, como el desarrollo neuronal, la función inmunitaria, la función tiroidea, el metabolismo, el desarrollo fetal y la reproducción. Los parabenos se unen directamente a los receptores hormonales y producen cambios funcionales en el delicado equilibrio hormonal que regula nuestra vida y nuestros sentimientos. Los parabenos pueden dañar el ADN de los espermatozoides y causar muerte espermática y esterilidad. Por desgracia, la actual tecnología para el tratamiento de las aguas residuales no elimina eficazmente los parabenos.

4. **Triclosán.** Muy utilizado como antibacteriano en productos de higiene personal, tales como dentífricos y desinfectantes para manos, el triclosán se absorbe a través de la piel y los tejidos bucales. Se ha relacionado con la disrupción hormonal, el deterioro del sistema inmunitario, los problemas tiroideos y la resistencia a los antibióticos, casi siempre en estudios llevados a cabo con animales. Se ha encontrado triclosán en fluidos corporales humanos, y se sospecha que «las personas están expuestas a niveles potencialmente peligrosos de esta sustancia». El triclosán provoca una «disrupción generalizada de las mitocondrias» en cuanto desacoplante mitocondrial, lo que produce el enroscamiento de estos organelos, así como inhibición de la cadena de transporte de electrones, división o «fisión» mitocondrial, obstaculización del movimiento de las mitocondrias y disminución de los niveles de calcio, que es necesario para el funcionamiento de aquellas. En general, los múltiples efectos del triclosán en las mitocondrias repercuten negativamente en la producción de TFA y aumentan el estrés oxidativo.

5. **Dioxinas.** Constituyen un grupo de compuestos «muy tóxicos» que son subproductos de ciertos procesos industriales (como el blanqueamiento de la pulpa de papel y la fabricación de pesticidas) y de la combustión de basura, carbón, petróleo y madera. Estos «contaminantes orgánicos persistentes» (POP, por sus siglas en inglés) no se degradan con facilidad y permanecen en el medioambiente, al tiempo que se acumulan en la grasa animal. Según la Organización Mundial de la Salud, más del 90 % de la exposición a las dioxinas se produce a través de los alimentos grasos de origen animal, como el pescado, los lácteos y la carne. Gracias a la investigación con anima-

les, sabemos que estos compuestos causan problemas relativos a la reproducción y el desarrollo, deformaciones del esqueleto, defectos renales, disminución del número de espermatozoides, abortos espontáneos, trastornos del sistema inmunitario, cáncer de pulmón, linfomas, cáncer de estómago y sarcomas. Las dioxinas afectan a la salud humana porque generan una «señalización del estrés mitocondrial», que activa la vía NF-κB, y pueden provocar una inflamación crónica y perturbar la actividad del microbioma.

6. **Bifenilos policlorados (BPC).** Por fortuna, ya se ha prohibido el uso de BPC. Sin embargo, estas sustancias químicas se degradan muy lentamente y por eso siguen siendo «contaminantes ambientales ubicuos» que se encuentran por doquier en el aire, el agua, el suelo y el pescado y a través del contacto con productos o equipos fabricados antes de 1977. Similares hasta cierto punto a las dioxinas, los BPC se utilizaban extensamente en la fabricación de fluidos hidráulicos, retardadores de llama, plastificantes, pinturas, adhesivos, lubricantes y otros productos industriales. Al igual que muchas sustancias sintéticas, estos compuestos «se bioacumulan y biomagnifican a medida que ascienden en la cadena alimentaria», lo que significa que, si comes peces que en el fondo marino se alimentan de otros peces o de sedimentos cargados de BPC, los niveles de BPC del pescado podrían ser hasta un millón de veces superiores a los del agua en la que vive. Según los estudios de cultivos celulares, los BPC son tóxicos para las neuronas porque alteran la cadena mitocondrial de transporte de electrones, trastornan la descomposición inicial de la glucosa en la célula (glucólisis) y, en definitiva, reducen la producción de TFA.

7. **Sustancias perfluoroalquiladas y polifluoroalquiladas (PFAS).** Estas sustancias suelen encontrarse en utensilios de cocina antiadherentes, revestimientos antigrasa para envases de cartón y papel (como las bolsas de palomitas para microondas, los envoltorios de la comida rápida y las bandejas de comida para llevar), espumas antiincendios y revestimientos para alfombras y tejidos. También se les da el nombre de «sustancias químicas eternas» porque no se descomponen fácilmente y el cuerpo humano no las excreta. El agua potable es una de las principales fuentes de PFAS en el medioam-

biente. Es posible que las PFAS aumenten el riesgo de padecer cáncer de hígado, mama, páncreas y testículos en los animales, y de cáncer de testículos, riñones, tiroides, próstata, vejiga, mama y ovarios en los seres humanos (aunque algunos datos son contradictorios). Cuando se acumulan en los tejidos corporales, las PFAS dañan las mitocondrias, lo que provoca el reclutamiento de células inmunitarias y el desarrollo de inflamaciones crónicas. Estas sustancias también generan estrés oxidativo porque producen más radicales libres y dificultan la actividad de los antioxidantes.

8. **Plaguicidas organofosforados.** Cada año se utilizan en el mundo 2 500 millones de kilos de plaguicidas, pese a estar estrechamente relacionados con el estrés oxidativo, el cáncer, la dificultad para respirar, los efectos neurotóxicos, los problemas metabólicos y las alteraciones del desarrollo infantil. Estos plaguicidas recubren nuestros alimentos y entran en la red hidráulica; el Ministerio de Agricultura de Estados Unidos calcula que el agua potable que beben cincuenta millones de ciudadanos está contaminada con pesticidas y productos químicos agrícolas. Ello no solo perjudica a los consumidores, sino que discrimina sobre todo a los agricultores y a los niños. Se calcula que la intoxicación aguda por plaguicidas afecta al 44 % de los agricultores cada año, lo que supone un total de 385 millones de casos en todo el mundo y unas veinte mil muertes anuales. Los niños son especialmente vulnerables a los pesticidas por el efecto que estos producen en sus pequeños cuerpos durante las fases críticas del desarrollo, y pueden exponerse a ellos a través del aire, la comida (cuando toman alimentos convencionales y procesados), el agua, los animales domésticos y el tacto (cuando juegan en alfombras, muebles tapizados, el césped de las viviendas o la hierba de los parques). El 45 % de los casos de intoxicación (envenenamiento) por plaguicidas que se notifican a los departamentos de toxicología corresponden a niños. Se cree que la exposición a los plaguicidas organofosforados afecta a la función mitocondrial, lo cual provoca estrés oxidativo y entorpece la respiración mitocondrial. No utilices pesticidas, como Roundup, en tu césped (si lo tienes) y evita los alimentos cultivados de forma convencional. Como ocurre con muchas sustancias químicas, el hígado metaboliza los pesticidas antes de que sean excretados con las

heces o la orina. Proteger las funciones hepática, renal e intestinal es realmente necesario para la eliminación eficaz de muchas sustancias tóxicas sintéticas, y a ello pueden contribuir los hábitos propios de la energía vital.

9. **Metales pesados.** Presentes por lo general en el suelo, el agua y la comida contaminados, los metales pesados, como el mercurio, el cadmio, el arsénico y el plomo, son sustancias naturales que resultan tóxicas cuando aparecen muy concentradas después de haber sido sometidas a procesos industriales y de fabricación. El exceso de metales pesados puede originar diversos problemas de salud, como, por ejemplo, daños neurológicos, retraso del desarrollo, cáncer y otros trastornos. Los metales pesados pueden incrementar el estrés oxidativo y producir disfunciones mitocondriales.

Una cosa que tienen en común muchas de las sustancias químicas más peligrosas de nuestro mundo moderno es que intervienen en la fabricación de plásticos y la conservación de alimentos. Es necesario limitar el uso del plástico: desde que se patentó hace menos de dos siglos, hemos producido 9000 millones de toneladas de objetos plásticos, la inmensa mayoría de los cuales es ahora basura que ensucia nuestros mares, ríos y lagos, y que favorece la filtración de sustancias tóxicas para la energía vital en el suelo, los alimentos e incluso el aire. El auge de los alimentos ultraprocesados y empaquetados —y la gran cantidad de «conservadores» tóxicos que utilizamos para alargar su vida útil— es un fenómeno que tiene menos de cien años. Para atajar rápidamente estos problemas hay que proponérselo en serio y hacer un esfuerzo colectivo.

El agua contaminada es otra cuestión fundamental, y no me parece exagerado afirmar que, para la mayoría, el agua potable no es apta para el consumo sin haberla filtrado antes. La base de datos del Grupo de Trabajo Medioambiental (EWG), que analiza los contaminantes del agua en función del código postal, demuestra que no es infrecuente que sustancias como el arsénico superen en más de mil veces las directrices sanitarias del EWG en muchas ciudades. Se calcula que el agua de la llave que beben más de doscientos millones de angloamericanos está contaminada con PFAS. El hecho de que nuestra agua esté envenenada con sustancias químicas que se llevan la energía de nuestro organismo resulta desmoralizador. Pero, al menos a mí, el hecho de saber que las cosas no funcionan, me anima a protegerme y a buscar mejores soluciones.

Con respecto al agua, Dhru Purohit – un gurú de la salud – ha popularizado este truismo: «O tienes un filtro o te conviertes tú en el filtro». Esto es aplicable a todos los aspectos de nuestro entorno: o nos procuramos alimentos sin pesticidas, filtramos el aire, filtramos el agua, compramos muebles y juguetes menos tóxicos, dejamos de tocar los papeles térmicos, reducimos al mínimo el uso de plásticos y eliminamos los productos de limpieza convencionales y los cosméticos con aromas sintéticos y obesógenos, o nuestro cuerpo y nuestros pobres órganos serán los filtros de los miles de sustancias sintéticas que esos productos contienen. Si no nos ponemos manos a la obra, dañaremos nuestro cuerpo y obligaremos a las células a reaccionar a esas sustancias peligrosas en vez de dedicarse a lo suyo, que es la producción de energía vital para que podamos prosperar. Reducir la carga tóxica en nuestro entorno mediante filtros y sencillas trasformaciones es fácil, barato y muy bueno para la salud metabólica.

Principios para recuperar lo que la modernidad se llevó

Ejercicios fundamentales
Movimiento de intensidad moderada durante al menos 150 minutos a la semana.
- Calcula tu frecuencia cardiaca máxima restando de 220 tu edad y luego averiguando cuál es el 64 % de esa cantidad, que es el límite inferior para el movimiento de intensidad moderada.

Da 10 000 pasos al día.
- Se pueden contar con cualquier dispositivo móvil.

Muévete un poco durante al menos ocho horas todos los días.
- Cualquier dispositivo móvil puede medir la actividad.

Intenta hacer ejercicios de fuerza tres veces a la semana.
- Haz ejercicios que fatiguen los brazos, las piernas y el tronco, todas las semanas. Puedes hacerlos con tu propio cuerpo o con pesas.

Temperatura

Exponte al calor al menos una hora acumulativa a la semana.

- Puede ser en una sauna seca, en una sauna de infrarrojos o en una clase de gimnasia o *hot* yoga.

Exponte al frío al menos doce minutos acumulativos a la semana.

- Puedes recurrir a la crioterapia, los baños fríos o la inmersión en una bañera para hielo o una masa de agua fría (un lago, un río o una piscina en invierno).

Toxinas

Filtra el aire y el agua de tu casa.

- Utiliza un filtro de carbón activado y la ósmosis inversa para filtrar el agua, y para el aire, un filtro HEPA.

Consume alimentos orgánicos sin procesar o cultivados de manera regenerativa.

Evita el plástico en la medida de lo posible; opta en su lugar por el vidrio u otros materiales.

- Busca todos los productos de plástico que haya en tu casa, incluidos la cocina y los armarios, y deshazte de los que no sean imprescindibles.

Sustituye los productos de limpieza y de higiene personal por alternativas limpias cuyos componentes te resulten familiares.

- Lo primero que hay que hacer es deshacerse de todos los productos aromatizados y sustituirlos por otros que no huelan a nada, o eliminarlos por completo: «aromatizantes» (en la casa y en el coche), detergentes, suavizantes, lavavajillas, cápsulas para la lavadora, champús, acondicionadores, geles de baño, jabón corporal, desodorantes, cremas de afeitar, perfumes, lociones, etcétera. Los aromas de todos esos productos son a todas luces tóxicos. El jabón orgánico puede sustituir a todos los detergentes, geles y champús; el vinagre y el agua pueden sustituir a todos los espráis multiuso para la limpieza de la casa; el aceite de jojoba o el de coco pueden reemplazar a las lociones.

- Consulta las bases de datos del EWG para conocer la toxicidad de diversos productos de consumo.

Estimula las vías naturales de desintoxicación del organismo, en las que intervienen el hígado, el intestino, los riñones, la piel y el sistema circulatorio, y adopta los hábitos propios de la energía vital.

Capítulo 9
AUDACIA
El máximo nivel de energía vital

Los seres humanos, a lo largo de la evolución, hemos ido adquiriendo sentimientos de miedo, ansiedad, tristeza y desesperación, y con motivo. Esos sentimientos nos ayudan a mantenernos a salvo generando sensaciones desagradables con el fin de saber reaccionar a los auténticos peligros para nuestra supervivencia. Sin esa capacidad de reacción moriríamos enseguida. A lo largo de la historia humana, la mayoría de los peligros a que nos enfrentábamos estaban en nuestro entorno inmediato; por ejemplo, una catástrofe natural, una serpiente que se colaba en nuestra casa, un ejército invasor... Pero, en el transcurso de solo un siglo, nuestra capacidad tecnológica nos permite arrostrar los peligros a que se enfrenta cualquier persona, en cualquier parte del mundo, veinticuatro horas al día, retransmitido todo ello en directo en una pantalla que tenemos en la mano. De la noche a la mañana, los miedos y los traumas de ocho mil millones de personas se han convertido en los nuestros.

Esta es posiblemente la situación más anómala a la que nos enfrentamos ahora, más que la comida ultraprocesada, más que el sedentarismo, que la luz artificial o que la termoneutralidad. La mente y el cuerpo humanos no están concebidos para recibir constantes mensajes aterradores, pero ahora no podemos huir de ellos (vallas publicitarias, periódicos, redes sociales y canales de televisión). Y tampoco podemos apartar la mirada porque estamos biológicamente programados para estar atentos al peligro. La conectividad tecnológica ha dado paso a una era de terrorismo digital del que, por extraño que parezca, no podemos separarnos. Cuanto más morbosas son las historias o noticias, más llaman la atención. «La sangre atrae» es la máxima de muchos directores de noticieros. Por si fuera poco, todas las personas tenemos problemas y traumas personales a lo largo de la vida, pero, a causa de la estigmatización de la salud mental, disponemos de pocos recursos para resolverlos. Todas esas cuestiones nos abruman:

- En Estados Unidos, casi el 40 % de las mujeres han tenido una depresión a lo largo de su vida, y un 33 % de los hombres han sufrido un trastorno de ansiedad.
- Tres cuartas partes de los jóvenes se sienten desvalidos a diario.
- Una encuesta publicada por los CDC en febrero de 2023 reveló que, en 2021, el 57 % de las chicas de secundaria tuvieron «sentimientos persistentes de tristeza o desesperanza durante el año anterior», un aumento significativo con respecto al 36 % de 2011.
- El 76 % de los angloamericanos declararon que el estrés les había producido molestias físicas, y que las principales causas de ese estrés eran los problemas de salud.
- Otras encuestas importantes muestran un pronunciado aumento de la depresión, sobre todo entre los adolescentes, hacia 2011 (casualmente el año en que Instagram entró en escena).

Aunque sea fácil pasar por alto estas estadísticas, tómate un momento para analizarlas: en una época en que la esperanza y el nivel de vida son más altos que nunca, cientos de millones de personas en el país más rico del mundo están —incluidos los niños— tristes, asustadas y profundamente estresadas. Siempre ha habido sufrimiento en el mundo, pero ahora ha aumentado exponencialmente y lo podemos ver, todo a la vez, en las pantallas a las que miramos en la cama y en la mesa del comedor.

Como reacción, el hombre moderno ha buscado la salvación y la superación en todo aquello que nos ofrezca una dosis de distracción y «placer» dopamínico: cosas como el azúcar refinada, el alcohol, los refrescos, los carbohidratos refinados, el tabaco, los vapeadores, la hierba, el porno, las aplicaciones de citas, el correo electrónico, los mensajes de texto, el sexo casual, las apuestas en línea, los videojuegos, Instagram, TikTok, Snapchat y toda una avalancha de nuevas experiencias. Como dice Johann Hari, autor de *El valor de la atención: por qué nos la robaron y cómo recuperarla*: «Hemos creado una cultura en la que muchísimas personas no soportan su propia existencia, y por eso necesitan medicarse a lo largo del día». La realidad psicológica moderna —y la pésima forma de afrontarla— ha hecho que nuestras células produzcan menos energía vital, creando así un círculo vicioso que nos roba todo el potencial de nuestra experiencia humana.

Las células que viven en un cuerpo con miedo crónico no se desarrollan plenamente. Cuando perciben un peligro constante, nuestras células desvían a los sistemas de alarma y de defensa unos recursos que debían utilizarse para generar salud. Teniendo esto en cuenta, no importa lo bien que te alimentes, cuánto ejercicio hagas, cuánto tomes el sol ni cuántas horas duermas; si las células flotan en un caldo de estrés creado por la forma en que la psicología se traduce en bioquímica (a través de las hormonas, los neurotransmisores, las citoquinas inflamatorias y las señales neurológicas), el resto de las alternativas saludables caerán en saco roto.

Es muy importante que identifiquemos las causas de nuestros miedos y que les pongamos un límite. Eso se consigue mediante técnicas psicológicas como puedan ser el establecimiento de límites, la introspección, la meditación, la respiración, la terapia, las plantas medicinales, el contacto con la naturaleza y otros métodos que se describen al final de este capítulo.

No hay que confundir el poner límites a la información que dejas que llegue hasta ti con el truco de esconder la cabeza bajo el ala; de lo que se trata es de comprender y proteger tu biología para que no implosiones. Solo así podrás presentarte ante el mundo con toda tu energía.

Las señales de peligro son diferentes para cada persona. Puede tratarse de estrés laboral crónico debido a una difícil relación con tu jefe. O de un trauma infantil residual causado por la tirantez en el trato con uno de tus progenitores; o de una sensación de inseguridad en casa o en el barrio; o de un artículo de prensa sobre un asesinato que ocurrió a cuatro mil kilómetros de distancia; o de la sensación de peligro por un virus que se ha extendido por doquier; o de las noticias de una guerra a ocho mil kilómetros de donde vives; o de que los políticos están recortando derechos y libertades; o de la preocupación que te genera la idea de que eres feo, malo y poco inteligente. Analiza tu situación con el fin de proteger tus células de un daño psicológico constante y así poder crear un entorno tranquilo para ellas.

LAS ENFERMEDADES Y LA DEPENDENCIA QUE NOS PRODUCE LA MÁQUINA DEL MIEDO

En la facultad de medicina me enseñaron que todo —con independencia del gasto, los efectos secundarios o la repercusión social— está justificado para evitar la muerte, aunque solo sea para prolongar la vida unos pocos días de dolor en estado vegetativo. Lo que los hospitales y las farmacéuticas les dicen a los pacientes no es «vamos a curarte para que estés sano y feliz», sino «vamos a mantenerte vivo».

Pasa el reconocimiento médico anual. Hazte las revisiones correspondientes. Opérate de esto o de lo otro. Si no, lo más probable es que te mueras. El miedo a la muerte se utiliza como arma para que los pacientes hagan lo que sea: más fármacos, tratamientos, operaciones y especialistas. Lo que se sobreentiende es que, si dices que no, si pospones el tratamiento o si tomas un camino más natural, morirás antes. Tal es la dinámica predominante en Occidente, donde —a diferencia de muchas culturas indígenas y orientales— evitamos, por cuestiones culturales, hablar de la muerte o sentir curiosidad por ella, lo que la convierte en una causa de miedo existencial para muchas personas. Muchos textos que han sobrevivido al paso del tiempo —como los de Rumí, Jalil Yibrán, Jafís, Marco Aurelio, Yogananda, Séneca, Lao-Tse, Thich Nhat Hanh, etcétera— nos invitan a examinar la muerte y a considerarla como algo natural que no debe producirnos ningún temor. Es evidente que esos mensajes no han llegado a oídos de los altos mandos del sistema sanitario, para quienes la muerte es inaceptable.

La muerte, desde la infancia hasta pasada la adolescencia, era lo que más miedo me daba; tuve que abordarla de frente para quitar las capas que le cerraban el paso a la energía vital. He pasado inútilmente mucho tiempo pensando en cómo íbamos a morir mi familia y yo. La muerte me quitaba el sueño muchas noches. El miedo a la muerte me llevó a estudiar medicina, de hecho.

Una serie de experiencias vividas con mi madre a principios de 2020 hizo que dejara de preocuparme absurdamente por muchas cosas, sobre todo por la muerte. Intranquila por el aumento de sus niveles de glucosa y colesterol, la llevé a Sedona, un pueblo de Arizona, para inscribirla en un programa para el tratamiento de la salud metabólica: ayuno prolongado, inmersión en agua fría, ejercicio físico, caminatas al amanecer... Fue un año antes de que le descubrieran el cáncer de páncreas.

Después de tres días sin comer y con un subidón de cetonas, me sentía eufórica mientras mi madre y yo contemplábamos las imponentes montañas rojas de la comarca. Juntas habíamos subido hasta lo alto de una cresta para asistir, bajo la luna llena, a un desfile de tambores del que habíamos oído hablar en una galería de arte que había en el pueblo; allí bailamos entusiasmadas bajo la luz de la luna.

Contemplando las majestuosas rocas, no podía quitarme de la cabeza la idea de que las montañas y yo estábamos hechas prácticamente de lo mismo. Los átomos que componen mi cuerpo llevan en la Tierra desde su génesis, hace unos 4600 millones de años. Y durante brevísimos periodos de tiempo mis mitocondrias producen TFA para configurar la estructura de esos átomos en mis tejidos, en mis órganos y, al fin y al cabo, *en mí*.

En Sedona, mi madre y yo estuvimos charlando sobre la idea del «yo» y del carácter definitivo de la muerte, que no son más que simples apariencias. En realidad, buena parte de nuestro cuerpo muere cada cierto tiempo: cada uno de nosotros se desprende de más de medio kilo de células al día. Más del 88% del polvo que hay en nuestras casas está compuesto de células humanas. En la facultad de medicina, cuando examinaba con el microscopio pequeños trozos del cuerpo, me asombraba al ver todo el espectro de la vida y de la muerte en el interior de lo que parecía un cuerpo humano «adulto». Pero, a escala microscópica, las células morían, se dividían, nacían y envejecían con ritmos muy diferentes. A escala celular, morimos y renacemos cuatrillones de veces en el transcurso de una «vida». La materia sobrante de nuestro cuerpo vuelve a la tierra y termina creando otras cosas. Los combustibles fósiles, que hoy producen el 80% de la energía del planeta, no son más que los restos de plantas y animales que vivieron hace millones de años. Estamos alimentando literalmente nuestros coches y nuestras viviendas con los átomos de nuestros antepasados.

Si no vemos esas innumerables reacciones que se producen a cada segundo en nuestro cuerpo, y la constante creación y recreación del mundo, es porque nuestros sentidos son muy limitados.

Recuerdo que hacía conjeturas con mi madre acerca de si los fragmentos desechados de mí misma se convertirían en un delicioso brócoli que sirviera para alimentar a un niño. O si mis partículas de carbono terminarían formando parte de un diamante perfecto; o si estaría en las ráfagas de viento que contribuirán a la formación de montañas que aún no existen. Probablemente todo lo anterior y otras cosas que ni siquiera soy capaz de imaginar.

El efecto que producimos en los demás —las personas a las que queremos, las personas a las que maltratamos, las personas a las que enseñamos o las personas que nos leen— cambia literalmente su vida y su biología para siempre. Mientras mi madre y yo bailábamos y nos abrazábamos bajo la luz de la luna, pensé que esa agradable experiencia con ella quizá estaba cambiando literalmente las vías neuronales y la biología de mi cuerpo mediante la liberación de hormonas y neurotransmisores, reforzando las sinapsis y sirviéndonos para intercambiar microbiomas entre nosotras. Mi experiencia con ella —y con todas las personas con las que me relaciono— se codificará físicamente en mí.

El 7 de enero de 2021 recibí una videollamada de mi madre mientras estaba preparando la cena. Se le salían las lágrimas cuando me decía que se estaba muriendo, que tenía que dejarme y que no llegaría a conocer a mis futuros hijos. Me contó que ese mismo día le habían dado la noticia de que su leve dolor de estómago era en realidad un cáncer metastásico de páncreas en fase 4 y que tenía tumores del tamaño de una pelota de tenis por todo el vientre.

Durante los trece días siguientes, los últimos en que estuvo consciente, mi madre recibió cientos de cartas en las que le decían cuánto había influido en la vida de la gente. Nunca olvidaré la gratitud y la emoción que reflejaba su rostro mientras las leía sentada en el porche con vistas al Pacífico. Cada comentario estaba escrito por un ser humano que había cambiado bioquímicamente gracias a la influencia de mi madre. Tal como habíamos dicho en Sedona, me parecía que ella era básicamente inmortal debido a la impronta que había dejado en todas las personas de su vida y a su energético efecto dominó en el universo, al que todos estamos conectados y del que formamos parte con nuestra mera existencia. No tenía miedo mientras me tomaba la mano y me decía que sentía cómo su fuerza vital se iba extinguiendo por instantes.

Días después de su muerte, la enterramos en un cementerio natural junto a la costa. Qué profunda emoción nos produjo colocar su hermoso cuerpo en un pequeño rectángulo de tierra ante la inmensidad del océano. Aquella mujer —dentro de la cual mi hermano y yo habíamos vivido, nuestro origen, que construyó mi cuerpo y mi conciencia, que viajó por el mundo y que influyó en miles de personas— se desintegró en la tierra para nutrir a los árboles, las flores y los hongos que sobre ella formaban un ciclo eterno. Preocuparme por todos los años que su cuerpo físico existió en la Tierra me pareció una solemne tontería. Todos mis años de angustia por mi mortalidad y la de mi familia habían sido energía desperdiciada. La muerte es incontrolable y no tiene nada de malo. Tuve esa impresión porque, cuando la abracé mientras daba su último suspiro, mi madre se sentía bien. En sus últimos momentos de conciencia, me susurró al oído que estamos aquí para proteger la energía del universo, y que todo — la vida y la muerte — era perfecto.

Al cubrir a mi madre con tierra, tuve la profunda sensación de que ella y yo —y todo y todos los demás— estábamos indisolublemente entrelazados, y de que la muerte no puede cambiar eso. A pesar de esas fuerzas humanas que producen la agobiante sensación de separación, escasez y miedo con el fin de ejercer el poder, crear dependencia y obtener dinero de las personas y de la naturaleza —de igual modo que las cuarenta y dos especialidades de medicina ocultan la realidad de un solo cuerpo—, podemos oponernos a ellas y encarnar una verdad diferente, en la que la concatenación de las cosas es total e ilimitada. Sentí que las palabras de Rumí me invadían: «No te aflijas. Todo lo que pierdas volverá a ti en otra forma» y «¿Por qué pensar por separado en esta vida y la siguiente si nacemos de la última?». Y en la concreción de esa creencia sentí que se abría para mí la siguiente puerta de la energía vital: el atrevimiento.

La presión de las preocupaciones existenciales y el miedo crónico de baja intensidad que llevaba dentro desde mi primera infancia empezaron a desvanecerse y liberarse, y así fue como percibí que mi estado de salud estaba cambiando y me sentí obligada a dejar que mi verdadera naturaleza, en cuanto proceso dinámico y eterno, se emancipara; idea que no me habían imbuido durante mi formación médica. Mi mente se estaba serenando y mis células, liberándose para cumplir mejor su función.

CÓMO LA MENTE REGULA EL METABOLISMO

¿Por qué es tan importante para la energía vital el hecho de superar el miedo crónico? Porque, en muchos modos, la mente regula el metabolismo. Cuando se trata de la energía vital y el cerebro, entramos en un círculo vicioso: la falta de hábitos saludables debilita las defensas del cerebro contra el estrés crónico, y el estrés crónico y el miedo causan la disfunción metabólica que deteriora el estado de ánimo y la resiliencia. Tengamos en cuenta que entre el 75 y el 90 % de las enfermedades están relacionadas con la biología del estrés, y son muchas las pruebas que apuntan a una correlación entre los factores estresantes y las disfunciones metabólicas. Tus células «escuchan» todos tus pensamientos por medio de señales bioquímicas, y el mensaje que reciben del estrés crónico les dice que detengan la producción de energía vital. De hecho, el estrés agudo y el estrés crónico potencian todos los rasgos de la energía disfuncional.

1. **Inflamación crónica.** En ratones, solo seis horas de estrés agudo dan lugar a una «rápida movilización» del sistema inmunitario, con el consiguiente aumento de la concentración de citoquinas inflamatorias. Las citoquinas son moléculas inmunitarias que intervienen en las primeras acometidas de las infecciones y las heridas, así como en la expresión génica de las vías relacionadas con la migración de las células inmunitarias (su forma de llegar al sitio donde tienen que «combatir»). Los pensamientos estresantes desencadenan una neuroinflamación (inflamación en el cerebro). Esta provoca disfunciones metabólicas, como la depresión y la neurodegeneración. También afecta al conjunto del organismo al activar la «rama del estrés» del sistema nervioso: el sistema nervioso simpático (SNS) o sistema de lucha o huida. La sobreactivación del SNS provoca resistencia a la insulina, hiperglucemia y movilización de las células inflamatorias y las citoquinas por todo el organismo, intensificando aún más la energía disfuncional. Los periodos muy prolongados de estrés psicológico, como los malos tratos durante la infancia, se asocian a niveles elevados de las citoquinas inflamatorias CRP, TNF-α e IL-6. Un investigador señala que la inflamación crónica por estrés constituye el «suelo común» de una gran variedad de enfermedades metabólicas como el cáncer, el hígado graso, las cardiopatías y la diabetes tipo 2. Recuerda que la inflamación provoca directamente energía disfuncional al bloquear la expresión de los canales de glucosa, impidiendo que la señal de la insulina se transmita en el interior de la célula y promoviendo la liberación de los ácidos grasos libres de las células grasas, que, tras ser absorbidos por el hígado y los músculos, generan resistencia a la insulina.

2. **Estrés oxidativo.** En un estudio realizado en 2004 se analizó la sangre de quince estudiantes de medicina antes y después de los exámenes finales para medir los biomarcadores del estrés oxidativo. Los análisis mostraron que los alumnos tenían niveles más ba-

jos de antioxidantes antes de los exámenes y que presentaban más daños en el ADN y en los lípidos a causa de la oxidación. Esos resultados sugieren que sus células estuvieron sometidas al estrés oxidativo durante el periodo de nerviosismo. También hay pruebas de que el estrés laboral influye en el oxidativo. Por ejemplo, un estudio realizado en Japón mostró una correlación entre la 8-hidroxideoxiguanosina (8-OH-dG), un marcador del estrés oxidativo, y la carga laboral percibida por las trabajadoras, el estrés psicológico y la sensación de no poder reducir la ansiedad. De manera similar, en un estudio realizado en España se observó una relación entre los niveles altos de estrés laboral y el malondialdehído, otro biomarcador del estrés oxidativo. En las ratas, el estrés oxidativo induce la oxidación de las grasas y disminuye la actividad antioxidante. Esta circunstancia estaba correlacionada con el aumento del colesterol LDL y de los triglicéridos, con la disminución del HDL y, por último, con la formación de placas en las arterias de los roedores. Curiosamente, los estudios con animales muestran que la ingesta de antioxidantes previene la disfunción mitocondrial causada por el estrés, «lo que indica la existencia de factores sensibilizadores y amortiguadores de los efectos sobre las mitocondrias del estrés inducido». De manera similar, cuando se los programa para sobreexpresar las enzimas antioxidantes mitocondriales, los ratones parecen sobrellevar mejor los factores estresantes.

3. **Disfunción mitocondrial.** Aunque casi todas las investigaciones sobre el estrés psicosocial y la función mitocondrial se han realizado con animales, los resultados indican claramente que «el estrés crónico inducido por medio de algún estresor psicosocial disminuye la capacidad de producción de energía mitocondrial y altera la morfología de las mitocondrias». Eso da lugar a una reducción de la función de las proteínas mitocondriales, a una disminución del consumo de oxígeno (que es necesario para la producción de TFA en las mitocondrias) y a una disminución del contenido mitocondrial.

4. **Niveles elevados de glucosa.** El incremento de las hormonas del estrés como consecuencia de los estresores psicológicos tiene efectos diabetogénicos, lo que significa que hacen subir de inmediato el azúcar en la sangre, al tiempo que inducen a las células

adiposas a descomponer la grasa y a liberarla en el torrente sanguíneo, lo que propicia la resistencia a la insulina. Durante los periodos de estrés, el organismo activa una fuente de energía «rápida» e intensa, por lo que las hormonas provocan la pronta degradación de la glucosa almacenada en el hígado (glucogenólisis) y aumentan la producción de glucosa en ese órgano (gluconeogénesis). Las hormonas del estrés provocan la rápida degradación de los triglicéridos (grasas almacenadas) en las células adiposas. Uno de los productos de esa degradación es el glicerol, que puede ir a parar al hígado para generar glucosa por medio de la gluconeogénesis. Se cree que las reacciones constantes al estrés agudo «suponen una exposición reiterada a la hiperglucemia y la hiperlipidemia transitorias, que podrían causar la aparición de una diabetes tipo 2 a largo plazo». Los miembros de Levels a menudo cuentan sorprendidos lo mucho que afecta a los niveles de azúcar un día estresante en el trabajo; y que los picos de azúcar pueden indicar que uno está estresado.

5. **Peores biomarcadores metabólicos.** El estrés crónico se relaciona con la obesidad, con la disminución de las HDL, con el aumento de la grasa visceral, del perímetro de la cintura, de las LDL, de la frecuencia cardiaca, de los niveles de insulina y de los triglicéridos. Además, los niveles de cortisol auguran niveles altos del HOMA-IR, uno de los principales marcadores de la resistencia a la insulina.

Los traumas menguan la energía vital

Los estresores diarios de baja intensidad no son los únicos que originan problemas de salud. Los acontecimientos traumáticos también perjudican a largo plazo la salud metabólica. Según numerosas investigaciones, los acontecimientos estresantes de la infancia, denominados experiencias infantiles adversas (EIA), influyen a la larga en la regulación de las hormonas del estrés. Son muchas las circunstancias que pueden intervenir en ellas: desamparo, maltrato físico o emocional, desestructuración familiar, insultos o desprecios, acoso escolar, delincuencia, muerte de un ser querido, enfermedades graves, accidentes peligrosos, desastres naturales... Los investigadores dicen que hasta el 80% de las personas pasan por una o varias situaciones como esas, las cuales aumentan el riesgo de desarrollar enfermedades como la obesidad, la diabetes, las cardiopatías y el síndrome metabólico. Según un estudio, los niños maltratados (rechazo materno, disciplina férrea, abusos físicos o sexuales, constantes cambios de cuidadores...) son un 80% más propensos a presentar niveles altos de marcadores inflamatorios (CRP), al tiempo que el aislamiento social los hace un 134% más proclives a tener biomarcadores metabólicos más elevados. Las adversidades durante los primeros años de vida están relacionadas con una alteración sistemática de las vías de regulación del estrés, alteración que perdura en la edad adulta, lo que puede ser un indicio de enfermedades crónicas relacionadas con la ansiedad, como, por ejemplo, las enfermedades metabólicas. Además, los malos tratos durante la infancia pueden producir una alteración del procesamiento de las recompensas y predisponer a la ingesta excesiva de alimentos y a la adicción a la comida en la edad adulta.

A menudo, en mi consultorio, cuando les preguntaba a los pacientes si estaban «estresados» o tenían traumas del pasado, contestaban categóricamente que no. Pero, al escarbar en los detalles durante una consulta larga, con frecuencia salían a la luz malas experiencias de la infancia que aún no habían podido asimilar. En muchas ocasiones también referían sentirse atrapados por el trabajo, sobrecargados de responsabilidades en cuanto cuidadores, y hablaban de tensas relaciones familiares con los padres, los cónyuges, la familia extensa o los niños, y se quejaban de cuestiones como los problemas económicos y sociales, la soledad, los antecedentes de violencia de pareja y otros muchos traumas o situaciones complejas de su vida que no calificaban necesariamente de «estrés» o «trauma», pero que eran muy reales y seguían estando ahí.

Entrenar el cerebro para curar

Independientemente de lo que haya ocurrido en nuestra vida o de lo que ocurra en el mundo, debemos encontrar la manera de «sentirnos seguros» para estar todo lo sanos que podamos. «Estar a salvo» es en cierto modo una ilusión: yo, tú y todos nuestros seres queridos vamos a morir. Pero «sentirnos seguros» es algo que depende de nosotros, de lo bien o mal que cuidemos del cuerpo y de la mente. Es un trabajo de por vida, y no hay una sola forma para todos de llevarlo a cabo. Un primer paso consiste en tomar conciencia del efecto que producen en nuestra salud los síntomas de enfermedades crónicas y los traumas vitales. Luego hay que mejorar el *hardware* (la estructura física y las funciones del cuerpo) y el *software* (la psicología y las referencias). Para mejorar el *hardware* hay que adquirir hábitos que favorezcan la energía vital: una alimentación y un estilo de vida que creen las condiciones biológicas más beneficiosas para la salud mental. Para mejorar el *software* hay que saber manejar y modificar los factores estresantes, los traumas y los esquemas mentales que nos impiden prosperar y que afectan a la salud metabólica.

Comer alimentos sanos, dormir bien y hacer ejercicio podrían parecer cosas triviales cuando nos enfrentamos al miedo existencial o a una depresión, pero te aseguro que, si haces trabajar al corazón durante al menos 150 minutos a la semana y sigues los consejos alimentarios del capítulo 5, notarás una considerable mejoría y tu cerebro estará más preparado para sortear las dificultades de la vida. Si duermes lo suficiente, enseguida verás el mundo de otra manera. Si te centras en los *inputs* — los hábitos —, empezarás a ver los resultados. Quizá en situaciones de miedo o estrés resulte difícil llevar a la práctica mis recomendaciones. Un prudente primer paso es probar aquello que te parezca interesante de este libro, porque las pequeñas victorias atraen otras victorias.

En estos momentos somos animales enjaulados y estamos rodeados de amenazas que ponen en peligro nuestro hogar y nuestra vida cotidiana a través de la tecnología, los productos químicos y todo lo demás. Puesto que el cerebro utiliza un desproporcionado 20% de la energía del cuerpo (pese a representar, en cuanto a masa, solo un 2% del total), las disfunciones a escala celular lo afectan directamente. Si adquieres hábitos saludables, la energía vital, lenta pero segura, se irá apoderando de tu vida.

El trabajo

Superar los traumas, quererse a uno mismo, conocer los propios límites y hacer las paces con la muerte son tareas arduas. Las quince estrategias que veremos a continuación están respaldadas por diversas investigaciones científicas.

1. Busca un psicólogo, un entrenador o un asesor personal

Tenemos médicos para la salud física, mecánicos para los automóviles, entrenadores para el deporte, contadores para los impuestos, abogados para los contratos y asesores financieros para las inversiones; sin embargo, todavía nos parece deshonroso o estigmatizador el hecho de buscar ayuda especializada para el aspecto más importante de nuestra vida: la mente. Te pido, por favor, que pases por completo de todos los estigmas culturales y de todas las tonterías que se dicen sobre la salud mental, y que consideres la terapia y el asesoramiento personal como una de las inversiones más rentables de tu vida. Si te asusta el concepto de «salud mental», piensa en ello como si se tratara de un «entrenador cerebral». Una hora a la semana de introspección y de análisis de tus sentimientos con un especialista podría determinar la diferencia entre ser prisionero de pensamientos tan repetitivos como estériles y ser psicológicamente libre. A veces encontrar un buen terapeuta lleva su tiempo; no te desanimes si no aciertas a la primera.

Hay servicios en línea, como, por ejemplo, BetterHelp.com, que simplifican bastante la búsqueda de terapeuta. También puedes preguntarle a algún vecino de tu barrio que te parezca inteligente y seguro de sí mismo si conoce a algún psicólogo de confianza.

2. Revisa la variabilidad de tu ritmo cardiaco (VRC) y mejórala

Utiliza dispositivos móviles como Whoop, Apple Watch, Fitbit, Oura, HeartMath o Lief para supervisar la VRC y averiguar qué circunstancias la reducen. Lief te permite ver tu VRC en tiempo real y observar en qué situaciones disminuye (lo que indica más estrés) y qué acciones —como una respiración profunda— te resultan útiles para corregirla.

3. Practica la respiración

El trabajo de respiración estimula el nervio vago y activa el sistema nervioso parasimpático (SNPS), que es el que se ocupa del descanso y la digestión. La activación del SNPS te ayuda a tranquilizarte rápidamente. También puedes hacer sencillas técnicas de respiración, como la respiración cuadrada, que es una técnica de relajación que consiste en respirar lenta y profundamente siguiendo un ritmo de inhalación-retención--exhalación y volviendo a retener el aire durante cuatro segundos en cada ciclo. Encontrarás muchos videos explicativos en YouTube, y también en aplicaciones como Open y Othership.

4. Practica la meditación mindfulness

Se ha demostrado que la práctica de la meditación mindfulness (o meditación consciente), con sesiones diarias de solo veinte minutos, reduce significativamente diversos biomarcadores metabólicos, como el ácido úrico, los triglicéridos, la ApoB y el azúcar en la sangre, al tiempo que mejoran el estado de ánimo, la ansiedad y la depresión. Tales cambios se deben probablemente a que la meditación hace disminuir las hormonas del estrés y los efectos metabólicos que de este se derivan. La expresión del gen NF-κB y la hsCRP decrecen en aquellas personas que practican la meditación consciente. Mediante la actividad mental, es posible modificar la expresión génica, los niveles de glucosa en la sangre y la activación del sistema inmunitario.

La meditación consciente puede intimidar y parecer extremadamente difícil, pero no tiene por qué serlo. La meditación puede consistir en algo tan sencillo como sentarse en silencio y tomar nota mental de cada pensamiento que te pase por la cabeza. Cada vez que surja un pensamiento, fíjate en él, anota «pensamiento» en tu cabeza, déjalo ir y vuelve a empezar. De este modo ejercitas el músculo que se encarga del retorno al «momento presente». En una sesión de diez minutos te pueden venir a la cabeza cien pensamientos. Eso podría parecer un fracaso, pero no lo es, porque en eso consiste precisamente el ejercicio: en fijarse en cada uno de ellos. La otra solución consiste en que no te enteres de que surgen y que dejes que te lleven a dar una vuelta en el «tren del pensamiento» sin darte cuenta de ello. Cuando anotas el pensamiento, te «bajas del tren» y vuelves al momento presente. Así es como llegas a comprender que tu identidad es ajena al torrente de pensamientos molestos que circulan por tu cerebro. Casi todos nos pasamos la vida saltando de pensamiento en pensamiento, sin bajarnos nunca del «tren», pensando que eso es la «realidad» o que eso eres «tú». No es así: puedes bajarte cuando quieras y volver al momento presente, que es como despertar de un sueño y entrar en un venturoso espacio espiritual.

Las voces que oímos en la cabeza —las del miedo, la ansiedad, la ira o la tristeza— no son nuestras. Muchas personas se frustran con la meditación porque «no se les da bien» y «se distraen». El objetivo de la meditación es precisamente la distracción. La meditación nos enseña que, por mucho que intentemos evitarlo, el cerebro seguirá generando pensamientos y que podemos elegir entre dejarlos pasar o modificarlos. Luego podremos aplicar este sistema a nuestra vida diaria, disociándonos del peso de la incontrolable voz interior, y conectarnos más fácilmente con nuestra ilimitada naturaleza espiritual, estando al mismo tiempo más presentes a la hora de jugar con nuestros hijos, dar un paseo o charlar con un ser querido. Otra forma de practicar el mindfulness en cualquier momento es cerrar los ojos y notar todas las sensaciones del cuerpo: los latidos del corazón, las nalgas sobre la silla, las zonas de frío o calor, los dedos de los pies en el suelo o el aire que pasa por la nariz y los pulmones. Puesto que te obliga a estar en el momento presente, esta exploración del cuerpo te aleja de los estados de estrés o de ansiedad.

Mis aplicaciones favoritas para la meditación son Calm y Waking Up, y en YouTube hay numerosas meditaciones guiadas. Tan solo diez minutos de meditación te pueden cambiar el día.

Ciertos dispositivos, como, por ejemplo, Muse, te pueden ayudar a practicar la meditación y a saber, por medio de la biorretroalimentación, cuándo has alcanzado ya un estado de relajación cerebral.

5. Prueba técnicas de meditación basadas en el movimiento, como el yoga, el taichí o el chi kung

Está demostrado que las actividades que combinan el ejercicio físico y el mental, como el yoga y el chi kung, sirven para tratar la depresión, la ansiedad y el estrés. También aumentan la actividad del SNPS, disminuyen el cortisol, reducen las inflamaciones y modifican el plegamiento del genoma (epigenética) y la expresión génica, factores todos ellos que influyen en las disfunciones metabólicas.

6. Pasa más tiempo en la naturaleza

Algunos médicos prescriben ahora «píldoras de la naturaleza» (esto es, recomiendan que pasemos más tiempo en ella), porque está demostrado que el contacto con el ecosistema reduce significativamente las hormonas del estrés, estimula el SNPS y mejora el estado de ánimo. Incluso pasar un rato en un parque urbano tiene efectos mensurables sobre la salud y los marcadores del estrés.

Observando de cerca la naturaleza, tenemos la oportunidad de reflexionar sobre la profunda armonía, la interconexión y los ciclos que gobiernan el mundo natural. Vemos a nuestro alrededor muchos ciclos y polaridades que crean vida, salud y belleza: polaridades como dormir y despertar, la noche y el día, el frío y el calor, el sistema nervioso simpático y el parasimpático, la marea alta y baja, los ácidos y los álcalis... Ciclos como el de primavera, verano, otoño e invierno, como el de luna nueva, cuarto creciente, luna llena y cuarto menguante, o como el de menstruación, fase folicular, ovulación y fase lútea. Estos ritmos naturales son nuestros mejores maestros para perder el miedo, porque nos enseñan que el mundo es fundamentalmente armonioso, incluso cuando las cosas oscilan entre diferentes estados. Pero, en el mundo moderno, viviendo como vivimos en interiores y tan alejados de la naturaleza, hemos empezado a olvidar, combatir o suprimir los ciclos y las polaridades, con el convencimiento de que no tienen demasiada utilidad y de que nosotros somos más listos. Con la agricultura industrial, le hemos pedido a la tierra que nos dé una primavera interminable. Con el uso generalizado de las hormonas por vía oral para todo, desde el acné hasta el SOP y la anticoncepción, hemos trivializado la asombrosa y fecunda ritmicidad del cuerpo de la mujer, así como la enorme utilidad del ciclo menstrual como herramienta de biorretroalimentación para la salud general de las mujeres. Con la luz artificial permanente, nos hemos creído que no necesitamos la noche. Con los termostatos, hemos promovido una existencia termoneutral en la que nunca pasamos ni frío ni calor. Los resultados no han sido buenos, pues hemos olvidado que para aprovechar los sistemas naturales de nada sirve la dominación, la opresión y el desgaste, sino que hay que ser respetuosos y benévolos.

La sociedad industrial ha hecho que nos alejemos de la naturaleza, a la que, como ahora nos da miedo, intentamos dominar controlando su realidad y sus ritmos naturales, angustiados por una sensación de escasez cuando no estamos en la fase o polo que nos gusta. Los periodos «yin» de los ciclos y polaridades nos parecen improductivos y antieconómicos, y por tanto los exprimimos y los aceleramos, jactándonos de haber creado un mundo en el que siempre predomina el «yang». Pero qué tontos somos. La admiración y el asombro que la naturaleza nos inspira son la mejor manera de congraciarnos con la muerte y con esa ansiedad basada en un sentimiento de penuria. Cuando pasas tiempo con y en la naturaleza y aprendes de ella con respeto y humildad, te das cuenta de que no tienes nada que temer. No reniegues de tus orígenes, que son la tierra, el sol, el agua, los árboles, las estrellas y la luna. Si pasas más tiempo a la intemperie, te sentirás en paz.

7. Lee más libros sobre la mente, los traumas y la condición humana

Tengo libros de este tipo por toda mi casa para que no se me olvide nunca la «visión de conjunto». Los audiolibros y los pódcast también son de gran utilidad.

Recomiendo la lectura de los siguientes libros sobre la actitud mental, la salud y la forma de modificar nuestra relación con los traumas y el estrés: *Mindset*, *Volver al amor*, *Alma en libertad*, *Sánate: conecta con tu esencia mediante la psicología holística*, *Energía cerebral*, *Hacking of the American Mind*, *Limpia tu cerebro*, *Cómo cambiar tu mente*, *Despertar: una guía para una espiritualidad sin religión*, *Los cuatro acuerdos*, *Eres mucho más de lo que crees*, *El libro de los límites*, *Conseguir el amor de su vida*, *Cuatro mil semanas* y *Maneras de amar*. Muchos de esos libros están en audio, y escuchar diez minutos de palabras que abordan cuestiones como la actitud y la fortaleza mental mientras me preparo para el día me carga las pilas.

Algunos de los escritores y poetas que hablan de la condición humana, la mortalidad, la eternidad y la conexión con la naturaleza, y que yo me atrevo a recomendar, son Mary Oliver, Pema Chödrön, Paramahansa Yogananda, Michael Pollan, Clarissa Pinkola Estés, Séneca, Marco Aurelio, Robin Wall Kimmerer, Rumí, Lao-Tse, Jalil Yibrán, Jafís, Walt Whitman, W. S. Merwin, Thich Nhat Hanh, Diane Ackerman, Alan Watts, Lewis Thomas, Ram Das, Rainer Maria Rilke, Deepak Chopra y Wang Wei.

8. Prueba la aromaterapia

Las investigaciones clínicas confirman que los aromas ayudan a la relajación. El aceite de lavanda es especialmente adecuado para reducir el estrés y conciliar el sueño (así lo dicen los autores del artículo «La lavanda y el sistema nervioso»). Frótate las manos con unas gotas de aceite esencial de lavanda, cúbrete la cara con las manos e inhala profundamente unas cuantas veces.

9. Escribe

Si te sientes deprimido o estresado y no consigues levantar cabeza, pon un cronómetro y escribe sobre cualquier tema durante cinco minutos. La escritura es también una forma estupenda de canalizar la creatividad y de adoptar una actitud más equilibrada en los momentos difíciles. Son muchos los estudios en los que se afirma que la escritura es eficaz para disminuir el malestar y mejorar el estado clínico de pacientes que tienen ansiedad o enfermedades inflamatorias. Llevar un diario en el que se refleje el «afecto positivo» (saco en el que caben las emociones vitales, la gratitud, el optimismo, el cariño, etcétera) reduce la angustia en pacientes que tienen crisis de ansiedad, al tiempo que aumenta la resiliencia y favorece la integración social.

Estos son algunos de los libros que recomiendo para empezar a escribir con asiduidad: *El camino del artista*, de Julia Cameron; *La guerra del arte*, de Steven Pressfield; *Libera tu magia*, de Elizabeth Gilbert, y *El acto de crear*, de Rick Rubin.

10. Concéntrate en la admiración y la gratitud

Concéntrate todos los días en la admiración, la abundancia y la gratitud. Mis mejores días comienzan con una hoja en blanco en la que enumero todas las cosas por las que estoy agradecida. Ello crea una profunda sensación de abundancia que me tranquiliza y me ayuda a actuar con seguridad y atrevimiento.

Sal a pasear y admira todo lo que te rodea: una nube que avanza rápidamente por el cielo, un árbol frutal en el jardín de tu vecino, una hierba que sale de una grieta en el cemento, la luna que te ilumina, la nieve que cae o un pájaro en la valla de tu casa. Da muestras de humildad al contemplar cosas que son mucho más grandes que tú y que escapan por completo a tu control, como las montañas, las puestas de sol, los ríos, los mares y los bosques.

Hasta hace poco tiempo, los seres humanos no nos distraíamos tanto; ahora no nos fijamos en nada porque nuestro cuerpo lo único que quiere es dopamina. Teníamos tiempo para postrarnos ante la grandiosidad de la naturaleza y de los ciclos de la vida, pues los animales, las cosechas, el sol, la luna, el nacimiento y la muerte se consideraban poderosas fuerzas cósmicas. Como hemos sido despojados de esa conexión con nuestro cuerpo y con la naturaleza, ahora tenemos que esforzarnos por reeducar nuestro cerebro para que vuelva a apreciar tanto esplendor. Los milagros se ocultan a plena vista en todas partes, oscurecidos por el «complejo industrial de la distracción» en el juego de suma cero que es la atención. Volver a sentir asombro y admiración es un acto de independencia y rebeldía.

Rick Rubin, en *El acto de crear*, dice: «Si solo nos fijamos en lo que tenemos delante de las narices, nos obsesionamos; si por el contrario nos distanciamos un poco de las cosas, entonces vemos un plano general. Tenemos que elegir». He desperdiciado mucha energía mental preocupándome por la violencia de las armas, pues la veo en todas las pantallas, y a veces dejo que se adueñe de mi espacio mental, mermando mi capacidad de «ver» la asombrosa belleza que me rodea. No hay que desentenderse de los problemas sociales ni dejar de intentar solucionarlos, pero, si creamos un espacio donde podamos dirigir nuestra atención a lo asombroso, generaremos una salud física y mental que nos permitirá dedicarnos con más energía y determinación a luchar contra las actuales tendencias sociales, que son verdaderamente destructivas.

11. QUIÉRETE A TI MISMO

No pienses cosas malas de ti mismo y procura quererte más que a nadie. A veces el mayor peligro es nuestra voz interior (que las células «oyen»), cuando nos regaña por nuestras limitaciones. A lo mejor solo estamos imitando molestas voces que nos regañaron en el pasado, o las que proceden de una cultura que hemos interiorizado. Cambia enseguida de discurso. Puedes hablarte a ti mismo con cariño y comprensión, y decirte cosas como: «¡Qué bien me caes! Sigues resistiendo a pesar de todo lo que has sufrido. Estoy orgulloso de ti por tomarte la molestia de leer un libro sobre salud». Háblate a ti mismo (y a tus células) como le hablarías a un recién nacido entre tus brazos, a una vida que no tiene que hacer nada para merecer un amor y un cariño incondicionales. Si te resulta difícil, la meditación *metta-bhavana* (o de bondad amorosa) y la terapia profesional te pueden servir de ayuda.

12. No estés tan ocupado

Súmate al JOMO (*Joy of Missing Out* o el placer de perderse algo). Acostúmbrate a pasar ratos a solas, como si el tiempo no existiera, sin constantes distracciones. Que te guste decir «no» cuando quieres hacer una cosa o asistir a un acontecimiento. Un buen criterio para saltarse algo es la ausencia de un «SÍ de cuerpo entero», expresión acuñada por Diana Chapman, autora del libro *15 Commitments of Conscious Leadership*. Si te sientes incómodo por haberte perdido algo, piensa en la abundancia de oportunidades que hay en la vida, y que «perderse algo» no es más que darle la espalda a la sociedad de consumo. Cada «no» a algo que no te entusiasma es un «sí» a un tiempo que puedes dedicar a cosas más importantes.

13. Relaciónate

La soledad, que afecta a una tercera parte de los angloamericanos, influye negativamente en la salud metabólica, según un artículo publicado en 2023 en la revista *Frontiers in Psychology*. Puesto que las relaciones sociales han sido siempre valiosas para la supervivencia a lo largo de la evolución, se cree que la soledad «evolucionó como una señal de alarma, similar al hambre o la sed, para buscar el contacto con los demás con el fin de facilitar la supervivencia». No se conoce del todo la relación entre la soledad y la mala salud metabólica, pero puede tener que ver con el desequilibrio entre el SNS y el SNPS, así como a un aumento de la señalización del estrés, que puede alterar la función mitocondrial. Es posible que las relaciones sociales contrarresten esas disfunciones por medio de la liberación de oxitocina, la hormona y neurotransmisor que protege contra la ansiedad y frena la liberación de hormonas del estrés.

14. Sométete a una desintoxicación digital

El uso excesivo del celular afecta negativamente al cerebro, dando lugar a toda una serie de cambios «cognitivos, psicológicos y emocionales». Se ha demostrado que, con solo reducir en una hora al día el uso del celular, la ansiedad y la depresión disminuyen y mejora el bienestar general. Practica actividades que te obliguen a estar alejado del teléfono, de los dispositivos informáticos, de las redes sociales y de las noticias. Entre esas actividades se encuentran, por ejemplo, el surf (con o sin remo), la natación, el canotaje, el excursionismo y la escalada. No lleves el celular cuando salgas de casa para ir al supermercado, a un concierto o a dar un paseo largo. Pídele a un amigo que cambie las contraseñas de tus redes sociales y que no te dé las nuevas hasta pasado bastante tiempo. O haz lo que sugiere Johann Hari en su libro *El valor de la atención* y compra una caja de bloqueo que te mantendrá alejado de la tecnología el tiempo que especifiques.

15. Plantéate hacer una terapia a base de psilocibina

Si te sientes atraído, te animo también a probar una terapia (controlada por un especialista) a base de psilocibina. Esta terapia alucinógena les ha hecho mucho bien a algunas personas, como es mi caso.

Es posible que la palabra *alucinógeno* te dé escalofríos. A mí me pasaba lo mismo. Durante mi infancia y mi juventud abominaba las drogas, todas. Pero empecé a interesarme por la fitoterapia y los alucinógenos tras conocer su amplio uso tradicional; también analicé las investigaciones realizadas en las universidades de California-San Francisco y Johns Hopkins, y leí los libros *Despertar*, de Sam Harris, y *Cómo cambiar tu mente*, de Michael Pollan. El cerebro de cada uno de nosotros sufre mucho en la sociedad actual; por eso creo que cualquier cosa que incremente la neuroplasticidad de forma segura y que nos ayude a entender el mundo y la relación con el cosmos debe tomarse en serio. Hace poco, *The Economist* hizo una lista de veinte drogas y las clasificó en función del peligro que suponen para las personas y la sociedad. Encabezaban la lista las drogas legales: el alcohol, los opiáceos, las anfetaminas y el tabaco; la cerraban las tres más seguras: la MDMA («éxtasis»), el LSD y los «hongos mágicos» (la psilocibina). Hoy en día el 25 % de los estadounidenses adultos toman antidepresivos, como los ISRS, o ansiolíticos, que nos aturden pero no van a la raíz del problema (aunque generan enormes ingresos para las farmacéuticas). La psilocibina y otros alucinógenos han sido estigmatizados. Los neurocientíficos están muy interesados en las investigaciones sobre estas sustancias. Muchos de estos compuestos naturales, como la psilocibina de los «hongos mágicos», que proceden directamente de la tierra, inducen una asombrosa expansión de la conciencia.

Según un estudio realizado en la Universidad Johns Hopkins en 2016, «el 67 % de los voluntarios dijeron que la experiencia con la psilocibina había sido la más trascendental de su vida o estaba entre las cinco más trascendentales [...], similar, por ejemplo, al nacimiento del primer hijo o a la muerte de uno de los padres», lo cual me parece de una enorme importancia social.

Recientemente, en un estudio de la UCSF se observó que un grupo de personas a las que «se les administró MDMA durante la terapia notaron una considerable mejoría en comparación con las que recibieron solo terapia psicológica». Gül Dölen, un neurocientífico de la Johns Hopkins, afirmó: «Nunca había visto nada parecido en los ensayos clínicos con enfermos psiquiátricos». Scott Ostrom, un participante en el estudio de San Francisco que sufría un TEPT paralizante como consecuencia de su estancia en Irak dijo que aquel experimento «estimuló la capacidad de autocuración de mi propia conciencia [...]. Ahora comprendo por qué es tan bueno quererse a uno mismo».

Solo una semana antes de que me enterase de la enfermedad terminal de mi madre, yo estaba sentada en el desierto viendo la puesta de sol. Lo que me había incitado a probar la psilocibina solo puedo describirlo como una voz interior que me susurraba: «Hay que prepararse». En aquel momento no sabía muy bien para qué me preparaba, pero, mientras disfrutaba de los rayos de la luna, experimenté la sensación de ser una con nuestro satélite, con cada estrella, con cada átomo de los granos de arena sobre los que estaba sentada, y con mi madre, formando una cadena indestructible de conexión universal para la que el concepto humano de «muerte» resulta insignificante. En aquel momento tuve la certeza de que todo aquello era una y la misma cosa. Sentí que formaba parte de una serie infinita e ininterrumpida de matrioskas cósmicas, compuesta de millones de madres y bebés que me precedieron desde el principio de la vida. Sentí cómo había sido ensamblada con los bloques del universo a través de mi madre en cuanto portal creador que me dio forma cambiante a partir del polvo cósmico que había en el fondo de su vientre, y cómo esa forma se convirtió en el pararrayos que canalizó mi espíritu o iluminó mi conciencia, estableciendo esa dualidad entre espíritu/conciencia y cuerpo que caracteriza la experiencia humana y que puede causar dolor si no se le presta atención.

Para mí, la psilocibina puede ser una puerta de entrada a una realidad diferente, libre de las creencias que constriñen mi ego, mis sentimientos y mi historia personal. Gracias a que pude experimentar esa paz y esa ausencia de límites, aunque fuera de forma transitoria, ahora sé lo que es posible y puedo acceder a ese estado con el esfuerzo de mis hábitos diarios. Sé que la mente es más poderosa de lo que pensamos y que puede evocar visiones increíbles, con solo que se lo permitamos, y que ese potencial del pensamiento transforma nuestra vida cotidiana en algo muy distinto y mucho más valioso.

CONFÍA EN EL PROCESO

Nada más morir mi madre, hice un viaje a Nueva York. Una noche, ya muy tarde, me dirigí al departamento de la calle Once Oeste donde pasó diez años de su juventud. Es el lugar donde leía textos budistas, proyectaba su negocio, tocaba el piano hasta altas horas de la noche y se preparaba para ir a bailar a Studio 54. Sentada en las escaleras de entrada, bañadas en lágrimas las mejillas, me la imaginé entrando por la puerta durante sus años de soltera: impresionante su metro ochenta y tres, conmigo ya viviendo dentro de ella como un óvulo que había estado presente en su cuerpo desde que era un feto en el cuerpo de mi abuela setenta y dos años antes. Miré a la calle, al lugar exacto donde besó a mi padre en 1981 la primera vez que salieron, al hombre que se convertiría en la pieza del rompecabezas que le faltaba para dar vida y hacer posible el desarrollo de mi forma y mi conciencia.

Con el rabillo del ójo, me fijé en un libro viejo que estaba tirado en el suelo. Se titulaba *La mujer singular* (una expresión ya anticuada en inglés para referirse a una madurita soltera, como yo entonces), y su autora era Gail Godwin (mi madre se llamaba Gayle, que suena igual). Movida por la curiosidad, recogí el libro del suelo. Lo abrí por una página al azar, que decía:

Un día todo el mundo aceptará que no hay ninguna lucha, que la única que hay es la que nuestro ego nos dice que es una lucha.

Todos los desacuerdos, los conflictos, las conversaciones, los amores, los fracasos y la muerte son cosas superficiales. Ninguna de ellas importa de verdad.

Lo único importante es cómo disfrutamos el momento, nuestra actitud hacia el momento. Hay que entregarse a él y disfrutarlo, aunque sea horrible.

¿Estás diciendo que una persona, si la están asesinando, debería disfrutar ese momento? ¿Por qué no? ¿Por qué no disfrutarlo? Es su último momento, el último suceso personal y superficial de su vida finita. Claro, ¿por qué no disfrutarlo? ¿Qué hay mejor que hacer?

A lo mejor mi madre me estaba hablando a mí. Incluso en el caso más extremo —la muerte inminente— debemos admirar y apreciar la vida, comprender el engaño de nuestro ego y ver la realidad de la conexión total. Eso es exactamente lo que hizo ella: cuando le comunicaron el diagnóstico de cáncer terminal —trece días de vida, la poca arena que quedaba en el reloj—, derrochó alegría, gratitud y curiosidad.

No podemos controlarlo todo. Ante la inevitabilidad de la muerte, el estrés crónico y las experiencias traumáticas de la infancia, con escasa conciencia cultural de lo que es el afrontamiento y la resiliencia, es difícil tener una sensación de invulnerabilidad. Evidentemente, debemos tomar precauciones por nuestra propia seguridad y la de nuestra familia, pero vivir con estrés crónico no es ni bueno ni racional.

El camino del bienestar humano no está hecho de fármacos y tratamientos para una lista cada vez más larga de enfermedades aisladas. Para mejorar nuestra salud hay que comprender que estamos conectados con el resto del universo, incluidos la tierra, las plantas, los animales, las personas, el aire, el agua y la luz del sol. Para prosperar, tenemos que volver a sentir admiración por nuestra relación de interdependencia con todo lo que hay en el mundo natural. Debemos asimismo comprender que todas las partes de nuestro cuerpo están interconectadas, que no son un conjunto de órganos independientes, como las cuarenta y dos especialidades médicas nos quieren hacer creer. Cuanto más avanzamos en el conocimiento de la biología, más segura estoy de que, para alcanzar nuestro máximo potencial como seres humanos, debemos recuperar muchos elementos naturales de los que la vida moderna nos ha separado. No se trata de rechazar la modernidad o de recrear una época pasada, sino de utilizar diagnósticos, tecnologías e instrumentos de vanguardia para entender mejor nuestra relación con el mundo y para satisfacer nuestras necesidades metabólicas, codificadas en el interior de las células que nos conforman. Ahora contamos con los conocimientos y las herramientas necesarios para vivir más y mejor que en ningún momento de la historia. El quid está, pues, en conseguir que nuestras células produzcan más energía vital.

Tercera parte
PLAN DE LA ENERGÍA VITAL

CUATRO SEMANAS PARA IMPULSAR TU ENERGÍA VITAL

Si unos hábitos sencillos (como consumir alimentos integrales, dormir lo suficiente, practicar ejercicio con regularidad y controlar el estrés) resultan tan transformadores, ¿por qué son tan pocas las personas que los practican de manera regular? Si estos actos sencillos logran que nos sintamos felices y sanos, ¿por qué no los realiza todo el mundo?

Creo que esta pregunta ronda en nuestro inconsciente colectivo y alimenta las creencias insidiosas del sistema médico según las cuales «los pacientes son perezosos», «las intervenciones sobre el estilo de vida fracasan» y «la gente quiere la vía fácil». O que la respuesta tiene que pasar por soluciones más complejas e «innovadoras». Estas críticas a los pacientes ignoran convenientemente el hecho de que miles de millones de dólares de incentivos nos empujan a consumir alimentos ultraprocesados, a ser sedentarios, a dormir poco y a vivir con miedo crónico.

¿La verdad? Practicar los sencillos hábitos de la energía vital representa un acto de rebeldía. En esta sección vamos a presentar veinticinco hábitos que considero de los más importantes mediante un plan de cuatro semanas para ayudarte a integrarlos en tu vida. Si adoptas estos hábitos sencillos, mejorarás tu salud y minimizarás el riesgo de padecer muchas de las enfermedades relacionadas con la producción de energía celular subóptima: entre muchas otras, depresión, obesidad, colesterol alto, hipertensión e infertilidad.

El objetivo de este plan no consiste en adoptar todos los hábitos a la vez; se trata de inculcar un cambio de mentalidad y embarcarse en un camino de curiosidad que sea sostenible. En ese camino hacia la energía vital podría parecer que tienes que rediseñar toda tu vida para protegerte de los elementos tóxicos de la cultura moderna y, al mismo tiempo, dedicar una cantidad excesiva de tiempo a los hábitos saludables. En última instancia, se trata de minimizar las opciones que sobrecargan el cuerpo y dificultan los procesos de la energía vital (por ejemplo, azúcares y cereales refinados, aceites de semillas o toxinas ambientales) y maximizar las opciones que aumentan la resiliencia y se ajustan a las necesidades del cuerpo para mantener un funcionamiento óptimo (por ejemplo, sueño de calidad, omega-3 y ejercicio regular).

Cuando la resiliencia y las opciones de apoyo superan sistemáticamente los factores estresantes, nos sentimos bien y nuestra salud mejora. Cada día me propongo reunir la mayor cantidad posible de hábitos que favorezcan la energía vital para poner en marcha mi motor, desarrollar capacidad biológica y resiliencia, e inclinar la balanza hacia la función y la salud celular. Al mismo tiempo, intento protegerme del exceso de carga alostática, un término que hace referencia a la carga acumulativa en el cuerpo de los factores estresantes crónicos y los acontecimientos vitales. La combinación de diversos hábitos que incrementan la energía vital puede resultar un poco distinta cada día en función del estado de ánimo, las circunstancias y la motivación, y eso está bien: no somos robots, somos humanos. La base del éxito consiste en saber qué hábitos van a ser útiles para la salud metabólica e intentar incluir el mayor número posible en tu día a día de la forma más constante posible. Algunos hábitos se convertirán en algo natural que no te supondrá ningún esfuerzo; otros, en cambio, implicarán una lucha diaria para ponerlos en práctica.

En la primera semana del plan de cuatro semanas vamos a utilizar un conjunto de estudios para obtener una valoración de referencia de tus hábitos de energía vital (en cuáles vas bien y en cuáles deberías mejorar). Definiremos tu «por qué», empezaremos un sistema de diario nutricional, estableceremos un marco de medición y pondremos en marcha un sistema para garantizar tu implicación. En la segunda semana nos centraremos en la alimentación, incluyendo la adopción de los tres primeros hábitos de la energía vital, con los que te comprometerás durante las tres semanas siguientes: eliminar la «trinidad impía» de alimentos vinculados a la mala energía (cereales refinados, azúcares refinadas y aceites de semillas industriales). Además, conocerás el resto de los hábitos alimentarios a fin de prepararte para las semanas tres y cuatro, en las que elegirás tres nuevos hábitos con los que te comprometerás (además de los tres hábitos básicos de la segunda semana).

Una vez más, el objetivo de este mes no consiste en ser perfecto ni en adoptar todos los hábitos a la vez. Se trata de familiarizarse con los hábitos de la energía vital y ganar confianza para ir incorporándolos cada vez más a tu vida. Lo ideal es que durante este mes asciendas en la curva de la «jerarquía de la competencia» en lo que respecta a las acciones de energía vital (véase el cuadro que aparece a continuación).

Jerarquía de la competencia

La jerarquía de la competencia es un modelo de aprendizaje popularizado en la década de 1960 que describe el proceso hasta llegar a ser competente sin esfuerzo en una habilidad o un hábito. Constituye un marco útil para entender hasta dónde quieres llegar en tu viaje hacia la salud metabólica. Se divide en los cuatro niveles siguientes:

- Nivel uno: incompetencia inconsciente (el peor)
- Nivel dos: incompetencia consciente
- Nivel tres: competencia consciente
- Nivel cuatro: competencia inconsciente (el mejor)

La incompetencia inconsciente significa que no tienes conciencia de la conducta y que ni siquiera entiendes por qué es importante.

La incompetencia consciente significa que sabes lo que tienes que hacer para estar sano, pero aun así no practicas la conducta de forma regular.

La competencia consciente significa que practicas el hábito de forma regular y consistente, pero tienes que hacer un esfuerzo consciente para conseguirlo y todavía experimentas ciertas dificultades.

La competencia inconsciente significa que realizas el hábito de manera regular y apenas necesitas pensar en ello. ¡Para ti ya es natural y forma parte de tu vida!

Todos queremos acabar llegando al nivel cuatro en todos los hábitos de la energía vital. Todos aspiramos a alcanzar ese punto en el que la práctica de cada hábito forma parte de nuestro estilo de vida sin que represente un esfuerzo consciente. Por desgracia, la mayoría de nosotros vivimos en el nivel uno o dos respecto a la mayoría de los hábitos porque nuestra cultura (centro educativo, trabajo y vida familiar) y los incentivos alimentarios y sanitarios están diseñados para mantenernos incompetentes en lo que respecta a nuestra propia salud y para normalizar comportamientos, entornos y hábitos destructivos. En el primer nivel practicamos hábitos poco saludables, pero pensamos que están bien y que son normales debido al desconocimiento: somos «inconscientes» de nuestra incompetencia. Un ejemplo podría ser dormir con la tele encendida de fondo sin saber que la luz azul puede afectar gravemente a la secreción de melatonina, o consumir alimentos con colorantes artificiales porque no tienes conciencia de que muchos de ellos son neurotóxicos potenciales y fomentan el estrés oxidativo. Como hemos visto a lo largo de este libro, varias industrias ponen todo su empeño en que seas incompetente (e inconsciente al respecto) en tus conductas de salud, normalizando hábitos y opciones poco saludables, abaratándolos y tildando de elitistas a los que intentan estar sanos, entre otras muchas tácticas que nos hacen enfermar.

Cuando acabes de leer este libro, estarás al menos en el nivel dos respecto a los hábitos de la energía vital: «conscientemente» incompetente. Sabes lo que tienes que hacer para producir energía vital en tu cuerpo y gozar de una salud radiante, pero es posible que no lo pongas en práctica todos los días para cada hábito. Al final de la cuarta semana del plan sentirás el deseo de acercarte al tercer nivel (competencia consciente) para los tres hábitos que elijas y los tres hábitos fundamentales de la energía vital (eliminar los cereales refinados, el azúcar refinada y los aceites de semillas). Con el tiempo, y con una conciencia y práctica constantes, pasarás al cuarto nivel, en el que una vida saludable será simplemente tu forma de vivir.

Te recomiendo que repases la lista completa de los veinticinco hábitos para la energía vital (véanse págs. 327-348) y evalúes tu nivel de competencia para cada uno. Habrá quien tenga el nivel cuatro en algunos de ellos y el nivel dos en otros. Yo soy nivel dos para la alimentación consciente y la terapia con infrarrojos (sé que serían buenas para mis células, pero no las practico de forma regular). Estoy entre el nivel dos y el tres en cuanto a la regularidad y la cantidad de horas de sueño (normalmente mantengo estos hábitos, pero me suponen un gran reto y tengo que pensar en ellos y planificarlos cada día). Y hace poco pasé del nivel tres al cuatro con 10 000 pasos al día y entrenamiento de fuerza (los cumplo sin demasiada dificultad y tengo sistemas para incorporarlos a mi rutina diaria: por ejemplo, reuniones mientras caminamos, un escritorio con una caminadora y clases programadas de entrenamiento de fuerza que pagué por adelantado). Mis hábitos incorporados de nivel cuatro son consumir suficiente fibra; prescindir de los cereales refinados, los azúcares y los aceites de semillas, y salir a la naturaleza de forma habitual. Estas acciones ya son hábitos inconscientes en mi vida; me costaría mucho no hacerlos. Intenta elegir tus tres hábitos de energía vital en las semanas tres y cuatro entre los que tienes el nivel dos (conscientemente incompetente) y prueba a subir al nivel tres (conscientemente competente) durante esas dos semanas.

PRIMERA SEMANA: ESTABLECER PARÁMETROS DE MEDICIÓN Y UN SISTEMA PARA GARANTIZAR LA IMPLICACIÓN

El primer paso en el viaje hacia la energía vital consiste en determinar tu «por qué». Si no puedes articular aspiraciones específicas para la persona que aspiras a ser en tu preciada y única vida, te resultará mucho más difícil tomar decisiones saludables consistentes. En cambio, si sabes que estás desarrollando una identidad muy clara, la motivación te llegará de manera mucho más fácil.

Estar más delgado no es una identidad ni un valor, y te puedo garantizar que ese objetivo no basta para llegar a un lugar verdaderamente más saludable. Vivir más años tampoco es una identidad o un valor. Estos principios me motivaron en el pasado, y puedo decir por experiencia que no son tan sostenibles como los valores vinculados a cuestiones más profundas que tienen que ver con el sentido de propósito.

Los valores reflejan tu juicio personal y único sobre lo que es importante para ti en la vida y por qué quieres estar vivo. Tus elecciones y tus conductas son tu forma de mostrar al mundo (y, lo que es más importante, a ti mismo) cuáles son esos valores. Las conductas y las elecciones dictan si tu cuerpo será funcional y fuerte. La disonancia entre las elecciones y los valores es el origen de una vida más problemática.

En mi caso, opto por las elecciones para la energía vital porque trato de desarrollar la identidad de una persona que:

- Valora el precioso don de la vida, su cuerpo y su conciencia.
- Quiere tener la energía y la capacidad biológica para ser una fuerza positiva para su familia, sus amigos y el mundo.
- Vive y piensa por sí misma y no quiere que su cuerpo sea controlado por las fuerzas de la industria que ganan dinero a base de mantenernos enfermos y dependientes.
- Toma decisiones que respetan la biodiversidad y la integridad del suelo, la tierra, el aire y los animales.

¿Cuáles son tus razones? ¿Qué identidad aporta a tu vida que tus células produzcan energía vital? ¿Qué valores quieres que te guíen?

Tómate quince minutos en este momento para redactar la lista de por qué quieres que tus células funcionen mejor y tengan más energía.

A continuación, reflexiona sobre las palancas que necesitas accionar para dar a tus células la oportunidad de producir energía celular de la mejor manera posible. ¿Cuáles son los factores de tu vida que perjudican —o ayudan— especialmente a tus células? Tu respuesta puede ser muy diferente a la mía. Es posible que yo necesite dormir más y moverme con mayor frecuencia durante el día, y que tú necesites deshacerte de las toxinas ambientales de tu casa y prescindir de los alimentos ultraprocesados, por ejemplo. Los cuestionarios que te proponemos a continuación te ayudarán a identificar en qué punto del espectro de la energía vital te encuentras y a centrarte en las áreas de tu vida con más posibilidades de optimización.

Cifras: ¿estás en el 6.8%?

Nota: estas cifras deberían estar a tu alcance de forma gratuita a través de tu chequeo médico anual.

1. ___ La glucosa en ayunas es inferior a 100 mg/dl.
2. ___ Los triglicéridos son inferiores a 150 mg/dl.
3. ___ El colesterol HDL es superior a 40 mg/dl (hombres) o 50 mg/dl (mujeres).
4. ___ El contorno de cintura es de 102 cm o menos para los hombres y de 89 cm o menos para las mujeres.
5. ___ La presión arterial es inferior a 120/80 mmHg.

Total: ___/5

Si tu puntuación en esta sección no es del 100%, formas parte del 93.2% de las personas que tienen mucho trabajo por delante para optimizar la producción de energía en las células.

OPCIONAL: también recomiendo solicitar las siguientes pruebas y comparar los resultados con las directrices del capítulo 4:

- Insulina en ayunas y cálculo del HOMA-IR.
- PCR ultrasensible (hsCRP).
- Hemoglobina A1c.
- Ácido úrico.
- Enzimas hepáticas: aspartato transaminasa (AST), alanina transaminasa (ALT) y gamma-glutamil transferasa (GGT).
- Vitamina D.

Si tu médico no solicita estas pruebas o prefieres realizarlas de manera más sencilla, te recomiendo que acudas a algún laboratorio privado.

Si tu médico te dice que no necesitas ninguna de estas pruebas, puedes utilizar la siguiente nota para solicitarlas:

Solicito las siguientes pruebas para entender mejor mi salud metabólica general. Deseo saber cuál es mi situación con respecto a los biomarcadores metabólicos clave para realizar un seguimiento en el tiempo a fin de mantenerlos en un rango saludable. Sé que muchos marcadores pueden indicar una leve disfunción mucho antes de alcanzar los umbrales de diagnóstico clínico, y quiero saber más pronto que tarde si se está produciendo algún cambio. Agradezco su apoyo para ayudarme a entender mejor mi salud y la oportunidad de trabajar con usted para optimizar mis resultados. Muchas gracias.

Cuestionario preliminar de energía vital

El siguiente cuestionario puede ayudarte a determinar dónde te resultaría más beneficioso enfocar tu energía para avanzar hacia la energía vital. El objetivo consiste en tomar conciencia sobre los campos que ofrecen oportunidades para apoyar mejor tu salud mitocondrial y celular.

ALIMENTACIÓN

1. ___ Actualmente utilizo un diario nutricional o algún tipo de seguimiento de alimentos para controlar lo que como y bebo.
2. ___ Si me dan una lista de alimentos, sé diferenciar con precisión entre un alimento no procesado/mínimamente procesado y un producto ultraprocesado.
3. ___ Leo atentamente la etiqueta de todos los productos empaquetados que compro.
4. ___ Sé con seguridad que consumo menos de 10 gramos de azúcar refinada añadida al día (esto no incluye los azúcares de la fruta u otros azúcares naturalmente presentes en su forma integral sin procesar).
5. ___ Sé con seguridad que no he consumido jarabe de maíz de alta fructosa en el último mes.
6. ___ Hago menos de tres comidas a la semana en restaurantes, de comida rápida o comida para llevar.
7. ___ Sé con seguridad que consumo al menos 30 gramos de fibra al día.
8. ___ Sé con seguridad que consumo al menos treinta alimentos de origen vegetal diferentes a la semana (entre frutas, verduras, especias, hierbas, frutos secos, semillas y legumbres).
9. ___ Preparo la mayoría de mis comidas en casa.
10. ___ Como al menos un alimento probiótico sin azúcar cada día (por ejemplo, yogur sin azúcar, kimchi, chucrut, natto, tempe o miso).

11. ___ Como al menos una ración de verduras crucíferas al día (por ejemplo, brócoli, coles de Bruselas, coliflor, col china, kale, arúgula, col, rábanos, colinabo o colirrábano).

12. ___ Como al menos 3 tazas de verduras de hoja verde oscura al día (por ejemplo, espinacas, mezclas de hojas verdes o kale).

13. ___ Si como fuera de casa, pregunto qué aceites se utilizan y evito los alimentos con aceites de semillas refinados.

14. ___ No consumo productos elaborados con harina blanca (como tortillas de trigo, pan blanco, panes para hamburguesas o *hot dogs*, bolillos, donas rellenas, galletas y la mayoría de las galletas saladas).

15. ___ No bebo refrescos de ningún tipo (con o sin azúcar).

16. ___ No soy muy «goloso» y no suelo tener antojos de azúcar.

17. ___ Cuando me los ofrecen, no me cuesta decir que no a los alimentos con harinas ultraprocesadas como pan, galletas dulces y saladas, pasteles, panes y donas rellenas. No se me antojan esos alimentos.

18. ___ Cuando me los ofrecen, me resulta fácil rechazar los postres con azúcares añadidas (como pasteles, galletas y helados).

19. ___ Me resulta fácil evitar y rechazar el azúcar en forma líquida refinada como refrescos, tés fríos, limonadas, jugos de frutas, frappuccinos, bebidas azucaradas a base de café, granizados y leche con chocolate. Nunca o casi nunca consumo estos productos.

20. ___ Tomo café o té sin edulcorantes naturales o artificiales.

21. ___ No consumo edulcorantes artificiales como aspartamo, Equal o sucralosa.

22. ___ Puedo pasar más de cuatro horas sin comer durante el día y sentirme bien, sin hambre excesiva ni antojos.

23. ___ Evito los alimentos convencionales/no orgánicos y compro sobre todo productos orgánicos o directamente en los mercados de agricultores.

Para omnívoros

24. ___ Evito el pescado de criadero y consumo sobre todo pescado salvaje.

25. ___ Evito las carnes convencionales y consumo sobre todo carnes orgánicas.

26. ___ Evito los huevos convencionales y consumo sobre todo huevos orgánicos.
27. ___ Compro leche y queso orgánicos procedentes de vacas de pastoreo libre.

Total: ___/23
___/27 para omnívoros

Si has obtenido menos de 18/23 (o 21/27 en el caso de los omnívoros), todavía tienes mucho margen para mejorar tu dieta y tu energía vital. Deberías centrarte en esta área cuando decidas qué aspectos vas a priorizar.

RITMO CIRCADIANO
Sueño
1. ___ Utilizo un dispositivo de seguimiento del sueño.
2. ___ Duermo entre siete y ocho horas cada noche.
3. ___ Me acuesto siempre a la misma hora y suelo dormirme dentro de un intervalo de una hora.
4. ___ Me despierto a la misma hora y me levanto en menos de una hora cada mañana.
5. ___ Me duermo con facilidad casi todas las noches.
6. ___ Puedo mantener el sueño durante toda la noche y volver a dormirme sin problemas si me despierto.
7. ___ No tengo insomnio.
8. ___ Me siento descansado y con energía durante el día, y casi nunca me siento lento o como si necesitara una siesta a mediodía.
9. ___ No ronco.
10. ___ No me han diagnosticado apnea del sueño.
11. ___ No he tomado ningún medicamento con receta para dormir en el último año.
12. ___ No he tomado ningún medicamento para dormir a base de antihistamínicos en el último año (por ejemplo, Unisom, Excedrin PM, Tylenol PM o Benadryl).
13. ___ Mi teléfono y otros dispositivos nunca interrumpen mi sueño con sonidos, luces o vibraciones.

Total: ___/13

Si tu puntuación es inferior a 10/13, todavía tienes un margen de mejora considerable en tus conductas relacionadas con el sueño para fomentar tu energía vital. Deberías centrarte en esta área cuando decidas qué aspectos vas a priorizar.

HORARIOS Y HÁBITOS ALIMENTARIOS

1. ___ Puedo ayunar durante catorce horas sin problemas.
2. ___ Como a horas fijas cada día (por ejemplo, ceno entre las 17:00 y las 19:00 la mayoría de los días).
3. ___ Soy consciente de cuándo como y no tiendo a picar o comer sin pensar a lo largo del día.
4. ___ Hago una pausa antes de comer para tomar conciencia de mi comida.
5. ___ Expreso mi gratitud por la comida antes de comer.
6. ___ Como de manera lenta y metódica, intentando masticar bien cada bocado antes de tragármelo.
7. ___ Procuro sentarme mientras como.
8. ___ No utilizo el teléfono mientras como.
9. ___ No veo la tele ni utilizo la computadora mientras como.
10. ___ Hago la mayoría de mis comidas junto a otras personas, como amigos, familiares o compañeros.
11. ___ Soy consciente de que no debo comer justo antes de acostarme, e intento dejar de comer tres horas antes de irme a dormir.

Total: ___/11

Si tu puntuación es inferior a 8/11, todavía tienes un margen de mejora considerable en tus conductas relacionadas con las comidas para fomentar tu energía vital.

LUZ

1. ___ Cada día paso al menos quince minutos al aire libre dentro de la hora siguiente a levantarme.
2. ___ Durante al día salgo a la calle al menos tres veces y más de cinco minutos cada vez.
3. ___ Observo la puesta de sol al aire libre al menos tres días por semana.

4. ___ Paso al menos un total de tres horas al día al aire libre (suma los paseos, la jardinería, comer al aire libre, jugar al aire libre con niños, etcétera).
5. ___ Utilizo luces rojas en casa por la noche o lentes con filtro de luz azul cuando oscurece.
6. ___ Tengo reguladores de intensidad en las luces de casa y los utilizo por la noche.
7. ___ No veo ninguna pantalla por la noche sin utilizar lentes con filtro de luz azul.
8. ___ Mi teléfono, tableta y computadora entran en «modo nocturno» o «modo oscuro» al anochecer.
9. ___ Mi dormitorio está completamente a oscuras y utilizo cortinas opacas.
10. ___ En mi dormitorio no hay televisores, computadoras, relojes led u otras pantallas iluminadas.

Total: ___/10

Si has obtenido una puntuación inferior a 8/10, significa que todavía tienes un margen de mejora considerable en tus conductas relacionadas con la luz para disfrutar de tu energía vital.

SOMETER AL CUERPO A ESFUERZOS
Movimiento
1. ___ Utilizo un contador de pasos portátil todos los días.
2. ___ Sé con certeza que camino al menos 7 000 pasos diarios según los datos del dispositivo.
3. ___ Utilizo un dispositivo móvil para controlar mi frecuencia cardiaca en reposo.
4. ___ Basándome en los datos de mi dispositivo, sé que mi frecuencia cardiaca en reposo ha sido inferior a 60 ppm en promedio durante el último mes.
5. ___ Sé que realizo 150 minutos de actividad aeróbica moderada a la semana (el equivalente a caminar a paso ligero o más intenso).
6. ___ Hago pesas al menos dos veces por semana durante un mínimo de treinta minutos.

7. ___ No permanezco sentado más de una hora seguida sin levantarme y mover el cuerpo durante al menos dos minutos.

8. ___ Procuro practicar deportes o juegos físicos al menos una vez por semana (por ejemplo, *pickleball*, tenis de mesa, voleibol, futbol, *spikeball*, basquetbol, frisbi o quemados).

Total: ___/8

Si has obtenido una puntuación inferior a 6/8, significa que todavía tienes un margen de mejora considerable en tus conductas relacionadas con el movimiento para disfrutar de tu energía vital.

TEMPERATURA

1. ___ Me expongo a temperaturas cálidas al menos una vez por semana (por ejemplo, con sauna o *hot* yoga).

2. ___ Me expongo a temperaturas frías al menos tres veces por semana durante más de un minuto (por ejemplo, sumergiéndome en agua fría, con crioterapia o con un baño frío).

3. ___ Busco formas de pasar mucho frío o mucho calor por sus beneficios para la salud.

Total: ___/3

Si has obtenido una puntuación inferior a 2/3, significa que todavía tienes margen de mejora en tus conductas relacionadas con la temperatura para disfrutar de tu energía vital.

MENTE-CUERPO
Estrés, relaciones y salud emocional

1. ___ Utilizo un dispositivo móvil que indica la variabilidad de mi frecuencia cardiaca (VRC).

2. ___ Basándome en los datos de mi dispositivo, conozco algunos de los factores que afectan negativamente a mi VRC, como el alcohol o el estrés laboral.

3. ___ Practico hábitos de mindfulness, como respiración profunda consciente, escribir un diario, meditación u oración, todos los días.

4. ___ He trabajado con un profesional (como un terapeuta o un *coach*) o he seguido un programa para abordar patrones de comportamiento y pensamiento poco funcionales, y he conseguido mejorarlos.

5. ___ He trabajado con un profesional (como un terapeuta o un *coach*) o he seguido un programa para abordar traumas de la infancia y la edad adulta que podrían estar afectando a mi vida de manera evidente o sutil, y he mejorado significativamente mi relación con esas experiencias.

6. ___ Confío en mi capacidad de utilizar mi cuerpo para calmar mi mente (por ejemplo, caminando, mediante la respiración o con *tapping*, un método de estimulación de puntos de acupresión con las yemas de los dedos para gestionar las emociones).

7. ___ Confío en mi capacidad de utilizar mi mente para calmar mi cuerpo (por ejemplo, con mantras, escáneres corporales o visualizaciones).

8. ___ Tengo al menos una persona de confianza con la que puedo hablar abierta y honestamente sobre cualquier cosa.

9. ___ Me siento cómodo expresando mis sentimientos de manera honesta y abierta a las personas importantes de mi vida.

10. ___ Dispongo de un conjunto de estrategias claras que puedo utilizar para calmarme cuando me siento estresado o activado.

11. ___ Tengo un sentido de propósito más grande que yo mismo.

12. ___ Me «arraigo» de forma regular sentándome en el suelo o permaneciendo de pie descalzo.

13. ___ Siento asombro por mi vida y por el mundo que me rodea.

14. ___ Soy consciente de mi monólogo interior; me comunico conmigo mismo con cariño y me doy cuenta cuando no lo hago.

15. ___ Me concentro en la gratitud de manera consciente todos los días.

16. ___ Siento esperanza e ilusión respecto al futuro.

17. ___ Siento que me expreso con autenticidad la mayor parte del tiempo y no necesito reprimir mi personalidad o mi verdadero yo.

18. ___ Tengo medios que me permiten dar vida a mis visiones creativas (por ejemplo, el arte, la música, escribir, hacer manualidades, cocinar, la decoración o planificar actividades o viajes) y les dedico tiempo de forma habitual.

19. ___ Siento que todo es posible y creo que puedo cultivar la vida que quiero.
20. ___ Siento que no tengo límites.
21. ___ Tengo una sensación de conexión con todo el universo.

Total: ___/21

Si has obtenido una puntuación inferior a 16/21, significa que todavía tienes margen de mejora en tus conductas relacionadas con el estrés, las relaciones y la salud emocional para disfrutar de tu energía vital.

TOXINAS
Toxinas ingeridas
1. ___ Filtro el agua de la llave con un filtro de ósmosis inversa o de carbón de alta eficacia (por ejemplo, Berkey) y casi nunca bebo agua sin filtrar.
2. ___ He revisado la calidad de mi agua en la base de datos de la distribuidora y sé distinguir si hay contaminantes por encima de los niveles recomendados.
3. ___ Bebo al menos 10 ml de agua por cada 0.5 kilos de peso corporal al día.
4. ___ Cuando salgo de casa, llevo agua filtrada en una botella de vidrio o metal (no de plástico).
5. ___ Procuro no beber agua de botellas de plástico de un solo uso.
6. ___ Evito los alimentos con sabores naturales o artificiales añadidos.
7. ___ No consumo alimentos con colorantes artificiales.
8. ___ Apenas utilizo recipientes de plástico para guardar mi comida y procuro no comprar comida empaquetada en recipientes de plástico. Intento utilizar envases de metal o vidrio.
9. ___ No tomo más de una bebida alcohólica al día. (Nota: Según la OMS, la Unidad de Bebida Estándar [UBE] equivale a 10 gramos de alcohol: aproximadamente, 100 ml de vino, 300 ml de cerveza o 30 ml de licores de 40 grados).
10. ___ No tomo más de siete bebidas alcohólicas a la semana.
11. ___ No fumo cigarros ni otros productos del tabaco.
12. ___ No consumo tabaco de mascar ni formas similares de nicotina masticable.

13. ___ No fumo puros.

14. ___ No vapeo.

15. ___ Procuro no tomar medicamentos de venta libre como paracetamol, ibuprofeno, difenhidramina o antiácidos; en total, los tomo menos de cinco veces al año.

16. ___ No he tomado antibióticos orales en los últimos dos años.

17. ___ No tomo anticonceptivos hormonales orales.

18. ___ No consumo pescado con alto contenido en mercurio (atún, langosta, róbalo, pez espada, fletán o pez aguja) más de una vez por semana.

Total: ___/18

Si has obtenido una puntuación inferior a 14/18, todavía tienes un margen de mejora considerable para limitar la exposición a las toxinas y disfrutar de tu energía vital.

Toxinas ambientales

1. ___ Filtro el agua de la regadera con un filtro doméstico para toda la casa o con uno específico para la regadera.

2. ___ Filtro el aire de mi casa con un filtro HEPA.

3. ___ No utilizo velas perfumadas en casa.

4. ___ No utilizo aromatizantes, difusores de fragancias, aromatizantes eléctricos ni aerosoles perfumados en el coche, el cuarto de baño ni ninguna otra estancia de casa.

5. ___ Leo las etiquetas de todos los productos de cuidado personal y del hogar que compro para asegurarme de que los ingredientes sean limpios, no tóxicos y sin perfumes artificiales.

6. ___ Mi champú y mi acondicionador no contienen perfumes (es decir, no incluyen ingredientes como «fragancia natural» o «perfume») o solo están perfumados con aceites esenciales.

7. ___ Mi detergente para la ropa no contiene perfume ni colorantes.

8. ___ Mi lavavajillas (detergente) no contiene perfume ni colorantes.

9. ___ No utilizo sábanas perfumadas ni suavizante para la ropa.

10. ___ Mis productos de limpieza (como limpiadores multiusos o concentrados) no contienen perfumes ni colorantes.

11. ___ No utilizo perfume ni colonia.

12. ___ Mi desodorante no contiene perfume (o solo está perfumado con aceites esenciales).

13. ___ Mi desodorante no contiene aluminio.

14. ___ Mi loción no contiene perfume (o solo aceites esenciales) ni colorantes.

15. ___ Mi jabón o gel de baño no contiene perfume (o solo aceites esenciales).

16. ___ Mi pasta de dientes no contiene flúor ni colorantes.

17. ___ Reviso la clasificación de toxicidad de mis productos de cuidado personal y del hogar en páginas web como la del EWG (Environmental Working Group).

18. ___ La mayoría de mi ropa (incluida la interior), sábanas y demás ropa de casa son de materiales naturales y orgánicos como algodón o bambú, no de poliéster o tejidos tratados con tintes sintéticos y productos químicos.

Total: ___/18

Si has obtenido una puntuación inferior a 15/18, todavía tienes margen de mejora en relación con la reducción de la exposición de toxinas medioambientales para disfrutar de tu energía vital.

Ahora que hemos reflexionado sobre las diferentes categorías que pueden ayudarnos a mejorar nuestra energía vital, vamos a prepararnos para emprender acciones concretas.

Crea un diario nutricional

Como hemos visto en el capítulo 4, se ha demostrado que el diario nutricional ayuda en la pérdida de peso y el mantenimiento de una alimentación saludable. Tanto si optas por hacerlo con una aplicación móvil como en una nota o un documento digital, o en un diario en papel, la clave radica en llevar un registro de lo que ingieres para saber con certeza de qué se compone tu cuerpo y si tiene lo que necesita para producir energía vital.

Deberás anotar todo lo que ingieras, aunque solo sea un bocado de pan, una sola papa frita o un trocito de chocolate. Se trata de que en tu recorrido hacia tu mejor salud conozcas bien tu relación con la comida y los aspectos en los que puedes mejorar.

Registra las horas de cada ingesta, una estimación de la cantidad (aunque sea aproximada) y las marcas de los alimentos empaquetados que consumas.

Te recomiendo que utilices uno de los tres métodos siguientes:

- Utiliza un diario en papel para anotar tus comidas y llévalo contigo a todas partes.
- Lleva un registro digital en tu celular o en Google Docs.
- Utiliza una aplicación como MacroFactor, MyFitnessPal o Levels.

Las aplicaciones de registro de alimentos como MacroFactor son fáciles de utilizar porque emplean un escáner de código de barras que extrae los ingredientes, el tamaño de la ración y la información nutricional. La mayoría de los productos (incluso muchos productos frescos) tienen código de barras, y basta con escanearlos y subirlos. Si preparas comidas más complejas con alimentos sin etiquetas, te resultará más fácil utilizar las notas digitales o Google Docs, y simplemente dictar con voz los ingredientes de tu comida.

ACCIÓN:
- Crea un diario nutricional y empieza a registrar todo lo que comas y bebas desde el día uno y durante todo el mes.
- Cada sábado, revisa tu diario nutricional durante treinta minutos y analiza lo que entra en tu cuerpo. Identifica si tienes dificultades con algún campo de la alimentación para incrementar tu energía vital y en qué consisten esos obstáculos.

Utiliza dispositivos móviles

SEGUIMIENTO DE LA ACTIVIDAD, LA FRECUENCIA CARDIACA Y EL SUEÑO

No me cansaré de recomendar que utilices un dispositivo móvil económico que mida el sueño, los pasos, la frecuencia cardiaca y la VRC. Cuando te pongas un monitor portátil verás la diferencia entre tu percepción de lo que haces cada día y lo que ocurre en realidad. En el capítulo 4 hemos visto datos que indican que, en promedio, las personas calculan que realizan seis veces más actividad física por semana de la que realmente hacen. Y recuerda del capítulo 8 que el simple hecho de caminar 10 000 pasos al día se asocia con un 50 % menos de riesgo de sufrir demencia, un 44 % menos de riesgo de contraer diabetes de tipo 2, y un riesgo mucho menor de padecer cáncer y depresión.

Los monitores portátiles (o pulseras) nos permiten saber «con certeza» que estamos cumpliendo nuestros objetivos en aspectos tan fundamentales como el sueño y la actividad. Sin esa certeza, puedes creer que llevas un estilo de vida propio de una buena energía vital cuando en realidad no es así.

ACCIÓN:
- Encarga un Fitbit Inspire 2 (disponible en Amazon, Fitbit, Decathlon y FNAC, entre otros), un Apple Watch, un Oura Ring o un Garmin Tracker.

He probado muchos monitores portátiles, y el Fitbit Inspire 2 es mi favorito porque es sencillo, asequible, la carga aguanta bastante (normalmente más de una semana) y tiene una pantalla que muestra los pasos y la frecuencia cardiaca en tiempo real. Cuesta entre 100 y 150 euros en la mayoría de las tiendas. La aplicación de Fitbit muestra los historiales y los valores en tiempo real de pasos, frecuencia cardiaca, cantidad de actividad física moderada e intensa, sueño, horas en activo y VRC, entre otros datos. El Apple Watch ofrece unas prestaciones muy similares, pero es mucho más caro y hay que cargarlo cada día. No he utilizado el Garmin Tracker ni el Oura Ring, pero se parecen bastante al Fitbit. El monitor Whoop es un producto estupendo para controlar rutinas deportivas, recuperación, sueño y VRC, pero no incluye el recuento de pasos.

Opcional: control de la glucosa

Como hemos visto en capítulos anteriores, el control del nivel de azúcar en sangre puede ser muy útil en el camino hacia la energía vital. Tienes dos opciones. La primera es un glucómetro estándar, que te obliga a un piquete en el dedo cada mañana, además de cuarenta y cinco minutos y dos horas después de comer, e introducir a mano los datos en tu diario nutricional. El segundo método resulta más sencillo y menos doloroso, y te aportará muchos más datos: se trata del medidor continuo de glucosa (MCG). Un MCG proporciona mucha más información sobre la relación causa y efecto entre tus actos y tu respuesta de azúcar en sangre. Los glucómetros están disponibles en cualquier farmacia y en proveedores como Amazon, pero los MCG requieren receta médica en algunos países. A menos que padezcas diabetes de tipo 1 o 2, lo más probable es que tengas que pagar de tu bolsillo el MCG y que tu médico se oponga a recetártelo. El costo mensual de los sensores del MCG oscilará entre 70 y 140 euros al mes, aproximadamente. Un método más sencillo para Estados Unidos y Puerto Rico consiste en adquirir un MCG a través de Levels, que ofrece la consulta con el médico, el envío de las recetas del MCG a casa y el *software* que interpreta los datos de glucosa.

Acción:
- Comprar un glucómetro (yo recomiendo el Keto-Mojo GK+, disponible en Amazon, que mide la glucosa y las cetonas) o bien conseguir una receta para un MCG (a través del médico).

Establece un sistema para garantizar la implicación

La rendición de cuentas y el apoyo de la comunidad pueden enriquecer de manera significativa tus esfuerzos por cuidar la salud (es un hecho respaldado por numerosas investigaciones científicas). El efecto resulta espectacular: un metaanálisis de todos los estudios sobre la continuidad en las intervenciones de pérdida de peso demostró que dos de los tres factores principales asociados con el éxito eran la asistencia supervisada y el apoyo social. El simple hecho de contar con la implicación de otras personas aumenta las probabilidades de mantener los hábitos.

Una forma de incorporar la implicación a tu vida cotidiana consiste en trabajar con un amigo o un compañero que también esté siguiendo un programa de salud, o que esté dispuesto a ser testigo y apoyo en tu viaje, y que se comprometa a analizar contigo los progresos que consigas de manera regular.

En el mes siguiente a establecer una relación con un compañero de control:

- Pasé de un promedio de 49 601 pasos por semana a 80 966 pasos.
- Pasé de un promedio de 6 horas 42 minutos de sueño por noche a 7 horas 35 minutos.
- Mi frecuencia cardiaca en reposo pasó de 63 a 52 ppm.

Una segunda forma útil de garantizar la implicación consiste en pagar las experiencias de bienestar por adelantado para que el hecho de no acudir tenga un costo real. Si tengo que viajar por trabajo, suelo reservar varias clases de ejercicio en algún gimnasio de la ciudad a la que voy a ir. Como tengo que pagarlas por adelantado, es casi una garantía de que asistiré. También pago por adelantado un paquete de sesiones de terapia o *coaching* cada ciertos meses; así solo tengo que preocuparme de programar las citas. Y cuando viajo, prefiero alojarme en un Airbnb que en un hotel para disponer de un refrigerador. Siempre hago las compras personalmente o pido que me lo traigan el primer día (y siempre me sale más barato que comer en restaurantes).

Una tercera clave de la implicación consiste en planificar el mayor número posible de actividades en torno a los hábitos de la energía vital, como los eventos y las comidas sociales, laborales y familiares. Cuando me dirijo a una ciudad en la que sé que voy a reunirme con varias personas, planifico paseos matutinos para tomar café con amigos u organizo una excursión. Durante las vacaciones en familia, ofrécete a cocinar algunas de las comidas y prepara un buen banquete que siga los consejos que favorecen la energía vital. Cuando vayas a pernoctar con amigos, prepara una caja de comida sana (a mí me gusta Daily Harvest) o haz un pedido: será una aportación generosa, pero también te asegurarás de disponer de la comida que necesitas para mantener tu salud. Cuando recibo visitas, planifico casi todos los eventos para cumplir con los preceptos de la energía vital; por ejemplo, dar un paseo por el barrio o hacer una excursión por la zona, visitar un parque o un jardín botánico, llevar a los amigos a probar el agua fría del mar (o de la masa de agua que haya en la zona), realizar ejercicios de respiración juntos, ir a un concierto en el que estaremos de pie, poner una clase de ejercicio en línea en la tele y hacerla juntos, andar en bicicleta de montaña, hacer padelsurf, caminar con raquetas de nieve o asistir juntos a un baño de sonido meditativo. Si te invitan a una fiesta, comprométete a llevar algo de comida y bebida sanas para asegurarte de que dispondrás de alimentos sin procesar.

ACCIÓN:
- Elige un compañero de implicación en el que confíes y que esté dispuesto a apoyarte con mensajes, correos electrónicos o llamadas a diario. Pídele que se comprometa a hacerlo durante al menos cuatro semanas.
- Programa una reunión de rendición de cuentas de treinta minutos una vez por semana para revisar los diarios nutricionales y el seguimiento de los hábitos.
- Paga por adelantado las actividades de bienestar.
- Organiza actividades sociales y laborales en torno a los hábitos de la energía vital.

SEGUNDA SEMANA: ATENCIÓN A LA ALIMENTACIÓN

Aunque todos los hábitos metabólicos son importantes, alimentarse bien es la base de la pirámide. En la segunda semana adoptarás los tres primeros hábitos de la energía vital y revisarás las etiquetas de los alimentos que consumes para eliminar la trinidad impía de ingredientes: azúcar añadida, cereales refinados y aceites de semillas. Al seguir el programa de cuatro semanas para mejorar la energía vital debes eliminar estos tres ingredientes en las tres semanas siguientes (segunda, tercera y cuarta). Además, aprenderás los hábitos que a continuación se citan (del cuatro al siete); te centrarás en lo que debes aportar a la dieta y puedes implementarlos en las semanas tres y cuatro como parte de los hábitos adicionales.

Hábitos de la energía vital

NUTRICIÓN

1	Elimina el azúcar refinada añadida.	• Elimina todos los alimentos, las bebidas y los condimentos con azúcares refinadas o líquidas. • El azúcar añadida puede llevar los siguientes nombres: azúcar blanca, azúcar morena, azúcar en polvo, azúcar de caña, jugo de caña evaporado, azúcar sin refinar, azúcar turbinada, azúcar demerara, azúcar de coco, jarabe de maple, miel, melaza, jarabe de agave, jarabe de maíz, jarabe de maíz de alta fructosa, glucosa, dextrosa, fructosa, maltosa, sacarosa, galactosa, maltodextrina, lactosa, caramelo, malta de cebada, jarabe de arroz, azúcar de dátiles, azúcar de betabel, azúcar invertida y jarabe dorado. • Lee todas las etiquetas en busca de «azúcares añadidas» y no compres productos que los contengan. • Deshazte de todo lo que tengas en casa que contenga azúcar añadida. • Realiza el seguimiento en tu diario nutricional.
2	Elimina los cereales refinados.	• Elimina todos los alimentos con harinas o granos refinados ultraprocesados. • Entre ellos figuran todos los panes básicos (blanco, de trigo y trigo integral), arroz (blanco e integral), pasta, *bagels*, tortillas, galletas saladas, cereales, *pretzels*, donas, galletas, pasteles, panes, masas de *pizza*, *waffles*, *hot cakes*, cruasanes, *muffins*, panes para hamburguesas y para *hot dogs*, y panquecitos. • Entre los ingredientes de los alimentos empaquetados pueden figurar: harina de trigo, harina común, harina leudante, harina panificable, harina de repostería, harina de trigo integral, harina de sémola, fariña, harina de trigo duro, harina de espelta, harina de cebada, harina de centeno, harina de arroz, harina de avena o harina de trigo sarraceno. • Lee atentamente todas las etiquetas. • Realiza el seguimiento en tu diario nutricional.
3	Elimina los aceites de semillas industriales.	• Elimina todos los alimentos, bebidas y condimentos con aceites de semillas refinados de fabricación industrial. • Entre estos figuran los aceites de soya, maíz, semillas de algodón, girasol, cártamo, cacahuate, semilla de uva y cualquier aceite acompañado del adjetivo «hidrogenado». • Los aceites de semillas refinados se encuentran en una amplia variedad de productos, entre otros:

| | | numerosos aderezos, mezclas para ensaladas, mayonesa, hummus, salsas para acompañar, papas fritas (de bolsa), crema de cacahuate, totopos, galletas saladas, barras de granola, galletas, pan dulce, panquecitos, donas, pollo frito, *nuggets* y tiras de pollo, palitos de pescado, *pizza* congelada, papas fritas, palomitas de maíz empaquetadas, totopos de trigo, bolitas de queso, mezclas de aperitivos (*snack mix*), chips de verduras, sopas en conserva, fideos instantáneos, pasteles, *brownies*, *hot cakes*, *waffles*, alternativas a la mantequilla, panquecitos empaquetados, cruasanes y frutos secos tostados. |
| | | • Realiza el seguimiento en tu diario nutricional. |

ACCIÓN:

- Adopta los tres primeros hábitos de la energía vital deshaciéndote de todos los productos que tengas en casa que contengan azúcares añadidas, cereales refinados o aceites de semillas industriales, y elimina todos estos alimentos durante las próximas tres semanas.
- Empieza a informarte sobre los hábitos alimentarios adicionales cuatro a siete y cómo incorporar la alimentación de la energía vital a tu vida. Los encontrarás a continuación, aunque no tendrás que incorporarlos hasta las semanas tres y cuatro. Compra los alimentos, los libros de cocina o los utensilios que vayas a necesitar para las semanas tres y cuatro.

4	Consume más de 50 gramos de fibra al día.	• Realiza un seguimiento diario de la ingesta de fibra y procura consumir 50 gramos o más al día de fuentes alimentarias. Si esa cantidad te provoca inflamación o molestias intestinales al principio, empieza con 30 gramos al día de alimentos como aguacates, frambuesas y chía, y ve aumentando con legumbres (que algunas personas consideran «flatulentas») y mayores cantidades de fibra.
		• El uso de una aplicación con escaneado de código de barras como MacroFactor puede facilitar mucho este hábito, ya que indicará el contenido en fibra de manera automática.
		• Las mejores fuentes para maximizar la fibra son las legumbres, los frutos secos, las semillas y determinadas frutas.
		• Entre los alimentos con un alto contenido en fibra figuran:
		○ Alubias (~ 10 gramos por ½ taza)

		o Frijoles negros (~ 7.5 gramos por ½ taza) o Chía (8 gramos por 2 cucharadas) o Semillas de albahaca (15 gramos por 2 cucharadas; yo uso la marca Zen Basil) o Linaza (8 gramos por 30 gramos) o Lentejas (~ 15 gramos por 1 taza, cocidas) o Frambuesas y zarzamoras (~ 8 gramos por 1 taza) o Coles de Bruselas (6 gramos por 1 taza, cocidas) o Brócoli (5 gramos por 1 taza, cocido) o Aguacates (~ 13 gramos por aguacate) • Realiza el seguimiento de la ingesta de fibra en tu diario nutricional.
5	Toma tres o más raciones de alimentos probióticos al día.	• Asegúrate de consumir tres o más raciones diarias de alimentos ricos en probióticos sin azúcares añadidas. • Algunas fuentes: yogur, kéfir, chucrut, kimchi, miso, tempe, natto, kvas y vinagre de sidra de manzana. • Asegúrate de que el yogur y el kéfir no estén edulcorados y que ponga «cultivos vivos activos» en la etiqueta. • Aunque la kombucha es un alimento rico en probióticos, lee la etiqueta con atención. La mayoría de las marcas comerciales utilizan cantidades excesivas de azúcar o jugo de fruta para edulcorar, lo que convierte una kombucha convencional en algo más parecido a un refresco que a una bebida saludable. La marca con menos azúcar que he encontrado es Lion Heart, con solo 2 gramos por ración. El kvas (por ejemplo, el de Biotic Ferments), una bebida fermentada que emplea vegetales (como zanahoria o betabel) como fuente de carbohidratos para la fermentación, ofrece una fantástica alternativa a la kombucha. • Realiza el seguimiento en tu diario nutricional.
6	Incrementa el consumo de omega-3 a un mínimo de 2 gramos al día.	• Asegúrate de tomar un mínimo de 2 gramos (2 000 mg) de ácidos grasos omega-3 cada día. • Las mejores fuentes de omega-3 de origen animal son: o Salmón salvaje (1.5-2 gramos por ración de 85 gramos) o Sardinas (1.3 gramos por ración de 56.6 gramos) o Caballa (1.1 gramos por ración de 85 gramos) o Trucha arcoíris (0.8 gramos por ración de 85 gramos) o Anchoas (1.1 gramos por ración de 56.6 gramos). o Huevos orgánicos (0.33 gramos por 1 huevo)

		• Las mejores fuentes vegetales son:
		  ○ Chía (5.9 gramos por 2.5 cucharadas).
		  ○ Semillas de albahaca (2.8 gramos por 2 cucharadas).
		  ○ Linaza (2.3 gramos por 1 cucharada).
		  ○ Semillas de cáñamo (1.2 gramos por 1 cucharada).
		  ○ Nueces (2.6 gramos por ración de 30 gramos).
		  ○ Aceite de algas (hasta 1.3 gramos por ración). El aceite de algas se suele tomar como suplemento y es una de las pocas fuentes vegetales de DHA y EPA.
		• Consejo: siempre tengo en la despensa pescado salvaje en conserva de Wild Planet y lo añado a las ensaladas o lo acompaño con *crackers* de linaza como tentempié rápido y nutritivo.
		• Me gusta tener semillas y frutos secos a mano y añadirlos a todas mis comidas para aumentar mi ingesta de omega-3 de manera fácil y deliciosa.
		• Si decides tomar suplementos de omega-3, que sean de alguna marca de alta calidad: por ejemplo, WeNatal, Nordic Naturals, Thorne o Pure Encapsulations.
		• Realiza el seguimiento de las cantidades en tu diario nutricional.

7	Aumenta la ingesta de antioxidantes, micronutrientes y polifenoles a través de la diversidad vegetal.	• Incorpora a tu dieta semanal treinta tipos diferentes de alimentos vegetales orgánicos procedentes de frutas, verduras, frutos secos, semillas, legumbres, hierbas y especias, todo de cultivo orgánico o regenerativo. • De estos treinta tipos diferentes por semana, consume al menos dos raciones diarias de verduras crucíferas: por ejemplo, brócoli, coliflor, coles de Bruselas, kale, col china, arúgula, berros, berza, hoja de mostaza, jícama, rábanos, rábanos picantes, colinabo, colirrábano y col. • Pica las verduras crucíferas y déjalas reposar de treinta a cuarenta y cinco minutos para activar un componente fundamental de la energía vital, el sulforafano, y hacerlo más estable al calor. • Realiza el seguimiento de las cantidades en tu diario nutricional.

8	Toma al menos 30 gramos de proteína por comida.	• Intenta consumir 30 gramos de proteína en cada comida para sumar un total de 90 gramos al día.
		• Son buenas fuentes de proteína:
		  ○ Carnes: ternera, pollo, pavo, cerdo y de caza
		  ○ Pescado y marisco
		  ○ Lácteos: leche, queso y yogur griego
		  ○ Huevos

		o Legumbres: ejotes, lentejas y chícharos
		o Productos de la soya: edamame, tofu y tempe
		o Frutos secos y semillas: semillas de cáñamo, chía y calabaza, almendras, semillas de girasol, linaza, nuez de la India y pistaches
		o Si utilizas proteínas en polvo, elige productos orgánicos o de animales (si son de procedencia animal) alimentados con pasto o regenerativos, con la mínima cantidad posible de ingredientes, sin azúcares añadidas, sin colorantes ni «sabores naturales» o artificiales, sin gomas y sin ingredientes cuyos nombres no resulten familiares. Personalmente me gustan los productos de Truvani, Equip Prime Protein (sin sabor), el colágeno de animales alimentados con pastos de Garden of Life y Be Well.
		• Realiza el seguimiento de las cantidades en tu diario nutricional.
		• Nota: si tienes problemas renales, habla con tu médico antes de cambiar la cantidad de proteínas.

¿Cómo puedes seguir estos principios dietéticos de la manera más sencilla, económica y fácil posible, según tu estilo de vida actual, tus limitaciones de tiempo y tus habilidades culinarias?

A continuación, veremos una variedad de opciones de alimentos empaquetados y para llevar que respetan los principios de la energía vital, así como estrategias para preparar comidas caseras sencillas o algo más elaboradas.

Comida empaquetada

Cocinar tus comidas en casa con ingredientes saludables te ayudará a seguir con éxito los parámetros de la alimentación de la energía vital, porque te permite controlar la calidad de esos ingredientes, asegurarte de que los alimentos sean orgánicos, minimizar los aditivos y los aceites de semillas industriales, y maximizar los aportes saludables (como unas cucharadas de algún alimento fermentado o chía espolvoreadas sobre la comida). Dado que es casi imposible preparar todas las comidas desde cero, te propongo una lista de ideas de productos empaquetados o para llevar cuando dispongas de poco tiempo.

Algunos de mis alimentos empaquetados o para llevar favoritos que cumplen los parámetros deseados y que se pueden encontrar en los principales supermercados o en internet son:

- Sopas congeladas Daily Harvest, Harvest Bakes y Harvest Bowls (las acompaño con chía por encima, una lata de sardinas, frijoles negros y chucrut, y ya tengo una comida con energía vital perfecta).
- Frutas orgánicas enteras que sean fáciles de transportar, como manzanas, naranjas y peras.
- Verduras orgánicas cortadas, como palitos de zanahoria.
- Paquetes de fruta orgánica liofilizada Natierra.
- Frutos secos orgánicos sin tostar (lee la etiqueta para asegurarte de que no contengan aceites añadidos).
- Coco rallado orgánico (por ejemplo, de la marca Let's Do Organic).
- Hummus HOPE (esta es la única marca de hummus orgánico y sin aceites de semillas refinados que he encontrado).
- Wholly Guacamole Classic Organic Minis.
- Aceitunas orgánicas Gaea (en bolsitas).
- Italian Snacking Lupini Beans de la marca Brami (los altramuces son especiales porque son muy ricos en fibra y tienen cero carbohidratos netos y muchas proteínas).
- Flaxseed Crackers (galletas saladas con linaza) de Flackers.
- Galletas saladas de semillas Ella's Flats.
- Veggie Chips y Kale Chips de Brad's.
- Algas marinas tostadas (Roasted Seaweed Snacks) de gimMe con sal marina y aceite de aguacate.
- *Snacks* de crema de almendras crudas Artisana Organics.
- Yogur griego orgánico 100 % orgánicos Stonyfield Organic.
- Yogur de leche de coco sin azúcar Cocojune.
- Yogur griego orgánico de leche entera Straus.
- Barritas Epic (elige las versiones sin azúcar añadida, como Pollo sriracha y Venado sal y pimienta).
- Palitos Paleovalley o Chomps de ternera 100 % de pastoreo libre.
- Huevos duros Vital Farms.
- Queso en tiras orgánico Organic Valley.
- Sardinas salvajes en aceite de oliva extra virgen Wild Planet.

- Paquetes Wild Planet: salmón rosado salvaje, atún blanco y atún listado.
- Caldo de huesos Kettle & Fire.
- Fideos orgánicos de raíz de konjac nuPasta.
- Leche de almendras Malk.
- Leche de almendras orgánica Three Trees.
- Leche orgánica A2 100 % orgánica Alexandre Family Farm.
- Nori de Choi's Organic, 50 hojas (ideal como alternativa a las tortillas).
- Crema de frutos secos orgánica NuttZo.
- Vasitos Spoonable Smoothie (*smoothies* con cuchara) de Sweet Nothings.
- Salsa picante Arizona Pepper's.
- Salsa picante Yellowbird.
- Salsa orgánica Muir Glen.
- Chucrut ecológico Wildbrine.
- Bolsitas Serenity Kids.

Preparar en casa comidas sencillas que encajen en el plan de la energía vital

Preparar comidas sanas no tiene por qué ser complicado. Una cocina pensada en clave de energía vital cuenta con abundantes productos frescos y varias fuentes de proteínas, probióticos, omega-3 y fibra en todo momento. Con estos ingredientes no tenemos más que mezclar y combinar los componentes en una infinita variedad de opciones. Podrás preparar una gran variedad de platillos fáciles sin tener que seguir recetas si aprendes algunas técnicas sencillas, como asar verduras y una fuente de proteína a 220 °C en una bandeja de horno, o saltear proteínas y verduras en un sartén, además de algunas combinaciones de especias y aderezos que te gusten.

Veamos a continuación algunos de los principales alimentos que aportan los diversos componentes de la energía vital y que son, además, de bajo índice glucémico. En muchos casos entran en varias categorías y nos ayudan en los diferentes hábitos que tenemos que adquirir. Por ejemplo, la carne molida de venado tiene una enorme cantidad de micronutrientes, pero yo la clasifico como proteína saludable a la hora de diseñar mis comidas. Del mismo modo, el chucrut está repleto de fitonutrientes, pero en esta lista lo clasifico como un alimento fermentado.

Crear comidas para el plan energía vital: componentes

MICRONUTRIENTES/ ANTIOXIDANTES	FIBRA	PROTEÍNAS	OMEGA-3	FERMENTADOS
Asar o saltear verduras (todas se pueden asar a 220 °C hasta que estén doradas): • Berenjena en cubos de 2.5 cm • Calabacita en cuñas o cubos de 1.25 cm • Cebollas en cuartos o en medias lunas de 0.5 cm • Chalotes en cuartos o en medias lunas de 0.5 cm • Champiñones en rebanadas • Chirivías en cubos de 1.25-2.5 cm • Col (morada, blanca o china) en juliana fina • Coles de Bruselas cortadas en cuartos • Colirrábano en cubos de 2.5 cm • Ejotes enteros • Espárragos a los que habremos cortado 5 cm de la base; el resto en trozos de 2.5 cm • Hinojo en rodajas finas • Jitomates cherry enteros • Ocra entera o en rodajas de 1.25 cm • Pimientos morrones en cubos o rodajas de 2.5 cm • Puerros en aros de 0.5 cm • Rábanos en cuartos • Raíz de apio en cubos de 1.25-2.5 cm • Ramitos de brócoli • Ramitos de coliflor • Romanesco en cubos o ramitos de 2.5 cm • Zanahorias enteras o en cubos de 1.25-2.5 cm	• Aguacates • Almendras • Avellanas • Castañas de Brasil • Chía • Chícharos partidos • Frambuesas • Frijoles • Lentejas • Linaza • Nueces • Nueces pecanas • Pistaches • Productos de la raíz de konjac • Semillas de albahaca • Tahini • Zarzamoras	• Caballa • Camarones • Carne de cerdo (lomo, solomillo, etcétera) • Carne de res (falda, solomillo, etcétera) • Carne molida de bisonte • Carne molida de cerdo • Carne molida de cordero • Carne molida de pavo • Carne molida de res • Carne molida de venado • Chuletas de pavo • Frijoles • Huevos orgánicos • Lentejas • Pechuga de pollo • Salmón • Sardinas • Tempe • Tofu • Vieiras • Yogur griego sin azúcar	• Anchoas • Caballa • Chía • Huevos orgánicos • Linaza • Salmón • Sardinas • Semillas de albahaca • Semillas de cáñamo	• Chucrut • Kéfir • Kimchi • Miso • Natto • Tempe • Vinagre de sidra de manzana • Yogur sin azúcar

MICRONUTRIENTES/ ANTIOXIDANTES	FIBRA	PROTEÍNAS	OMEGA-3	FERMENTADOS
Verduras para ensalada: • Aguacate en cubos • Apio picado • Brotes de soya • Cebolla (morada o blanca) en rodajas finas o en cubos de 0.5 cm • Champiñones en cubos pequeños • Chícharos enteros o en trozos de 2.5 cm • Col (morada, blanca o china) en juliana muy fina • Corazones de alcachofa en conserva picados • Ejotes enteros o en trozos de 2.5 cm • Hinojo en rodajas finas • Jícama en cubitos de 1.25 cm • Jitomates en cubos pequeños o en mitades si son cherry • Pepino picado • Pimiento morrón (rojo, verde, amarillo o naranja) en rodajas de 1.25 cm o en cubos de 0.5 cm • Rábanos en cuartos • Ramitos de brócoli • Ramitos de coliflor • Zanahoria picada				
Verduras: • Arúgula • Berza • Espinacas • Kale				

MICRONUTRIENTES/ ANTIOXIDANTES	FIBRA	PROTEÍNAS	OMEGA-3	FERMENTADOS
• Lechuga (romana, orejona, iceberg, etcétera) • Mezcla de hojas verdes • Verdes mixtas				
Frutas: • Cerezas • Duraznos • Frutos rojos (arándanos, frambuesas, fresas y zarzamoras) • Kiwis • Limas • Limones • Manzanas • Naranjas • Papaya • Peras • Semillas de granada				
Frutos secos y semillas: • Almendras • Avellanas • Castañas de Brasil • Chía • Nueces • Nueces pecanas • Pistaches • Semillas de albahaca • Semillas de calabaza • Semillas de cáñamo				
• Todas las especias y hierbas				

Si observas estas listas, verás cuántas comidas fáciles puedes preparar con alimentos de los cinco elementos.

1. **Copa de yogur para el desayuno:** yogur griego entero sin azúcar con chía, frambuesas y zarzamoras.
   Micronutrientes/fitonutrientes: frambuesas y zarzamoras.
   Fibra: chía.
   Proteínas: yogur griego; también se puede añadir 1 cucharada de colágeno procedente de animales alimentados con pasto.
   Omega-3: chía.
   Fermentados: yogur griego.

2. **Revuelto:** tres huevos orgánicos, 85 g de carne molida de res orgánica, chucrut, espinacas salteadas, aguacate y salsa picante.
   Micronutrientes/fitonutrientes: espinacas y salsa picante.
   Fibra: aguacate.
   Proteínas: huevos y carne.
   Omega-3: huevos.
   Fermentados: chucrut.

3. **Salmón con verduras al horno:** salmón al horno con una guarnición de coles de Bruselas con paprika, sal, pimienta y ajo en polvo, y chucrut de betabel.
   Micronutrientes/fitonutrientes: coles de Bruselas y ajo en polvo.
   Fibra: coles de Bruselas.
   Proteínas: salmón.
   Omega-3: salmón.
   Fermentados: chucrut.

4. **Revuelto de tofu:** tofu con frijoles negros, pimiento morrón rojo, cebolla, comino y ajo en polvo, cubierto con chucrut, aguacate, salsa picante y semillas de cáñamo.
   Micronutrientes/fitonutrientes: pimiento morrón rojo, cebolla y ajo en polvo.
   Fibra: frijoles negros y aguacate.
   Proteínas: tofu y frijoles negros.
   Omega-3: semillas de cáñamo.
   Fermentados: chucrut.

5. Salteado de pollo: pechuga de pollo, brócoli, zanahorias y pimiento morrón rojo, salteados con miso y tamari, cubiertos con chucrut de betabel y coronados con tahini y linaza.
Micronutrientes/fitonutrientes: pimiento morrón rojo.
Fibra: tahini y linaza.
Proteínas: pechuga de pollo.
Omega-3: linaza.
Fermentados: miso y chucrut.

Preparar comidas más elaboradas que encajen en el plan de energía vital

Prepara cualquiera de las recetas que aparecen al final de este libro, o de los libros de cocina que cito a continuación (la mayoría de las recetas son adecuadas para el plan de energía vital, pero asegúrate de que no contengan cereales refinados):

- *Food Food Food*, de The Ranch Malibu
- *Whole30 Cookbook*, de Melissa Hartwig Urban
- *Whole Food Cooking Every Day*, de Amy Chaplin
- *It's All Good*, de Gwyneth Paltrow
- *I Am Grateful*, de Terces Engelhart
- *Inspiralize Everything*, de Ali Mafucci

TERCERA Y CUARTA SEMANAS: PON EN PRÁCTICA TRES HÁBITOS PERSONALIZADOS DE ENERGÍA VITAL

Después de eliminar los granos refinados, los azúcares añadidos refinados y los aceites de semillas industriales (los tres primeros hábitos de la energía vital), ha llegado el momento de añadir tres hábitos adicionales en las semanas tres y cuatro.

Elige tres hábitos (de entre los números cuatro a veinticinco) que no practiques con regularidad y comprométete a llevarlos a cabo durante las próximas dos semanas. A medida que avances en las semanas tres y cuatro, las siguientes prácticas de formación de hábitos recomendadas por James Clear y B. J. Fogg podrían ayudarte.

Consejos de expertos sobre formación de hábitos

HÁBITOS MÍNIMOS

Hábitos mínimos es un método de cambio de conducta y un libro desarrollado por B. J. Fogg, profesor de la Universidad de Stanford. El concepto central de *Hábitos mínimos* consiste en introducir pequeños cambios graduales en la rutina diaria, fáciles de hacer y que requieran un esfuerzo mínimo. La idea es que, si empiezas con pequeños hábitos, puedes crear cambios duraderos en tu vida sin caer en el agobio o el desánimo.

Para aplicar el método expuesto en *Hábitos mínimos*, empieza por identificar una conducta que quieras cambiar o desarrollar. A continuación, descompón esa conducta en acciones diminutas y específicas que puedas realizar en solo unos segundos. Por ejemplo, si quieres empezar a pasarte el hilo dental de forma habitual, tu hábito mínimo podría consistir en pasarte el hilo por un solo diente después de cepillarte por la mañana. Cuando completes con éxito el hábito mínimo, celebra tu logro con una emoción positiva: por ejemplo, diciendo «¡Soy una crack!» o haciendo un pequeño gesto con el puño. Con el tiempo, esos hábitos mínimos cobrarán impulso y provocarán cambios más importantes en tus conductas y en tu vida.

Cuando pienses en desarrollar grandes hábitos positivos, como mejorar la calidad y cantidad de tu sueño, reflexiona sobre el modo de dividirlos en elementos muy pequeños que puedas conseguir de manera regular y que te den confianza e impulso. Por ejemplo, es posible que actualmente te vayas a la cama a horas muy distintas cada noche, así que establecer una hora de acostarse y cumplirla de inmediato podría parecer muy difícil. En lugar de eso, piensa en el modo de dar pequeños pasos para desarrollar la confianza y la competencia. Podrías:

- Empezar estableciendo un límite muy indulgente para la hora de acostarte que creas que podrás respetar la mayoría de las noches. Cuando alcances ese objetivo cada día durante una o dos semanas, adelántalo treinta minutos durante otras dos semanas.

- Empezar a utilizar un monitor de sueño todas las noches para conocer objetivamente tu nivel de sueño.
- Programar una alarma en el celular que te avise que debes prepararte para acostarte a una determinada hora cada noche.
- Contratar a un *coach* del sueño a través de un servicio en línea.
- Empezar a usar lentes que bloqueen la luz azul al anochecer y ver la luz del sol a primera hora de la mañana; así tendrás más probabilidades de estar cansado por la noche y tu ritmo circadiano será más funcional.
- Dejar de tomar cafeína después del mediodía.

APILAMIENTO DE HÁBITOS

Hábitos atómicos, el *bestseller* de James Clear, ofrece estrategias prácticas para desarrollar buenos hábitos y acabar con los malos. Una de las enseñanzas prácticas fundamentales de *Hábitos atómicos* es el concepto de acumulación de hábitos, que consiste en vincular un nuevo hábito a otro ya existente. Por ejemplo, si quieres empezar a hacer flexiones todos los días, podrías vincular ese hábito al de lavarte los dientes por la mañana. Después de cepillarte los dientes, haz tres flexiones. Otro ejemplo de acumulación de hábitos consiste en pensar en una cosa por la que te sientas agradecido cada vez que abras la puerta de casa. Este recurso te ayuda a acordarte de realizar el nuevo hábito y hace que sea más probable que seas constante.

¡EL CICLO DEL HÁBITO REQUIERE UNA RECOMPENSA!

Según James Clear, los desencadenantes son importantes porque proporcionan una señal para que el cerebro inicie el ciclo del hábito. El ciclo del hábito consta de tres partes: el desencadenante, la conducta (el hábito en sí) y la recompensa. Cuando sigues este ciclo de manera sistemática, tu cerebro aprende a asociar el desencadenante con la conducta y la recompensa, lo que hace que el hábito sea más fácil de mantener en el tiempo.

Una de las claves para desarrollar nuevos hábitos consiste en crear desencadenantes claros y consistentes. Por ejemplo, el sonido del despertador por la mañana puede hacer que te levantes de la cama y empieces tu rutina matutina (desencadenante).

También es importante tener en cuenta que los desencadenantes pueden ser internos (como la sensación de hambre) y externos (como una notificación en el teléfono), y positivos (como un recordatorio para beber agua) o negativos (como una situación estresante que desencadena un mecanismo de afrontamiento poco saludable). Si entiendes y controlas tus desencadenantes, puedes tomar el control de tus hábitos y crear cambios positivos en tu vida.

No subestimes el poder de las pequeñas recompensas. Cuando envío un mensaje con mis datos de sueño a mi compañera de implicación cada semana, y ella responde con entusiasmo cuando he cumplido con los hábitos de sueño que me había propuesto, me siento muy bien. ¡Esto refuerza muchísimo la conducta!

Más hábitos de la energía vital (comprométete a seguir tres como mínimo)[1]

MOVIMIENTO

| 9 | Realiza alguna actividad de intensidad moderada durante al menos 150 minutos por semana | • Calcula tu frecuencia cardiaca máxima restando tu edad de 220, y después determina el 64 % de ese número, que es el mínimo para un movimiento de intensidad moderada. En mi caso, sería $220 - 35 = 185 \times 0.64 = 118$ ppm. Esto significa que tengo que conseguir que mi frecuencia cardiaca supere las 118 ppm durante 150 minutos a la semana como mínimo.
• Probar distintas actividades con tu dispositivo de seguimiento portátil puede ayudarte a determinar qué es una actividad «moderada». En mi caso, una caminata rápida en llano no me sirve para alcanzar las 118 ppm, pero cuesta arriba o trotar en llano sí. |

---

[1] Encontrarás varias recomendaciones de ejemplos, así como el monitor de energía vital y otros recursos en línea en inglés, en los materiales complementarios de <caseymeans.com/goodenergy>.

		• Revisa el tiempo que pasas en un rango específico de frecuencia cardiaca con tu dispositivo y registra tu tiempo cada día en tu monitor de energía vital.
10	Entrenamiento de fuerza tres veces por semana	• Comprométete a realizar un entrenamiento de fuerza dos o más veces por semana en sesiones de al menos 30 minutos. • Incorpora ejercicios que te provoquen fatiga en los brazos, las piernas y el abdomen cada semana. Puedes lograrlo con ejercicios que emplean el peso corporal o con pesas. Existen numerosas opciones para empezar un programa de entrenamiento de fuerza con clases en línea o presenciales, con un entrenador personal o en gimnasios centrados en este tipo de entrenamiento. • Asegúrate de planificar y programar las sesiones antes de que empiece la tercera semana. Esto podría implicar apuntarte al gimnasio, buscar un canal de YouTube de entrenamiento con el peso corporal que te guste, inscribirte en un programa de entrenamiento de fuerza en línea, o por otras vías. • Registra tu entrenamiento de fuerza en tu monitor de energía vital.
11	Camina 10 000 pasos al día	• Durante un mes, comprométete a caminar 10 000 pasos al día, verificados por un monitor de actividad portátil. • Consejo: si divides los pasos en varias sesiones breves repartidas a lo largo del día, te resultará muy sencillo. Si das dos vueltas a la manzana por la mañana mientras te tomas el café, es probable que acumules unos 1 000 pasos. Caminar por el perímetro de tu casa o departamento durante dos o tres minutos puede sumar entre 300 y 500 pasos. Si caminas durante una llamada de teléfono de media hora, acumularás entre 2 000 y 4 000 pasos. Una sesión de carrera ligera durante treinta minutos puede reportarte 4 000 pasos o más. Ir al supermercado puede sumar 1.000 pasos. • Registra el total de pasos diarios en tu monitor de energía vital.
12	Muévete con frecuencia a lo largo del día	• Comprométete a levantarte y moverte durante al menos noventa segundos cada hora durante las ocho horas de vigilia diarias. Esto resulta sorprendentemente difícil si tienes un trabajo de oficina, donde es fácil dejar pasar horas sin levantarse. Una de las mejores utilidades de monitores como el Apple Watch y el Fitbit es que

		te indican específicamente cuánto tiempo te levantaste y te moviste. Basándote en esa información, puedes determinar si hay partes de tu día especialmente sedentarias. En mi caso, mis monitores me han avisado de que mis horas más sedentarias son de dos a cinco de la tarde, así que ahora puedo solucionarlo. • Puedes programar una alarma en tu teléfono o tu monitor para que te recuerde que debes levantarte cada hora. • Registra tus horas activas al día en tu monitor de energía vital.

SUEÑO

13	Duerme entre siete y ocho horas cada noche, confirmado por un monitor del sueño	• Tu objetivo será dormir un total de entre siete y ocho horas cada noche, según el seguimiento de un monitor portátil. Los dispositivos indican cuánto tiempo has estado despierto, dando vueltas en la cama, que es un dato importante para tener en cuenta porque se resta del tiempo total de sueño. Acostarse a las once y levantarse a las siete de la mañana no implica ocho horas de sueño. • Este es un hábito que puede requerir unos niveles extremos en lo que respecta a poner límites, porque es posible que tengas que acostarte antes que los demás miembros de la familia o levantarte más tarde. Puede que tengas que impedir que las mascotas entren en el dormitorio o dormir en otra habitación si tu pareja te despierta con frecuencia. • Realiza el seguimiento de tus horas de sueño a partir de los datos de tu dispositivo y registra estos en tu monitor de energía vital.
14	Sigue unas pautas de sueño consistentes, con horarios regulares	• Sigue un horario fijo para acostarte y levantarte a fin de minimizar el *jet lag* social. Por ejemplo, podrías acostarte entre las diez y las once, y levantarte entre las siete y media y las ocho y media. Verifica los tiempos con un monitor del sueño. • Controla los horarios a partir de los datos de tu dispositivo y registra la información en tu monitor de energía vital.

15	Medita a diario	• Durante un mes, practica meditación guiada con una aplicación o en grupo todos los días, durante un mínimo de diez minutos al día. • Con esta práctica desarrollarás la poderosa capacidad de comprender que eres un observador de tus pensamientos y que estos no son tu identidad. Esta toma de conciencia supone un liberador primer paso para salir del «piloto automático» de los patrones de pensamiento en los que muchos de nosotros estamos inmersos y que nos hacen sufrir. Además, las meditaciones centradas en la respiración pueden ser muy relajantes. Las sugerencias de aplicaciones y oportunidades de meditación se encuentran en los materiales complementarios en <caseymeans.com/goodenergy>. • Registra tu práctica diaria en tu monitor de energía vital.
16	Examina la reactividad y los patrones de inadaptación (autoexploración y terapia)	• Durante el mes, lee al menos dos libros de nuestra lista de lecturas recomendadas, contacta con un profesional certificado de salud mental y concierta al menos una sesión. • Registra el progreso en tu monitor de energía vital.

Hábitos y horarios de las comidas

17	Realiza las comidas dentro de unos intervalos definidos	• Intenta comer dentro de un intervalo de diez horas cada día y ayuna durante al menos catorce horas. Elige el intervalo que prefieras: por ejemplo, de diez de la mañana a ocho de la tarde o de ocho de la mañana a seis de la tarde. • Consejo: si te resulta difícil no comer por la noche, prueba a tomar un tentempié generoso justo antes de que termine tu intervalo de comidas, aunque sea poco después de cenar. Por ejemplo, si cenas a las seis y el final de tu intervalo es a las ocho, tómate unos *crackers* de linaza, unos bocados de queso o crema de almendras con palitos de apio a las ocho menos diez. • Anota si puedes mantener el intervalo de comidas en tu monitor de energía vital.
18	Practica la alimentación consciente	• Realiza todas tus comidas principales (desayuno, comida y cena) sentado y sin pantallas (teléfono, computadora, televisor, tableta, etcétera).

| | | • Cuando tengas la comida delante, respira profundamente diez veces antes de empezar a comer mientras reflexionas sobre la gratitud que sientes por esos alimentos.
• Deja los cubiertos sobre la mesa mientras masticas cada bocado al menos quince veces.
• Anota si puedes realizar estas prácticas en tu monitor de energía vital. |

Luz

| 19 | Maximiza la exposición a la luz solar durante el día | • Pasa al menos quince minutos al aire libre sin lentes de sol durante la primera hora después de levantarte todos los días.
• Si no ha salido el sol cuando te levantes, deberías intentar estar al aire libre durante quince minutos durante la salida del sol o inmediatamente después, o encender luces brillantes o una caja de luz al despertarte.
• Sal al aire libre, a la luz del día, cuatro veces más durante al menos quince minutos cada día. Se trata de que acumules como mínimo una hora en exteriores. Por ejemplo, puedes hacer ejercicio, desayunar o comer, pasear, trabajar en el jardín o hablar por teléfono al aire libre. Es muy fácil dejar pasar el día sin estar una hora entera al aire libre, aunque sea en cuatro intervalos de al menos quince minutos.
• Busca el modo de trasladar tus actividades de interior al exterior, o concentra tus actividades al aire libre en la primera hora del día.
• Registra si has podido cumplir con la rutina de luz solar matutina en tu monitor de energía vital. |
| 20 | Minimiza la luz azul por la noche | • Utiliza lentes de protección contra la luz azul entre el atardecer y la hora de acostarte (consulta las recomendaciones sobre lentes en <caseymeans.com/goodenergy>).
• Después de la puesta de sol, apaga las luces innecesarias y baja la intensidad de las que tengas que utilizar. Si puedes, instala reguladores de intensidad en las luces de casa.
• Pon todas las pantallas (computadora, teléfono y tableta) en modo oscuro o nocturno cuando se ponga el sol.
• Registra si has podido reducir al máximo la luz azul nocturna en tu monitor de energía vital. |

Temperatura

21	Exponte al calor al menos una hora acumulada por semana	• Intenta acumular una hora semanal de exposición a un calor intenso. • Puede ser a través de una sauna seca, una sauna de infrarrojos o una clase de ejercicio con calor, como el *hot* yoga. • En las semanas uno y dos, busca un centro o gimnasio con acceso a una sauna o terapia de calor y organiza tus sesiones para las semanas tres y cuatro. • El calor debe ser suficientemente intenso como para provocarte incomodidad y una sudoración considerable. • Registra los minutos de calor diarios en tu monitor de energía vital.
22	Exponte al frío durante al menos doce minutos acumulados por semana	• Intenta acumular doce minutos semanales de exposición a mucho frío. • Puede ser mediante crioterapia, baños fríos o inmersiones en una tina o una masa de agua muy fría (un lago, un río o una piscina en invierno). • Si optas por crioterapia o inmersión fría, tendrás que buscar un establecimiento que ofrezca esos servicios y organizarlo antes de las semanas tres y cuatro. Si te sumerges en una masa de agua, no vayas solo. ¡Cuidado! Cuando me mudé a Oregón, encontré un grupo en Meetup que organizaba baños fríos varios días por semana y me uní. • ¿De qué temperaturas estamos hablando? Deberías tener la sensación de que se trata de un desafío extremo del que quieres escapar. El objetivo debería ser una temperatura de 1.5° a 7 °C en sesiones de tres minutos. • Registra los minutos de frío al día en tu monitor de energía vital.

Toxinas ingeridas

23	Toma suficiente agua filtrada cada día	• Compra un filtro de agua de ósmosis inversa (para la barra de la cocina o debajo del fregadero) o un filtro de carbón de calidad superior, como el Berkey, y toma al menos 30 ml de agua limpia por cada kilo de peso corporal al día. • No bebas agua de la llave ni de botellas de plástico. • Consejo: te recomiendo que compres una botella de vidrio o metal que te guste. A mí me gusta llenar tres frascos de cristal de 946 ml para sumar un total

		de 2.8 l, que es lo que necesito beber cada día como mínimo para mi peso. Los lleno cada noche con agua de ósmosis inversa y los dejo preparados en la encimera para tenerlos listos por la mañana. Así sé exactamente lo que necesito beber como mínimo ese día. • Registra el consumo de agua filtrada (en litros) en tu monitor de energía vital.

Si fumas (cigarros, puros, marihuana, etcétera) o vapeas cualquier producto, déjalo. Tus mitocondrias resultarán dañadas y disminuirá enormemente tu capacidad de producir energía vital.[2]

Toxinas ambientales

24	Productos de cuidado personal y del hogar	• Revisa los productos que utilizas en casa y en tu cuerpo para reducir al mínimo tu exposición diaria a los tóxicos.
		• Deberías cambiar los siguientes productos por versiones no tóxicas sin aromas, colorantes ni tintes:
		  ◦ Productos de cuidado personal: champú, acondicionador, jabón para el cuerpo, crema para afeitar, desodorante, loción corporal, crema de manos, maquillaje, bálsamo labial, esmalte de uñas, jabón de manos, desinfectantes de manos, perfume y colonia.
		  ◦ Productos para el hogar: detergente para la ropa, suavizante, tiras de detergente, quitamanchas y limpiadores multiusos en espray, desinfectantes, limpiadores de suelos, cloro, velas perfumadas, aromatizantes eléctricos, aromatizantes de coche y aromatizantes en espray.
		• Los productos pueden ser muy engañosos con las fragancias. Incluso los etiquetados como «no tóxicos», «ecológicos» o «naturales» pueden incluir fragancia, que conviene evitar.
		• Revisa tus productos en la página web del EWG y utiliza marcas que figuren en el apartado «EWG verified» o productos con una puntuación de 1 o 2.

[2] Los productos perfumados exclusivamente con aceites esenciales son aptos, aunque no abundan y hay que buscarlos en tiendas especializadas. Los aceites esenciales deben figurar en la lista de ingredientes. Elimina todo lo que contenga las palabras «fragancia», «fragancia natural» o «perfume» en la lista de ingredientes.

		• Consejo: ¡no tienen que ser productos caros!
		    ○ Para el cuidado del hogar, una forma sencilla y barata de cumplir esta norma consiste en preparar un limpiador multiusos con una parte de vinagre blanco y cinco partes de agua filtrada, más los aceites esenciales que te gusten, y mezclarlo todo en una botella de cristal con atomizador. Esta solución sirve para limpiar la barra de la cocina, regaderas, inodoros y muchos tipos de suelos resistentes. También puedes espolvorear bicarbonato en las superficies para incrementar la capacidad de limpieza.
		    ○ Como jabón multiusos (de manos, para los platos, para el cuerpo y para uso general), recomiendo diluir jabón líquido Dr. Bronner's Baby Unscented Pure-Castile Liquid Soap en botellas de vidrio con dosificador de bomba y ponerlas en la cocina y en todos los cuartos de baño.
		    ○ Como loción facial y corporal, y desmaquillante, puedes utilizar aceite ecológico de jojoba o de coco.
		 • Prepara tu casa y tus productos antes de que empiece la tercera semana para que las semanas tres y cuatro incluyan la mayor cantidad posible de productos limpios y no tóxicos.
		 • Registra tus cambios de productos en tu monitor de energía vital.

25	Exponte a la naturaleza durante cuatro horas por semana	• Pasa cuatro horas acumuladas por semana en un entorno natural o con vegetación. En la ciudad, puede ser un parque, un jardín botánico o un camino junto a un río. Fuera de la ciudad, puede ser una senda local o una excursión en toda regla a la montaña o al bosque. Lo ideal es estar en la naturaleza todo lo posible, lejos de coches y carreteras, donde puedas rodearte de vida vegetal natural. • En las dos primeras semanas asegúrate de programar tus cuatro horas de tiempo en la naturaleza en el calendario (y en tu monitor) como preparación para las semanas tres y cuatro. Decide adónde irás exactamente para pasar ese tiempo en la naturaleza. • Registra tus minutos diarios en la naturaleza en tu monitor de energía vital.

Antes de empezar las dos semanas de hábitos adicionales para incrementar tu energía vital, piensa cómo vas a encajar esos hábitos en tu vida cotidiana y cómo podrías pasar del nivel dos al tres o del nivel tres al cuatro en la jerarquía de la competencia. ¿Qué debe ocurrir en tu vida para pasar de la incompetencia consciente a la competencia consciente, o de la competencia consciente a la competencia inconsciente? Te animo a que reflexiones sobre posibles maneras creativas de hacerlo posible y sobre las circunstancias que lo impedirían. No te limites pensando en posibles razones por las que esos hábitos no te funcionarán; piensa a lo grande y permítete imaginar cómo podrías incorporar ese hábito. Por ejemplo, si tu objetivo consiste en reducir al mínimo los cereales refinados, podrías tener que tomar las siguientes medidas para llegar al nivel tres (competencia consciente):

- Empezar a seguir blogs y cuentas de redes sociales de alimentación sin cereales para aprender nuevas recetas y tenerlas siempre presentes.
- Conseguir un libro de cocina con recetas sin cereales que te resulten apetecibles.
- Apuntarte a un servicio de entrega de kits de comida o de congelados sin cereales.
- Deshacerte de todos los cereales refinados que tengas en casa.
- Hacer las compras por internet para no caer en la tentación de comprar cereales en el supermercado.
- Consultar los menús antes de ir a un restaurante para buscar una comida que no contenga cereales refinados.
- Pedir a los meseros que no traigan pan antes de la comida.
- Aprender a hornear con harinas sin cereales.
- Leer todas las etiquetas de los productos del supermercado.
- Aprender a sustituir tus alimentos favoritos por otros sin cereales mínimamente procesados (por ejemplo, pasta de lentejas y masa de *pizza* de coliflor).
- Buscar algunas alternativas de pan y postres que te gusten mucho y que no contengan cereales refinados.
- Tener a mano una lista de restaurantes y cafeterías con platillos saludables para aportar tus sugerencias cuando hagas planes para comer con amigos, familiares o compañeros de trabajo.
- Llevar un postre o una guarnición saludable y sin cereales a una cena o una fiesta familiar.

REFLEXIONES

Después de cada semana del plan de cuatro semanas, reserva media hora para revisar tu monitor de energía vital y tu diario nutricional, y haz balance de la experiencia. Si no has alcanzado tus objetivos, escribe unas cuantas frases sobre los posibles obstáculos que se hayan interpuesto en tu intento. Procura ponerte en contacto con tu compañero de implicación para hablar de ello y solucionar los problemas para incrementar las probabilidades de éxito en la próxima semana. ¿Qué deberías cambiar para tener más éxito?

Al final de la cuarta semana, analiza si has mejorado tu nivel de competencia en los hábitos alimentarios y en los tres hábitos adicionales que hayas elegido. ¿Has podido pasar de la incompetencia consciente a la competencia consciente? ¿Qué estrategias has utilizado para hacer realidad esos hábitos? ¿Necesitas probar a descomponer el hábito en hábitos todavía más pequeños para ganar confianza y avanzar? Este ciclo de acción, seguimiento, reflexión y nuevo compromiso representa un poderoso ejercicio que practicarás a lo largo de tu vida hasta que cada hábito se convierta en algo natural para ti: competencia inconsciente.

Lo más importante es que reflexiones sobre cómo te has sentido al crear algunos de estos hábitos. ¿Notas alguna diferencia? ¿Te sientes orgulloso de ti mismo por haber emprendido este viaje? ¿Te ha ayudado el hecho de tener que rendir cuentas?

Acción:
- Elige tres hábitos adicionales de energía vital de los hábitos cuatro a veinticinco para comprometerte plenamente durante las semanas tres y cuatro.
- Reflexiona y escribe en tu diario cómo vas a incorporar esos hábitos a tu vida durante las semanas tres y cuatro.
- Introdúcelos en tu monitor de energía vital como preparación para las semanas tres y cuatro, programando cada actividad en el monitor.
- Al final de cada semana, reflexiona sobre lo que hayas anotado en el monitor de energía vital y el diario nutricional para hacer balance de cómo han ido las cosas.

SAL DE MATRIX

Durante este mes, espero que hayas comprobado que puedes añadir nuevos hábitos a tu vida que te harán sentir mejor. También espero que hayas mejorado tu actitud y que te hayas dado cuenta de que tiene sentido satisfacer de manera consciente las necesidades biológicas que la vida industrial moderna les ha robado a tus células.

A medida que pasen los meses, trabaja para ir acumulando hábitos adicionales en este plan. No hay una meta específica, pero estoy convencida de que el compromiso con acciones diarias que respeten nuestras células es el secreto de una vida feliz.

Cuarta parte

RECETAS DEL PLAN DE ENERGÍA VITAL

DESAYUNO

FRITTATA CON VERDURAS Y ENSALADA VERDE

Sin frutos secos, sin gluten
Tiempo: 40 minutos
Raciones: 4

Esta *frittata* es fácil de preparar con antelación para tener los desayunos de la semana. Las espinacas aportan un intenso color verde y, además, la mezcla con los huevos ofrece una gran fuente de micronutrientes de energía vital, como magnesio y vitaminas A, E, C, K, folato, B_1, B_6 y B_{12}. Cada huevo aporta 6 gramos de proteína completa y unos 330 miligramos de ácidos grasos omega-3. Un huevo orgánico contiene aproximadamente el doble de omega-3 que un huevo convencional. Sirve la *frittata* acompañada de una sencilla ensalada verde para disfrutar de una dosis extra de tilacoides (¡que nos ayudan a sentir saciedad!) y micronutrientes.

Aunque muchas recetas quedan bien con arroz de coliflor congelado, para esta *frittata* es mejor que sea fresco. Yo preparo el falso arroz poniendo ramitos de coliflor fresca en un procesador de alimentos grande con una cuchilla en «S» y pulsando unas cuantas veces hasta que la coliflor adquiere una consistencia parecida a la del arroz. No te pases picándola, porque entonces quedará granulosa y aguada al cocerla.

Ingredientes:
6 huevos grandes
2 tazas bien llenas de espinacas baby
¼ de cucharadita de sal marina, más la cantidad que se necesite
1 cucharada de aceite de oliva extra virgen
1 puerro mediano entero cortado en rodajas finas y bien lavado

1 calabacita pequeña partida por la mitad a lo largo y cortada en
    cubos de 1.25 cm (aproximadamente 1 taza y media)
1 taza de falso arroz de coliflor fresco (véase explicación anterior)
Pimienta negra recién molida
2 cucharadas de eneldo fresco picado, y un poco más para decorar
1 taza de jitomates cherry
55 g de queso feta desmenuzado (opcional)

Ensalada verde:
    De 4 a 6 puñados de hojas (por ejemplo, arúgula, espinacas o mezcla
        de hojas verdes)
    Jugo de ½ limón, o más al gusto
    3 cucharadas de aceite de oliva extra virgen de alta calidad
    Sal de grano y pimienta negra recién molida

Preparación:

1. Precalienta el horno a 180 °C. Pon los huevos, las espinacas y la sal en la licuadora. Tapa y licúa durante 30 segundos o hasta obtener una mezcla homogénea y de un color verde intenso.

2. Calienta el aceite de oliva a fuego medio en un sartén de hierro fundido de 26 cm. Añade el puerro y saltea durante 3 o 4 minutos, o hasta que empiece a ablandarse. Incorpora la calabacita y el arroz de coliflor, y salpimienta al gusto. Saltea durante 4 o 5 minutos, o hasta que la calabacita esté dorada. Reparte el eneldo picado por encima.

3. Vierte los huevos en el sartén con las verduras. Inclina el sartén para distribuirlos bien alrededor de la mezcla. Añade los jitomates y los trozos de queso feta, si utilizas, e introduce el sartén en el horno. Hornea de 13 a 15 minutos o hasta que los huevos estén cuajados y sólidos al tacto en el centro.

4. Mientras se enfría la *frittata*, prepara la ensalada. En un *bowl* grande, mezcla las hojas con el jugo de limón y el aceite de oliva. Salpimienta al gusto.

5. Sirve un trozo de *frittata* caliente con la ensalada. Decora con eneldo.

Conservación:
Guarda la *frittata* en un recipiente hermético en el refrigerador durante 3 o 4 días.

SMOOTHIE DE FRESA Y CHÍA

Sin gluten, sin lácteos, sin soya
Tiempo: 5 minutos
Raciones: 1

Este *smoothie* es una gran fuente de nutrientes gracias, en parte, a las castañas de Brasil, que aportan unos 270 microgramos de selenio (una dosis considerable de este oligoelemento esencial). El selenio actúa como antioxidante y contribuye al metabolismo saludable de la glucosa. ¿Y lo mejor? No necesitas leche para conseguir una textura cremosa: el agua y los frutos secos emulsionarán en la licuadora de alta potencia y formarán una bebida vegetal que te ahorrará tiempo y dinero.

Ingredientes:
  ½ taza de fresas congeladas
  ¼ de taza de frambuesas congeladas
  ½ taza de ramitos de coliflor congelada
  4 castañas de Brasil
  1 cucharada de chía
  1 cucharada de maca en polvo
  2 cucharaditas de betabel en polvo
  ¼ de cucharadita de extracto de vainilla
  ¼ de cucharadita de cardamomo molido
  Jugo de ½ limón

Preparación:
Pon todos los ingredientes en una licuadora con 1 taza de agua y mezcla a alta velocidad durante 30 segundos o hasta obtener una consistencia homogénea. Sirve inmediatamente.

SMOOTHIE DE MACA (2 VERSIONES)

Sin gluten, sin soya, sin frutos secos, sin lácteos
Tiempo: 5 minutos
Raciones: 1

El pico de azúcar que podría provocar el plátano congelado se equilibra en este *smoothie* con la grasa y la fibra. El aguacate y las semillas de cáñamo aportan un total de 11 gramos de fibra. La maca es un tubérculo crucífero con potentes propiedades antioxidantes, que ayuda a mitigar el estrés oxidativo en el cuerpo. He incluido dos de mis variaciones favoritas de este licuado energético.

Ingredientes:
TROPICAL:
>	½ plátano congelado
>	¼ de taza de aguacate congelado (aproximadamente ¼ de aguacate fresco)
>	¼ de taza de piña congelada en trozos
>	½ taza de kale baby (no muy apretada)
>	1 cucharada de semillas de cáñamo
>	1 cucharada de tahini
>	1 cucharada de maca en polvo
>	¼ de cucharadita de extracto de vainilla

FRUTA DEL BOSQUE:
>	½ plátano congelado
>	½ taza de arándanos congelados
>	¼ de taza de aguacate congelado (aproximadamente ¼ de aguacate fresco)
>	½ taza de kale baby (no muy apretada)
>	1 cucharada de semillas de cáñamo
>	1 cucharada de tahini
>	1 cucharada de maca en polvo
>	Jugo de ½ lima

Preparación:
Pon todos los ingredientes de la versión que vayas a preparar en la licuadora con 1 taza de agua. Mezcla a alta velocidad durante 30 segundos o hasta que la textura sea homogénea. Sirve inmediatamente.

LECHE ENERGÍA VITAL

Sin gluten, sin lácteos, sin soya
Tiempo: 5 minutos, más 8-10 horas de remojo
Raciones: 4 tazas

Las nueces y las semillas de cáñamo son ricas en ácidos grasos omega-3, relacionados con la reducción de los niveles de biomarcadores proinflamatorios, la acumulación de placa en las arterias y la presión arterial. Cada vaso de esta bebida de frutos secos y semillas aporta 3.5 gramos de omega-3. Preparar tu propia bebida de frutos secos en casa también es una estupenda manera de evitar el azúcar oculta y otros aditivos presentes en muchas de las opciones comerciales. Además, es una elaboración entretenida y sencilla que puede ahorrarte dinero a largo plazo.

Ingredientes:
½ taza de nueces
1 cucharadita de sal marina
½ taza de semillas de cáñamo
1 cucharadita de extracto de vainilla

Preparación:
1. Pon las nueces en un *bowl* mediano. Cúbrelas con un poco de agua y añade la sal. Tapa y deja en remojo de 8 a 10 horas.
2. Escurre las nueces y lávalas bien.
3. Pon las nueces, las semillas de cáñamo y la vainilla en la licuadora con 4 tazas de agua filtrada. Utiliza un poco menos de agua para obtener una consistencia más cremosa o un poco más si la prefieres más diluida. Licúa a alta velocidad durante 2 o 3 minutos, o hasta que los ingredientes estén bien combinados en una textura blanca y espumosa.

4. Coloca una bolsa para leche de frutos secos en una jarra o un colador cubierto con un trapo de quesería sobre un *bowl*. Vierte la leche en la bolsa o en el colador para colar la pulpa de frutos secos y semillas. Exprime o presiona la bolsa o la tela con las manos limpias para extraer la mayor cantidad posible de líquido.
5. Agita antes de servir, ya que la leche se separará de forma natural.

Conservación:
Guarda la leche en el refrigerador, en un recipiente limpio, durante 3 o 4 días.

WRAPS DE ESPINACAS Y GARBANZOS CON HUEVOS REVUELTOS CREMOSOS Y CHAMPIÑONES PICANTES

Sin gluten, sin soya, sin frutos secos
Tiempo: 45 minutos
Raciones: 3 (2 *wraps* por ración)

Los hongos salteados de esta receta constituyen una fantástica fuente de betaglucanos, un compuesto que actúa como fibra prebiótica. Las bacterias beneficiosas del intestino descomponen los betaglucanos para producir ácidos grasos de cadena corta, que pueden reducir la resistencia a la insulina. Truco de profesional: puedes preparar varias tandas de *wraps* y congelarlos para tenerlos a mano cuando quieras disfrutar de una mañana sin prisas.

Ingredientes:
WRAPS DE ESPINACAS Y GARBANZOS:
    ½ taza de harina de garbanzos
    ¼ taza de harina de yuca
    1 taza bien llena de espinacas baby
    3 o 4 hojas de albahaca fresca
    ¼ de cucharadita de sal marina
    Aceite de oliva extra virgen, según sea necesario

CHAMPIÑONES PICANTES:
   1 cucharada de aceite de oliva extra virgen
   3 tazas de champiñones cremini en rebanadas
   Sal marina y pimienta negra recién molida
   Una pizca de chile seco en hojuelas

HUEVOS REVUELTOS CREMOSOS:
   1 cucharada de mantequilla de leche orgánica
   6 huevos grandes batidos
   Sal marina y pimienta negra recién molida

   6 hojas de albahaca para decorar
   Salsa picante (opcional)

Preparación:
1. Prepara los *wraps*. Pon la harina de garbanzos y la de yuca, las espinacas, la albahaca, la sal y 1 taza de agua en la licuadora. Mezcla a alta velocidad durante 30 segundos o hasta obtener una textura homogénea de un color verde intenso.
2. Calienta un sartén mediano de hierro fundido a fuego medio. Vierte ¼ de taza de la masa en el sartén caliente. Mueve el sartén en círculos para repartir la masa como si se tratara de una crepa. Cocina de 1 a 2 minutos por cada lado, o hasta que el *wrap* esté flexible. Si la masa se pega, engrasa el sartén con unas gotas de aceite de oliva. Repite la operación hasta tener listos 6 *wraps*. Reserva.
3. Saltea los champiñones. Calienta el aceite de oliva en el mismo sartén a fuego medio. Añade los champiñones y sazona con sal, pimienta negra y chile seco en hojuelas al gusto. Saltea de 5 a 6 minutos, o hasta que los champiñones estén suaves y dorados. Reserva.
4. Prepara los huevos revueltos cremosos. Para ello, añade la mantequilla al mismo sartén a fuego medio-bajo. Cuando se funda, incorpora los huevos batidos y sazona con sal y pimienta. Revuelve los huevos con cuidado de 2 a 3 minutos, o hasta que acaben de cuajar.
5. Para servir, coloca dos *wraps* en un plato y añade dos hojas de albahaca y un poco de huevos revueltos y champiñones picantes a cada uno. Si lo deseas, adereza con salsa picante.

Conservación:

Puedes preparar una buena cantidad de *wraps* y guardarlos en el congelador hasta 3 meses. Para recalentarlos, no tienes más que pasarlos por un sartén seco a fuego medio durante 30 segundos por cada lado, o hasta que estén calientes y suaves.

PUDÍN DE CHÍA O ALBAHACA (3 VERSIONES)

Sin gluten, sin lácteos, sin soya
Tiempo: 10 minutos, más toda la noche de remojo
Raciones: 1

La chía y la albahaca son potentes fuentes de fibra beneficiosa para el metabolismo. Cuando se remojan en líquido, se inflan y gelatinizan, y toman una textura similar a la de un pudín. Esto se debe al mucílago, una fibra soluble que permite que las semillas absorban entre diez y veinte veces su peso en agua. Aquí tienes tres combinaciones deliciosas entre una base de pudín y diferentes acompañamientos.

Ingredientes:
COCO TROPICAL
BASE:
   3 cucharadas de chía o albahaca, o una mezcla de ambas
   ⅔ de taza de leche energía vital (página 359) o la leche que
      prefieras
   ½ cucharadita de espirulina azul
   ¼ de cucharadita de ralladura de lima
   ¼ de taza de piña fresca cortada en cubos pequeños
   1 cucharada de coco rallado
   Una pizca de sal marina

COBERTURA:
   ¼ de taza de piña fresca picada
   1 cucharadita de semillas de cáñamo
   Jugo de lima recién exprimido

FRAMBUESA Y ALMENDRA

BASE:

3 cucharadas de chía o albahaca, o una mezcla de ambas

⅔ de taza de leche energía vital (página 359) o la leche que prefieras

¼ de taza de frambuesas picadas

⅛ de cucharadita de extracto de vainilla

¼ de cucharadita de betabel en polvo

Una pizca de sal marina

COBERTURA:

¼ de taza de zarzamoras

1 cucharada de almendras picadas

Un chorrito de jugo de limón fresco

CHOCOLATE NEGRO Y NARANJA

BASE:

3 cucharadas de chía o albahaca, o una mezcla de ambas

⅔ de taza de leche energía vital (página 359) o la leche que prefieras

¼ de taza de gajos de naranja bien picados

1 cucharadita y media de cacao en polvo

⅛ de cucharadita de extracto de vainilla

¼ de cucharadita de canela molida

½ cucharadita de maca

Una pizca de sal marina

COBERTURA:

¼ de taza de gajos de naranja

1 cucharada de avellanas ligeramente tostadas, picadas

1 cucharadita de pepitas de calabaza

Preparación:

Mezcla los ingredientes de la base con una batidora de varillas en un *bowl* mediano hasta que estén bien ligados y, a continuación, tapa el *bowl*. También puedes poner los ingredientes en un frasco hermético grande, agitarlo bien y reservar tapado. Vuelve a batir (o a agitar) los ingredientes al cabo de 2 o 3 minutos. Deja en remojo toda la noche el refrigerador. Añade las coberturas inmediatamente antes de servir.

HOT CAKES DE HARINA DE ALMENDRAS CON ESPECIAS Y PURÉ DE MANZANA

Sin gluten, sin lácteos, sin soya
Tiempo: 30 minutos
Raciones: 2

La canela, un ingrediente esencial en esta receta, contribuye a regular los niveles de glucosa en sangre y posee propiedades antioxidantes y antiinflamatorias. La manzana en puré representa una estupenda sustituta del jarabe; aporta un ligero dulzor y vitamina C, potasio y vitamina K.

Ingredientes:
PURÉ DE MANZANA:
> 1 manzana, pelada y cortada en cubos
> 1 cucharadita de aceite de coco sin refinar
> ¼ de cucharadita de canela molida
> ⅛ de cucharadita de sal marina
> 1 cucharadita de jugo de limón recién exprimido

HOT CAKES:
> 1 taza de harina de almendra extrafina
> 1 cucharadita de levadura en polvo
> ⅛ de cucharadita de sal marina
> ½ cucharadita de canela molida
> ⅛ de cucharadita de nuez moscada molida
> ⅛ de cucharadita de jengibre molido
> ⅛ de cucharadita de pimienta gorda molida
> ½ taza de leche de coco entera
> 2 huevos grandes
> ½ cucharadita de extracto de vainilla
> Aceite de coco sin refinar, para el sartén, para evitar que los *hot cakes* se peguen

Preparación:
> 1. Prepara el puré de manzana. Pon la manzana cortada en cubos, el aceite de coco, la canela, la sal, el jugo de limón y media taza de

agua en un cazo y lleva a ebullición a fuego medio. Deja cocer durante 10 minutos o hasta que la manzana esté suave y aromática, y el agua adquiera una consistencia almibarada.

2. Mientras tanto, prepara los *hot cakes*. En un *bowl* mediano, mezcla la harina de almendras, la levadura en polvo, la sal, la canela, la nuez moscada, el jengibre y la pimienta gorda. En otro recipiente, licúa la leche de coco con los huevos, la vainilla y un cuarto de taza de agua. Añade esta mezcla a los ingredientes secos.

3. Calienta un sartén o una plancha de hierro fundido a fuego medio-bajo. Reduce el fuego y añade un poco de aceite de coco para evitar que la masa se pegue. Vierte un cuarto de taza de la masa en el sartén o la plancha y deja que se cocine unos 2 minutos por cada lado, o hasta que esté dorada y esponjosa. Ajusta el fuego según sea necesario mientras vas preparando los *hot cakes*.

4. Sirve los *hot cakes* calientes con el puré de manzana.

BUÑUELOS DE SARDINA Y CEBOLLÍN CON *TZATZIKI*

Sin gluten, sin soya
Tiempo: 25 minutos
Raciones: 3 (6 buñuelos medianos)

Las sardinas, una gran fuente de ácidos grasos omega-3, son también un pescado bajo en mercurio, lo que las convierte en una opción segura. El cebollín pertenece a la familia *Allium*, con compuestos que podrían tener propiedades preventivas frente al cáncer.

Ingredientes:
150 g de espinacas descongeladas (aproximadamente 1 taza)
1 lata (113 g) de sardinas, escurridas y desmenuzadas
4 cebollines en juliana fina (también las partes verdes)
4 huevos grandes batidos
2 cucharadas de harina de coco
½ cucharadita de sal marina
Pimienta negra recién molida

Aceite de oliva extra virgen para freír
1 cucharada de eneldo fresco picado, y un poco más para decorar

<small>TZATZIKI</small>
1 taza de yogur natural de leche entera
2 cucharadas de eneldo fresco picado
1 cucharada de jugo de limón recién exprimido
1 diente de ajo picado
Sal marina y pimienta negra recién molida

Preparación:

1. Escurre el exceso de agua de las espinacas. En un *bowl* mediano, mezcla las espinacas, las sardinas, el cebollín y los huevos. Añade la harina de coco, sal y pimienta al gusto, y mezcla hasta ligar bien los ingredientes.
2. Calienta un sartén a fuego medio y añade un chorrito de aceite de oliva. Trabajando por tandas, vierte la masa en el sartén formando buñuelos medianos. Fríe los buñuelos de 3 a 4 minutos por cada lado, o hasta que estén dorados y hechos por dentro.
3. Prepara el *tzatziki*: licúa el yogur, el eneldo, el jugo de limón y el ajo en un *bowl* pequeño. Sazona generosamente con sal y pimienta.
4. Decora los buñuelos con eneldo picado y sirve con el *tzatziki*.

COMIDA

ENSALADA DE HINOJO Y MANZANA CON ADEREZO LIMÓN-DIJON Y SALMÓN AHUMADO

Sin gluten, sin lácteos
Tiempo: 20 minutos
Raciones: 4

El salmón nos aporta omega-3, vitamina D, vitamina B_{12}, potasio y selenio, además de ser relativamente bajo en mercurio. Cabe señalar la importancia de elegir salmón ahumado sin azúcar para evitar el azúcar añadida.

Ingredientes:
   1 cebolla morada pequeña en juliana fina
   2 bulbos medianos de hinojo, cortados en cuartos y en juliana fina, sin el centro
   1 manzana Granny Smith en juliana fina
   4 ramitas de apio en juliana fina
   ½ taza de aceitunas verdes deshuesadas y cortadas en rodajas
   ¼ de taza de eneldo fresco picado
   ½ taza de aderezo limón-Dijon (página 394) o al gusto
   ½ taza de hojas de hinojo, si las encuentras
   170 g de salmón ahumado cortado en tiras
   2 cucharadas de nuez pecana tostada muy picada

Preparación:
   1. Mezcla la cebolla, el hinojo, la manzana, el apio, las aceitunas y el eneldo con el aderezo limón-Dijon en un *bowl* grande. Deja marinar de 5 a 10 minutos.
   2. Para servir, reparte la ensalada en cuatro platos. Decora con las hojas de hinojo, el salmón ahumado y las nueces pecanas tostadas.

ENSALADA ARCOÍRIS CON ADEREZO LIMÓN-DIJON Y HUEVOS TIBIOS

Sin gluten, sin soya, sin frutos secos
Tiempo: 15 minutos, más 1 hora de marinado
Raciones: 4

Las verduras crucíferas como el kale, la col morada y el chucrut son ricas en isotiocianatos, moléculas que combaten el estrés oxidativo a través del aumento de la expresión del gen Nrf2, promotor de los antioxidantes. Los garbanzos marinados ofrecen una gran fuente de proteína completa y se pueden preparar con antelación (con el consiguiente ahorro de tiempo). Los huevos tibios, las pepitas de calabaza y el queso feta desmenuzado opcional elevan el total de proteínas de esta ensalada a 24 gramos.

Ingredientes:
GARBANZOS MARINADOS CON ZA'ATAR:
    1 bote (425 g) de garbanzos escurridos, enjuagados y secados con papel de cocina
    2 cucharaditas de aceite de oliva extra virgen
    1 chalota en juliana fina
    1 diente de ajo muy picado
    2 cucharadas de vinagre de vino tinto
    1 cucharadita de mezcla de especias *za'atar*
    ¼ de cucharadita de sal marina

HUEVOS TIBIOS:
    4 huevos grandes

ENSALADA:
    4 tazas bien llenas de arúgula
    1 pimiento morrón naranja en juliana, sin venas ni semillas
    1 calabaza italiana mediana, cortada en cubos
    4 tazas de col morada en juliana
    ½ taza de chucrut de betabel
    Aderezo limón-Dijon (página 394)
    Sal marina y pimienta negra recién molida

¼ de taza de pepitas de calabaza
¼ de taza de queso feta desmenuzado (opcional)

Preparación:

1. Prepara los garbanzos marinados. Pon los garbanzos, el aceite de oliva, la chalota, el ajo, el vinagre, el *za'atar* y la sal en un *bowl* mediano y remueve. Tapa y deja marinar durante al menos 1 hora. Los garbanzos se pueden preparar con 5 días de antelación.
2. Prepara los huevos tibios. Lleva a ebullición suave una olla mediana con agua a fuego medio-alto. Introduce los huevos en el agua con cuidado y deja cocer durante 7 minutos. Una vez cocidos, ponlos en un *bowl* con agua helada hasta que se enfríen lo suficiente para poder manipularlos. Pela los huevos y resérvalos.
3. Prepara la ensalada: mezcla la arúgula, el pimiento morrón, la calabaza, la col morada y el chucrut en un *bowl* grande con la cantidad deseada de aderezo limón-Dijon. Sazona con sal y pimienta negra al gusto.
4. Para servir, reparte la ensalada en cuatro *bowls*. Añade las pepitas de calabaza, los garbanzos marinados y el queso feta, si utilizas. Termina colocando los huevos tibios en mitades.

Conservación:
Guarda la ensalada sin aderezar y sus componentes en el refrigerador hasta 5 días.

VERDURAS ASADAS AL *CURRY* CON PAN PLANO DE HARINA DE COCO

Sin gluten, sin soya
Tiempo: 35 minutos
Raciones: 2-3

Las especias del *curry* en polvo figuran entre los alimentos con los mayores niveles de antioxidantes. Una de esas especias es la cúrcuma, con un potente efecto antiinflamatorio. La cúrcuma actúa como antioxidante y antiinflamatorio al inhibir directamente la expresión del gen inflamatorio NF-κB. La harina de coco y la cáscara de *psyllium* del pan plano aportan 17 gramos de fibra por porción. Estos dos ingredientes se pueden encontrar en la mayoría de las tiendas de alimentación saludable, aunque el *psyllium* se encuentra a veces en la zona de suplementos. La harina de yuca es una alternativa de harina sin cereales y sin gluten que se elabora a partir de la raíz de la planta.

Ingredientes:

PAN PLANO DE HARINA DE COCO:
   ½ taza de harina de coco
   ¼ de taza de harina de yuca
   2 cucharadas de cáscaras de *psyllium*
   ½ cucharadita de levadura en polvo
   ¼ de cucharadita de sal marina
   ¼ de taza de leche de coco entera

VERDURAS ASADAS AL *CURRY*:
   1 coliflor mediana cortada en ramitos pequeños
   1 jitomate grande cortado en gajos
   1 cebolla pequeña en juliana
   3 zanahorias medianas picadas en trozos no muy pequeños
   1 cucharada de *curry* en polvo
   2 cucharadas de aceite de oliva extra virgen, y un poco más para freír
   Sal marina y pimienta negra recién molida
   ½ taza de chícharos congelados
   Cilantro
   Yogur natural
   1 lima cortada en gajos

Preparación:

1. Prepara la masa para el pan plano. Precalienta el horno a 205 °C. Mezcla la harina de coco, la harina de yuca, el *psyllium*, la levadura en polvo y la sal en un *bowl* mediano. Añade la leche de coco y 1 taza y media de agua tibia, y remueve hasta ligar todos los ingredientes. Deja reposar durante al menos 10 minutos.

2. Prepara las verduras asadas al *curry*. En una bandeja de horno grande con borde, adereza la coliflor, los jitomates, la cebolla y las zana-

horias con el *curry* en polvo, aceite de oliva, sal y pimienta y remueve para que quede todo bien impregnado. Hornea de 20 a 25 minutos, removiendo de vez en cuando, hasta que las verduras estén doradas y suaves. En los últimos 5 minutos, añade los chícharos congelados y mézclalos con las verduras. Mantén la bandeja en el horno hasta que los chícharos muestren un color verde brillante.

3. Divide la masa para el pan plano en 6 piezas iguales. Forma una bola con cada una. Coloca una bola entre dos hojas de papel de horno. Extiende la masa con un rodillo hasta que tenga un grosor aproximado de 1.25 cm. Repite la operación con el resto de las bolas de masa.

4. Calienta un sartén de hierro fundido a fuego medio con un poco de aceite. Pon un plan plano en el sartén caliente y hazlo 3 o 4 minutos por cada lado, o hasta que se dore y empiece a esponjarse. Pásalo a un plato y repite el proceso con el resto de los panes.

5. Sirve las verduras asadas al *curry* con el pan caliente, cilantro, yogur y gajos de lima.

ROLLITOS DE ARROZ DE COLIFLOR

Sin gluten, sin lácteos, sin soya, sin frutos secos
Tiempo: 30 minutos
Raciones: 2

El arroz de coliflor para *sushi*, elaborado con linaza rica en omega-3 y vinagre de vino de arroz ácido, aporta una alternativa nutritiva (y que ayuda a equilibrar el azúcar en sangre) al típico arroz blanco para *sushi*. Las hojas de nori tostado son ricas en yodo, un oligoelemento esencial que favorece la salud tiroidea y metabólica.

Ingredientes:
    3 o 4 hojas de nori tostado cortadas en cuartos
    1 aguacate Hass maduro pero firme, partido por la mitad,
        deshuesado, pelado y cortado en rodajas
    1 pepino pequeño cortado en cubos

SALMÓN PICANTE:

1 lata (170 g) de salmón salvaje, escurrido y desmenuzado con un tenedor

1 cucharada de alioli con perejil (véase página 400) o mayonesa de aceite de aguacate

Una pizca de chile seco en hojuelas aplastadas (opcional)

Sal marina y pimienta negra recién molida

ARROZ DE COLIFLOR PARA SUSHI:

½ receta de arroz de coliflor sencillo (véase página 395), caliente

1 cucharadita de vinagre de arroz

1 cucharada de ajonjolí

2 cucharaditas de linaza molida

SALSA DE MISO Y TAHINI:

1 dátil deshuesado

3 cucharadas de tahini

1 cucharadita de tamari

1 cucharadita de miso rojo

2 cucharaditas de vinagre de arroz

1 diente de ajo picado

1 cucharadita de jengibre fresco rallado

Preparación:

1. Prepara el salmón picante. Mezcla bien el salmón, el alioli y el chile seco, si lo utilizas, en un *bowl* mediano. Sazona con sal y pimienta negra al gusto. Reserva.

2. Prepara el arroz de coliflor para *sushi*. Mezcla en otro *bowl* el arroz de coliflor caliente con el vinagre y el ajonjolí y la linaza. Reserva.

3. Prepara la salsa de miso y tahini. Pon los dátiles en remojo en agua caliente de 10 a 15 minutos para que se ablanden, y después escúrrelos. Utiliza un procesador de alimentos pequeños para mezclar el tahini, el tamari, el miso, los dátiles, el vinagre, el ajo y el jengibre. Diluye la salsa con 1 o 2 cucharadas de agua, o con la cantidad necesaria para que quede espesa (pero que se pueda verter).

4. Para servir los rollitos, coloca un poco de arroz de coliflor, salmón picante, aguacate en rodajas y pepino sobre cada pieza de nori. Envuélvelas y sirve con la salsa de miso y tahini.

WRAPS DE ENSALADA DE POLLO Y APIO

Sin gluten, sin lácteos, sin soya, sin frutos secos
Tiempo: 50 minutos
Raciones: 2-4

El alioli con perejil casero (véase página 400) o la mayonesa de aceite de aguacate (recomiendo la marca Primal Kitchen) aporta sabor sin necesidad de utilizar mayonesa a base de aceite de semillas, que son inflamatorias. Las hojas de col en lugar de los tradicionales *wraps* de trigo o pan suponen un buen cambio en el marco de la energía vital. Con ingredientes que se pueden preparar con antelación y conservar el refrigerador, estos *wraps* son estupendos para disponer de una comida rápida.

Ingredientes:
    680 g de pechugas de pollo deshuesadas y sin piel
    Sal marina
    4-8 hojas grandes de col
    ¼ de taza de alioli con perejil (véase página 400) o mayonesa de
        aceite de aguacate
    Jugo de ½ limón
    ¼ de taza de cebolla morada muy picada
    2 ramitas de apio picadas
    2 cucharadas de cerezas deshidratadas (opcional)
    1 taza de col morada cortada en juliana fina
    1 pepino cortado en tiras

Preparación:
    1. Sazona las pechugas de pollo con sal en un *bowl* y guárdalas en el refrigerador durante 20 o 30 minutos.
    2. Mientras tanto, pon a hervir una olla grande con agua a fuego alto. Utiliza un cuchillo afilado para recortar la parte más gruesa del

tallo de cada hoja de col de manera que todas tengan más o menos el mismo grosor. Añade una cantidad generosa de sal al agua. Hierve hojas de col durante 1 minuto, aproximadamente, o hasta que estén flexibles y de color verde brillante. Sumerge las hojas cocidas en agua helada para detener el proceso de cocción. Colócalas sobre un paño limpio para secarlas.

3. Saca el pollo del refrigerador. Pon 3 tazas de agua en una olla mediana con tapa y lleva a ebullición a fuego medio-alto. Añade el pollo y tapa. Baja el fuego y deja cocer hasta que el pollo esté bien hecho, de 15 a 20 minutos (dependerá del grosor de las pechugas).

4. Licúa el alioli, el jugo de limón, la cebolla, el apio y las cerezas, si las utilizas, en un *bowl* grande.

5. Saca las pechugas de pollo del agua y sécalas. Pícalas bien y añádelas a la mezcla de mayonesa. Remueve para ligar los ingredientes.

6. Para servir los *wraps*, coloca un poco de ensalada de pollo, col morada y pepino encima de las hojas de col. Enróllalas y disfruta.

CENA

ARROZ DE COLIFLOR FRITO CON CERDO

Sin frutos secos, sin gluten, sin lácteos
Tiempo: 30 minutos
Raciones: 2

Si sustituyes el arroz blanco por falso arroz de coliflor, aprovecharás los compuestos beneficiosos de las verduras crucíferas, entre los que figuran una serie de micronutrientes como la vitamina C, la vitamina K, el folato, la vitamina B_6 y el potasio.

Ingredientes:
  1 cucharada más 1 cucharadita de tamari
  1 cucharada de vinagre de arroz, y un poco más para servir
  1 cucharada de crema de almendras
  3 dientes de ajo picados
  225 g de carne de cerdo picada
  Sal marina y pimienta negra recién molida
  2 tazas de champiñones cremini picados
  3 tazas de arroz de coliflor fresca (280 g, aproximadamente)
  1 zanahoria picada
  ½ cebolla morada mediana picada
  2 tazas de kale picado
  2 huevos grandes, batidos y ligeramente sazonados con sal y
     pimienta
  2 cebollines en juliana fina (también la parte verde)

Preparación:
  1. Mezcla el tamari, el vinagre, la crema de almendras y el ajo en un *bowl* pequeño, y reserva.

2. Calienta un sartén grande a fuego medio-alto. Dora la carne de cerdo picada, deshaciendo los trozos grandes con una cuchara de madera, de 5 a 7 minutos. Sazona con sal y pimienta al gusto.

3. Añade los champiñones y continúa la cocción de 4 a 5 minutos o hasta que estén suaves y dorados. Incorpora el arroz de coliflor, la zanahoria, la cebolla, el kale y la mezcla de tamari y vinagre. Saltea durante 2 o 3 minutos, o hasta que las verduras estén suaves pero firmes.

4. Haz un pequeño hueco en el centro del sartén y añade los huevos batidos. Revuélvelos con cuidado durante 2 o 3 minutos, o hasta que estén cuajados, y después combínalos con la mezcla de arroz de coliflor. Retira del fuego.

5. Decora con el cebollín picado y unos chorritos de vinagre al gusto.

SALMÓN SALVAJE A LA PLANCHA CON SALSA DE CEBOLLÍN Y PURÉ CREMOSO DE COLIFLOR Y RAÍZ DE APIO

Sin gluten, sin lácteos, sin soya, sin frutos secos
Tiempo: 20 minutos
Raciones: 2

El salmón salvaje es una gran fuente de ácido eicosapentaenoico (EPA) y ácido docosahexaenoico (DHA), dos potentes ácidos grasos omega-3 de cadena larga. Si eliges salmón salvaje frente al de criadero, te beneficiarás de sus beneficios dietéticos y nutricionales.

Ingredientes:
2 filetes de salmón salvaje (de 170 a 225 g) con piel
Sal marina y pimienta negra recién molida
1 cucharada de aceite de aguacate

Salsa de cebollín:
3 cucharadas de cebollín fresco en juliana
¼ de taza de jitomate muy picado
1 cucharada de jugo de lima recién exprimido

½ cucharadita de aceite de oliva extra virgen

Sal marina y pimienta negra recién molida

⅓ de receta de puré cremoso de coliflor y raíz de apio (página 389)

Preparación:

1. Seca los filetes de salmón a golpecitos con papel de cocina y sazónalos con sal y pimienta. En un sartén de hierro fundido (o apta para horno) de 26 cm, calienta el aceite de aguacate a fuego medio-alto hasta que esté brillante, pero no humeante. Añade los filetes con la piel hacia abajo y hazlos 3 o 4 minutos, o hasta que la piel esté bien dorada. Dales la vuelta y déjalos 2 o 3 minutos más, o el tiempo necesario para que queden bien hechos. Retíralos del fuego.

2. Mientras tanto, prepara la salsa. Mezcla el cebollín, el jitomate, el jugo de lima, el aceite de oliva y sal y pimienta al gusto en un *bowl* pequeño.

3. Para servir, reparte el puré de coliflor en el centro de cada plato. Coloca el salmón encima con la piel hacia arriba y acaba repartiendo la salsa entre los platos.

PASTEL DE HONGOS Y COLIFLOR CREMOSA

Sin gluten, sin lácteos

Tiempo: 1 hora 30 minutos

Raciones: 4-6

En lugar de utilizar puré de papas para cubrir este homenaje al pastel de carne (*shepherd's pie*), utilizo mi puré cremoso de coliflor y raíz de apio (página 389): queda igual de bueno, pero con más fibra y micronutrientes. Las alternativas bajas en carbohidratos como esta ofrecen una forma sencilla de minimizar la variabilidad glucémica.

Ingredientes:

2 cucharadas de aceite de oliva extra virgen

225 g de hongos silvestres variados en rebanadas

1 cebolla grande en juliana

1 diente de ajo negro aplastado
1 cucharada de miso rojo
Pimienta negra recién molida
3 tazas de caldo de huesos de pollo, o caldo de verduras
1 taza de lentejas
¼ de cucharadita de tomillo seco
Sal marina
½ taza de nueces picadas
2 tazas de espinacas baby
Puré cremoso de coliflor y raíz de apio (página 389)

Preparación:

1. Precalienta el horno a 205 °C. Calienta el aceite de oliva a fuego medio-alto en un sartén hondo con tapa apta para horno. Añade los hongos y saltéalos durante 4 o 5 minutos, o hasta que estén suaves y dorados. Baja el fuego a potencia media. Incorpora la cebolla y saltea, removiendo con frecuencia, de 8 a 10 minutos o hasta que esté dorada y aromática.

2. Añade el ajo negro, el miso, pimienta al gusto y ½ taza de caldo. Con una cuchara de madera, desprende los trocitos dorados que hayan quedado en el fondo del sartén y remueve bien. Lleva a ebullición suave y continúa la cocción durante 3 o 4 minutos, o hasta que la mitad del líquido se haya evaporado y los hongos presenten una capa brillante.

3. Incorpora las lentejas, el tomillo y las 2 tazas y media restantes de caldo. Sazona con sal y más pimienta si lo consideras necesario. Lleva a ebullición suave, tapa y deja cocer de 25 a 30 minutos, o hasta que las lentejas estén suaves y se haya absorbido la mayor parte del líquido. Retira el sartén del fuego y añade las nueces y las espinacas; remueve para que estas se ablanden.

4. Extiende el puré cremoso de coliflor y raíz de apio por encima de las lentejas. Introduce el sartén sin tapar en el horno y hornea de 25 a 30 minutos, o hasta que el puré se dore. Sirve caliente.

WRAPS DE LECHUGA CON PAVO Y CHAMPIÑONES ESPECIADOS

Sin gluten, sin soya, sin frutos secos
Tiempo: 30 minutos
Raciones: 3

Los típicos *wraps* de harina de trigo están elaborados con harina blanca ultrarrefinada, que puede provocar grandes oscilaciones en los niveles de glucosa. Las hojas de lechuga en lugar de los *wraps* de trigo suponen un sencillo cambio para reducir el consumo de alimentos procesados. La carne molida de pavo de esta receta aporta unos 40 gramos de proteína por ración, lo que la convierte en una cena saciante.

Ingredientes:

1 cucharada de aceite de oliva extra virgen

¼ de cucharadita de comino molido

¼ de cucharadita de canela molida

¼ de cucharadita de pimienta gorda molida

¼ de cucharadita de chile seco en hojuelas

1 cebolla morada mediana picada

3 dientes de ajo picados

1 cucharadita de jengibre recién rallado

3 tazas de champiñones cremini, picados en trozos de 1.25 cm aproximadamente

¾ de cucharadita de sal marina, y un poco más al gusto

Pimienta negra recién molida

1 jitomate mediano muy picado

450 g de carne molida de pavo

1 cucharada de yogur natural de leche entera

½ taza de cilantro fresco picado, y un poco más para decorar

¼ de taza de menta fresca picada

1 cucharada de vinagre de vino tinto

1 lechuga orejona (aproximadamente 140 g)

¼ de taza de queso feta desmenuzado para decorar

Preparación:

1. Calienta el aceite de oliva a fuego medio en un sartén de hierro fundido de 26 cm. Añade el comino, la canela, la pimienta gorda y el chile seco en hojuelas y dora durante 15 segundos, o hasta que empiecen a despedir aroma, pero sin quemarse. Incorpora ¾ de taza de la cebolla (reserva el resto para decorar), el ajo y el jengibre. Saltea, removiendo de vez en cuando, durante 2 o 3 minutos o hasta que la cebolla empiece a dorarse y ablandarse.

2. Añade los champiñones y sazona con ¼ de cucharadita de sal y pimienta negra al gusto. Saltea durante 5 o 6 minutos, o hasta que los champiñones empiecen a dorarse y ponerse suaves. Incorpora el jitomate picado y mezcla bien.

3. Sube el fuego a medio-alto y añade la carne molida. Sazona con la ½ cucharadita restante de sal o al gusto. Saltea de 6 a 8 minutos o hasta que esté bien hecha; si es necesario, separa los trozos grandes con una cuchara de madera. Retira del fuego.

4. Añade el yogur, el cilantro, la menta y el vinagre, y remueve hasta que el yogur se disuelva bien en los jugos del sartén. Sirve con las hojas de lechuga a modo de *wraps* y el cilantro, la cebolla reservada y el queso feta para decorar.

TOFU *MASALA* CON NUECES DE LA INDIA TOSTADAS Y *RAITA* DE PEPINO Y MENTA

Sin gluten, sin soya
Tiempo: 1 hora
Raciones: 2-3

Reducir el estrés oxidativo es un factor clave para mejorar la energía vital, y la inclusión de especias como el comino y la cúrcuma aportan un poder antioxidante considerable a esta receta.

Ingredientes:
¼ de taza de nueces de la India crudas
Arroz de coliflor sencillo (página 395)
Cilantro para adornar

RAITA DE PEPINO Y MENTA:

- ½ taza de yogur natural de leche entera
- ½ taza de pepino rallado con su jugo
- ¼ de cucharadita de sal marina
- ⅛ de cucharadita de comino molido
- 2 cucharadas de menta fresca picada
- 2 cucharaditas de jugo de limón recién exprimido

TOFU CON CÚRCUMA:

- 1 cucharada de aceite de coco sin refinar
- 1 paquete (400 g) de tofu extrafirme escurrido, cortado en cubos y secado a golpecitos con papel de cocina
- Pimienta negra recién molida al gusto
- ¼ de cucharadita de cúrcuma en polvo
- ¼ de cucharadita de sal, o al gusto

SALSA *MASALA*:

- 1 cucharada de mantequilla de leche orgánica
- ½ cucharadita de comino molido
- ½ cucharadita de cilantro molido
- 1 cucharadita de sal marina
- Pimienta negra recién molida
- 1 cebolla grande en juliana
- 1 cucharadita de jengibre recién rallado
- 3 dientes de ajo picados
- 1 chile serrano en rajas
- 1 lata (410 g) de jitomate troceado
- ½ taza de leche de coco entera
- ½ cucharadita de *garam masala*

Preparación:

1. Prepara la *raita* de pepino y menta. Licúa el yogur, el pepino rallado, la sal, el comino, la menta y el jugo de limón en un *bowl* pequeño. Prueba y rectifica de sal si lo consideras necesario. Tapa y guarda la salsa en el refrigerador hasta el momento de servir.
2. Prepara el tofu con cúrcuma. Calienta el aceite de coco en un sartén grande a fuego medio-alto. Añade el tofu y fríe ligeramente

durante 4 o 5 minutos, o hasta que se dore por todos los lados. Sazona con pimienta, cúrcuma y sal. Pasa el tofu a un plato y reserva.

3. Prepara la salsa. En el mismo sartén, derrite la mantequilla a fuego medio. Añade el comino, el cilantro, la sal y pimienta al gusto, y saltea de 15 a 30 segundos, o hasta que las especias desprendan su aroma sin llegar a quemarse. Incorpora la cebolla, el jengibre, el ajo y el chile serrano, y saltea de 8 a 10 minutos más, o hasta que estos últimos ingredientes estén suaves y dorados. Retira del fuego y deja enfriar.

4. Pon la mezcla de cebolla en una licuadora de alta velocidad con los jitomates troceados, la leche de coco y el *garam masala*. Mezcla hasta obtener una textura homogénea.

5. Vuelve a poner la salsa en el sartén y caliéntalo de 4 a 5 minutos a fuego medio, o hasta que forme burbujas y despida su aroma. Prueba y rectifica los condimentos si lo consideras necesario. Añade el tofu y deja cocer a fuego lento durante 3 o 4 minutos, o hasta que el tofu esté cubierto y sabroso, y la salsa espese ligeramente

6. Tuesta las nueces en un sartén pequeño a fuego medio-bajo, removiendo con frecuencia para obtener un color uniforme, durante 3 o 4 minutos o hasta que estén dorados.

7. Sirve con arroz de coliflor, la *raita*, las nueces de la India tostadas y el cilantro para decorar.

PASTELITOS DE PALMITO CON ENSALADA ARCOÍRIS

Sin gluten, sin soya
Tiempo: 1 hora
Raciones: 4 (2 pastelitos por ración)

Estos «pastelitos» elaborados con palmitos ofrecen una alternativa asequible a los pasteles de cangrejo tradicionales (*crab cakes*). La combinación de palmitos, harina de garbanzos y plantas aromáticas aporta 15 gramos de proteínas y 10 gramos de fibra por ración, sin carbohidratos refinados.

Ingredientes:

Ensalada arcoíris:
   1 zanahoria grande
   1 betabel mediano
   1 manzana Granny Smith
   ½ cebolla morada mediana en juliana fina
   Jugo de ½ limón
   Sal marina

Salsa para acompañar de yogur y alcaparras:
   1 taza de yogur griego natural de leche entera
   2 cucharadas de chucrut
   1 cucharada de alcaparras picadas
   1 cucharada de mostaza de Dijon
   Jugo de ½ limón
   Sal marina al gusto

Pastelitos de palmito:
   2 frascos o latas (395 g) de palmitos escurridos, enjuagados y muy
      picados
   1 taza de harina de garbanzos
   2 huevos grandes batidos
   1 ramita de apio muy picada
   ½ pimiento morrón rojo picado sin venas ni semillas
   ½ cebolla morada mediana muy picada
   ¼ de taza de perejil de hoja plana fresco, muy picado
   2 cucharadas de linaza molida
   1 cucharadita de Old Bay Seasoning
   ½ cucharadita de ajo en polvo
   ¼ de cucharadita de sal marina gruesa
   Aceite de coco sin refinar para freír

Preparación:

   1. Prepara la ensalada. Corta la zanahoria, el betabel y la manzana en
      palitos con un espiralizador, utilizando los agujeros grandes de un
      rallador de cuatro caras o con un cuchillo afilado. Mezcla estos

palitos con la cebolla y el jugo de limón, y sazona con sal al gusto. Guarda la ensalada en el refrigerador hasta que la necesites.

2. Prepara la salsa. Mezcla el yogur, el chucrut, las alcaparras, la mostaza y el jugo de limón en un *bowl* mediano. Si es necesario, sazona con un poco de sal. Guarda la salsa en el refrigerador hasta que la necesites.

3. Prepara los pastelitos. En un *bowl* grande, mezcla los palmitos, la harina de garbanzos, los huevos, el apio, el pimiento morrón, la cebolla, el perejil, la linaza, el condimento Old Bay Seasoning, el ajo en polvo y la sal.

4. Calienta un poco de aceite de coco en un sartén grande a fuego medio. Trabajando por tandas, forma pastelitos medianos (8 en total) con la masa y pásalos por el sartén durante 3 o 4 minutos por cada lado, o hasta que estén dorados y crujientes.

5. Sírvelos calientes con la ensalada arcoíris y la salsa para acompañar.

BOWL DE ARROZ DE COLIFLOR CON «QUESO»

Sin gluten, sin lácteos
Tiempo: 40 minutos
Raciones: 4

La salsa de «queso» obtiene su sabor de la levadura nutricional y del miso fermentado, beneficioso para el intestino. La levadura nutricional es un hongo de levadura (similar al que se utiliza para hacer pan o cerveza) que se ha «desactivado» por efecto del calor. Se utiliza para intensificar el sabor y aportar umami a los platos a base de vegetales, y es una buena fuente de varias vitaminas del grupo B y proteínas. Utiliza la salsa de esta receta mezclada con tu salsa picante favorita para acompañar o como salsa de queso para un plato de pasta de lentejas o verduras.

Ingredientes:
1 frasco o lata (425 g) de frijoles negros, escurridos y enjuagados
2 jitomates medianos picados
½ taza de cebolla morada picada
½ taza de cilantro fresco picado, y un poco más para adornar

Jugo de 1 lima
Sal marina y pimienta negra recién molida

SALSA DE «QUESO»:
2 tazas de coliflor picada, ramitos y tallos, fresca o congelada
1 zanahoria mediana picada
½ cebolla pequeña picada
½ taza de leche de coco entera
¼ de taza de levadura nutricional
1 cucharadita de mostaza de Dijon
1 cucharadita de vinagre de sidra de manzana
¾ de cucharadita de sal marina
½ cucharadita de miso rojo

Arroz de coliflor sencillo (página 395)
1 aguacate Hass maduro pero firme, partido por la mitad,
    deshuesado, pelado y cortado en rodajas
¼ de taza de almendras picadas o fileteadas

Preparación:

1. Mezcla los frijoles, los jitomates, la cebolla morada, el cilantro y el jugo de lima en un *bowl* grande. Sazona generosamente con sal y pimienta. Reserva.

2. Prepara la salsa de «queso». Llena una olla ancha con 5 cm de agua. Coloca una cesta de vapor en su interior y lleva el agua a ebullición a fuego medio-alto. Pon la coliflor, la zanahoria y la cebolla en la cesta y tapa la olla. Cuece las verduras al vapor de 10 a 12 minutos, o hasta que estén muy suaves al picarlas con un tenedor.

3. Escurre las verduras y ponlas en el vaso de un procesador de alimentos o una licuadora. Añade la leche de coco, la levadura nutricional, la mostaza, el vinagre, la sal y el miso, y mezcla hasta obtener una textura homogénea.

4. Para servir, combina el arroz de coliflor con la mezcla de frijoles negros y reparte en cuatro *bowls*. Decora con rodajas de aguacate, almendras y un chorrito de salsa de «queso».

FIDEOS DE CALABACITA AL PESTO CON *GREMOLATA* DE NUECES

Sin gluten, sin soya
Tiempo: 35 minutos
Raciones: 4

En esta receta, los fideos de calabacita sustituyen a la pasta tradicional a base de sémola. De ese modo aumentamos el contenido de nutrientes y fibra del plato y eliminamos los carbohidratos procesados.

Ingredientes:
    1 cucharada de aceite de oliva extra virgen
    1 taza y media de jitomates cherry en mitades
    2 tazas de arúgula

Fideos de calabacita:
    6 calabacitas medianas (aproximadamente 1.3 kg)
    Sal marina

Gremolata de nueces:
    ¼ de taza de nueces muy picadas
    ¼ de taza de jitomates secos muy picados
    1 cucharada de albahaca fresca picada
    Ralladura de 1 limón
    Sal marina y pimienta negra recién molida

Pesto de albahaca y arúgula:
    ½ taza bien llena de albahaca fresca
    ½ taza de arúgula
    ¼ de taza de nueces picadas
    ¼ de taza de queso parmesano rallado o levadura nutricional, y un poco más para servir
    1 diente de ajo
    ¼ de taza de aceite de oliva extra virgen
    Jugo de 1 limón
    ½ cucharadita de sal marina
    ¼ de cucharadita de pimienta negra recién molida

Preparación:

1. Prepara los fideos de calabacita. Con un espiralizador, corta las calabacitas en fideos. Si no tienes un espiralizador, puedes utilizar un pelador de verduras para hacer tiras finas. Coloca los fideos de calabacita en un colador grande y sazona con sal. Deja reposar durante al menos 10 minutos para que suelten el exceso de humedad.

2. Prepara la *gremolata*. Mezcla las nueces, los jitomates secos, la albahaca y la ralladura de limón en un tazón pequeño. Sazona ligeramente con sal y pimienta, y reserva.

3. Prepara el pesto. Mezcla la albahaca, la arúgula, las nueces, el parmesano, el ajo, el aceite de oliva, el jugo de limón, la sal y la pimienta con el procesador de alimentos hasta obtener una textura homogénea. Reserva.

4. En un sartén grande, calienta el aceite de oliva a fuego medio-alto. Añade los jitomates y saltéalos de 4 a 5 minutos, o hasta que se empiecen a arrugar. Incorpora los fideos de calabacita y la arúgula, y saltea de 2 a 3 minutos o hasta que estén suaves pero crujientes, removiendo de vez en cuando. Sazona con sal y pimienta al gusto. Retira el sartén del fuego y mezcla los fideos con el pesto hasta que queden bien cubiertos.

5. Para servir, reparte los fideos de calabacita en cuatro platos. Cubre cada plato con una pizca de *gremolata* y parmesano rallado.

APERITIVOS/SALSAS/ GUARNICIONES/POSTRES

PURÉ CREMOSO DE COLIFLOR Y RAÍZ DE APIO

Sin gluten, sin lácteos, sin soya, sin frutos secos
Tiempo: 30 minutos
Raciones: 4-6

Este puré es un sustituto fácil del puré de papa y, además, aporta muchos beneficios. Se ha demostrado que los compuestos de sulforafano de la coliflor estimulan la vía Nrf2, un sistema de defensa celular que ayuda a proteger contra el estrés oxidativo y la inflamación. Por tanto, esta es una receta fundamental para incrementar la energía vital.

Ingredientes:
6 tazas de coliflor picada (ramitos y tallos)
2 tazas de raíz de apio picada
2 zanahorias medianas picadas
2 dientes de ajo
¼ de taza de levadura nutricional
1 cucharada de aceite de oliva extra virgen
2 cucharadas de semillas de cáñamo
2 cucharaditas de jugo de limón recién exprimido
½ cucharadita de sal marina
Pimienta negra recién molida

Preparación:
1. Llena una olla ancha con 5 cm de agua. Coloca una cesta de vapor en su interior y lleva a ebullición a fuego medio-alto. Pon la coliflor, la raíz de apio, las zanahorias y el ajo en la cesta y tapa la olla. Cuece al vapor entre 10 y 12 minutos, o hasta que las verduras estén muy suaves.

2. Cuando estén frías, escurre las verduras y ponlas en el vaso de un procesador de alimentos o una licuadora de alta velocidad. Añade la levadura nutricional, el aceite de oliva, las semillas de cáñamo, el jugo de limón, sal y pimienta al gusto. Triturar hasta obtener una textura homogénea y cremosa.

Conservación:
El puré cremoso de coliflor y raíz de apio se puede preparar con antelación y guardar en un recipiente hermético, en el refrigerador, hasta 3 días.

DIP AHUMADO DE ZANAHORIA Y *HARISSA*

Sin gluten, sin lácteos, sin soya
Tiempo: 20 minutos
Cantidad: 4 tazas

Esta salsa para acompañar lleva semillas tostadas de alcaravea y comino, que se encuentran entre los alimentos con los niveles más altos de antioxidantes. Acompaña este *dip* con los *crackers* de linaza con finas hierbas (página 398) ricos en proteínas y omega-3 para disfrutar de un tentempié equilibrado.

Ingredientes:
    900 g de zanahorias picadas
    ½ cucharadita de semillas de alcaravea
    1 cucharadita de semillas de comino
    ¼ de taza de pasta de *harissa*
    1 cucharadita de paprika ahumada
    2 dientes de ajo
    ½ taza de nuez de la India
    2 cucharadas de aceite de oliva extra virgen, y un poco más para
        rociar antes de servir
    2 cucharaditas de vinagre de vino tinto
    Sal marina y pimienta negra recién molida

Preparación:

1. Llena una olla ancha con 5 cm de agua. Coloca una cesta de vapor en su interior y lleva a ebullición a fuego medio-alto. Pon las zanahorias en la cesta y tapa la olla. Hazlas al vapor durante 10 minutos, o hasta que estén suaves.

2. Mientras se cuecen las zanahorias, pon las semillas de alcaravea y comino en un sartén pequeño seca a fuego medio. Tuesta las especias de 2 a 3 minutos, moviéndolas con frecuencia, o hasta que desprendan aroma. Con la ayuda de un mortero, un molinillo de especias o un molinillo de café limpio, muele las especias sin llegar a reducirlas a polvo.

3. En el vaso de un procesador de alimentos o una licuadora de alta velocidad, pon las zanahorias, las semillas de comino y alcaravea, la pasta de *harissa*, la paprika, el ajo, la nuez de la India, el aceite de oliva, el vinagre, sal y pimienta. Mezcla hasta combinar bien los ingredientes. Rocía con aceite de oliva y sirve con *crackers* de linaza con finas hierbas (página 398) y verduras frescas de temporada.

DIP DE BETABEL Y ALTRAMUCES

Sin gluten, sin lácteos, sin soya, sin frutos secos
Tiempo: 25 minutos, más 90 minutos (como máximo) de horno
Cantidad: 4 tazas

Los altramuces se venden sobre todo en conserva, y se asocian a la mejora del control del azúcar en sangre debido a su contenido considerable en fibra y proteínas, y a su valor cero en carbohidratos netos (se calcula restando la fibra de los carbohidratos totales). El chucrut fermentado favorece la salud del microbioma intestinal y combina bien con la fibra prebiótica de los altramuces. EL betabel es una buena fuente de energía vital, ya que contiene altos niveles de nitrato que puede convertirse en óxido nítrico que dilata los vasos sanguíneos. Disfrútala en este *dip* con los *crackers* de linaza con finas hierbas (página 398) y verduras de temporada.

Ingredientes:

2 betabeles grandes (aproximadamente 560 g, o 450 g de betabel cocido)

1 frasco (425 g) de garbanzos, escurridos y enjuagados

1 taza de altramuces cocidos (por ejemplo, de la marca Brami), o de más garbanzos adicionales si no es posible conseguir altramuces

½ taza de tahini

4 dientes de ajo

2 cucharadas de aceite de oliva extra virgen, y un poco más para rociar antes de servir

½ taza de chucrut de betabel, con sus jugos, o de chucrut tradicional

½ cucharadita de comino molido

Sal marina y pimienta negra recién molida

Preparación:

1. Si utilizas betabel cocido, ve directamente al paso 2, si no, precalienta el horno a 205 °C. Envuelve el betabel con papel de aluminio y colócalo en una bandeja de horno pequeña con borde. Ásalo durante 60-90 minutos, hasta que esté suave y apenas ofrezca resistencia al picarlo con un cuchillo. Sácalos del horno y déjalos enfriar.

2. Cuando esté frío, pela y pica el betabel, y ponlo en el vaso de un procesador de alimentos. Añade los garbanzos, los altramuces, el tahini, el ajo, el aceite de oliva, el chucrut y el comino, y mezcla hasta obtener una textura homogénea. Sazona con sal y pimienta al gusto. Para servir, rocía con aceite de oliva y espolvorea con un poco más de pimienta molida. Sirve con los *crackers* de linaza con hierbas (página 398) y verduras frescas de temporada.

Conservación:

Guarda el *dip* en un recipiente hermético en el refrigerador hasta 7 días.

GALLETAS DE BRÓCOLI Y CEBOLLÍN CON QUESO

Sin gluten, sin soya
Tiempo: 45 minutos
Cantidad: 8 galletas

¡Una galleta llena de energía vital sin carbohidratos refinados! Similar a la coliflor, el brócoli es una potente fuente de isotiocianatos, unos poderosos compuestos que activan genes fundamentales para conseguir energía vital y que combaten el estrés oxidativo.

Ingredientes:
2 ½ tazas de arroz de brócoli, fresco o congelado
3 cucharadas de cebollín en juliana
3 huevos grandes
⅔ de taza de queso cheddar rallado o de levadura nutricional
1 ½ tazas de harina de almendras
1 cucharadita de levadura en polvo
¼ de cucharadita de ajo en polvo
½ cucharadita de sal marina
Pimienta negra recién molida

Preparación:
1. Precalentar el horno a 180 °C. Cubre con papel de hornear una bandeja apta con borde.
2. Mezcla el arroz de brócoli, el cebollín, los huevos y el queso en un *bowl* grande.
3. En otro recipiente, mezcla la harina de almendras, la levadura en polvo, el ajo en polvo, sal y pimienta. Incorpora los ingredientes secos a los húmedos y mezcla bien.
4. Con una cuchara para helados o una cuchara grande, distribuye la masa en 8 galletas uniformes. Hornea de 30 a 35 minutos, o hasta que la parte superior de las galletas esté dorada. (Si utilizas arroz de brócoli congelado, hornea 5 o 10 minutos más).

Conservación:
Guarda las galletas en un recipiente hermético, en el refrigerador, hasta 5 días.

ADEREZO LIMÓN-DIJON

Sin gluten, sin lácteos, sin frutos secos
Tiempo: 5 minutos
Cantidad: 1 taza (ocho raciones de 2 cucharadas)

Me gusta preparar un frasco de este aderezo y utilizarlo durante la semana en mi ensalada de hinojo y manzana (página 367), la ensalada arcoíris (página 368) y otros platillos. Preparar tu propio aderezo es una forma estupenda de evitar el azúcar oculta y otros aditivos de las versiones comerciales.

Ingredientes:
2 cucharadas de jugo de limón recién exprimido
2 cucharadas de vinagre de sidra de manzana
2 cucharadas de jugo de naranja recién exprimido
1 cucharada de mostaza de Dijon
1 cucharada de tamari
Sal marina y pimienta negra recién molida
½ taza de aceite de oliva extra virgen

Preparación:
1. Pon el jugo de limón, el vinagre, el jugo de naranja, la mostaza, el tamari, y sal y pimienta al gusto en un *bowl* mediano.
2. Sin dejar de batir, añade el aceite de oliva y mezcla hasta que el aderezo emulsione. Como alternativa, pon todos los ingredientes en un frasco con tapa hermética y agita durante 30 segundos o hasta que estén bien mezclados.

Conservación:
Guarda el aderezo en un recipiente hermético, el refrigerador, hasta 7 días.

ARROZ DE COLIFLOR SENCILLO

Sin gluten, sin lácteos, sin soya, sin frutos secos
Tiempo: 15 minutos
Raciones: 2-4

El arroz de coliflor es una fantástica base baja en carbohidratos y rica en fibra para una comida. Y tiene más del triple de fibra que el arroz blanco.

Ingredientes:
1 coliflor grande sin hojas
2 cucharaditas de aceite de oliva extra virgen
Sal marina

Preparación:
1. Trocea los ramitos y los tallos de la coliflor y ponlos en el vaso de un procesador de alimentos. Pícalos hasta que tengan aproximadamente el tamaño de granos de arroz.
2. En una olla mediana con tapa, calienta el aceite de oliva a fuego medio. Añade el arroz de coliflor y sal al gusto, y remueve bien.
3. Tapa la olla, baja el fuego y deja cocer de 4 a 6 minutos, o hasta que el falso arroz esté suave pero entero. Sirve de inmediato.

BROWNIES DE FRIJOLES NEGROS

Sin gluten, sin lácteos, sin soya
Tiempo: 45 minutos, más una noche en el refrigerador
Raciones: 12

Los polifenoles beneficiosos del cacao en polvo podrían ayudar a mantener unos niveles saludables de insulina, y los frijoles negros, ricos en fibra, contribuyen a equilibrar el de los dátiles.

Las chispas de chocolate sin azúcar edulcoradas con fruta del monje son opcionales, pero harán que estos *brownies* resulten todavía más apetecibles.

Ingredientes:

- 8 dátiles deshuesados y picados (no muy pequeños)
- ¾ de taza de cacao en polvo
- 1 frasco o lata (425 g) de frijoles negros, escurridos y enjuagados
- ½ taza de leche de coco entera
- 2 cucharadas de linaza molida
- 1 cucharadita de extracto de vainilla
- 1 cucharadita de levadura en polvo
- 1 cucharada de betabel en polvo
- ¼ de cucharadita de sal marina
- Aceite de coco sin refinar
- ½ taza de pepitas de chocolate edulcoradas con fruta del monje (opcional)
- Sal Maldon de grano

Preparación:

1. Precalienta el horno a 180 °C. Si los dátiles están secos, remójalos en agua caliente de 10 a 15 minutos para ablandarlos.
2. Pon los dátiles y el cacao en polvo en el vaso de un procesador de alimentos grande, y tritura hasta que los dátiles se deshagan. Añade los frijoles, la leche de coco, la linaza, la vainilla, la levadura en polvo, el betabel en polvo y la sal. Tritura todo hasta obtener una masa; raspa las paredes del vaso con una espátula de vez en cuando.
3. Engrasa con aceite de coco un molde de horno de 20×20 cm. Si utilizas pepitas de chocolate, mézclalas con la masa en un *bowl* grande. Reparte la masa en el molde, en una capa uniforme, con una espátula.
4. Hornea durante 35 minutos. Los *brownies* estarán bastante suaves y esponjosos cuando los saques del horno, pero su consistencia pasará a ser densa y húmeda durante la noche. Espolvoréalos con la sal de grano. Déjalos enfriar toda la noche en el refrigerador y sírvelos al día siguiente.

Conservación:

Guarda los *brownies* en un recipiente hermético, en el refrigerador, hasta 5 días.

CRUMBLE DE FRUTOS ROJOS CON NUEZ PECANA TOSTADA

Sin gluten, sin soya
Tiempo: 55 minutos
Raciones: 8

Esta cobertura de *crumble* es una combinación de harina de chufa, rica en fibra, y nueces pecanas, muy ricas en antioxidantes. Se trata de una gran alternativa al *crumble* tradicional elaborado con harina refinada.

Ingredientes:
- 6 tazas de frutos rojos variados congelados (por ejemplo, frambuesas, arándanos y fresas)
- ¾ de taza de harina de chufa
- ½ taza de nueces pecanas picadas
- 4 cucharadas (½ barrita) de mantequilla fría de leche orgánica, sin sal, cortada en cubos, o de aceite de coco
- 3 cucharadas de jarabe de maple
- 1 cucharadita de extracto de vainilla
- ¼ de cucharadita de sal marina
- ¼ de cucharadita de canela molida

Preparación:
1. Precalienta el horno a 180 °C. Pon los frutos rojos congelados en un sartén de hierro fundido de 26 cm o en una fuente de horno.
2. Mezcla la harina de chufa, las nueces pecanas, la mantequilla, el jarabe, la vainilla, la sal y la canela en un *bowl* grande. Mezcla el aceite o deshaz los trozos de mantequilla con un tenedor hasta obtener una consistencia arenosa.
3. Con una cuchara, reparte esta mezcla de manera uniforme sobre los frutos rojos y hornea de 40 a 45 minutos, o hasta que la parte superior esté dorada y los frutos rojos burbujeen.
4. Deja enfriar un poco el *crumble* antes de servir.

CRACKERS DE LINAZA CON FINAS HIERBAS

Sin lácteos, sin gluten, sin soya, sin frutos secos
Tiempo: 1 hora 30 minutos
Cantidad: unas 80 *crackers*

A diferencia de las galletas saladas tradicionales, estos *crackers* de linaza con finas hierbas te proporcionarán una sensación de energía porque estabilizan el azúcar en sangre y te aportan los beneficios de la fibra, los omega-3, las proteínas y los micronutrientes. La linaza es rica en ácidos grasos omega-3, que son antiinflamatorios y favorecen la elasticidad de las membranas celulares. Yo utilizo orégano en esta receta, pero no dudes en sustituirlo por tus hierbas secas favoritas (por ejemplo, romero, tomillo o salvia).

Ingredientes:
   2 tazas de linaza entera, bien molida con un molinillo de especias o
       un procesador de alimentos
   ½ taza de ajonjolí
   ¼ de taza de levadura nutricional
   ¼ de taza de cáscaras de *psyllium* enteras
   ½ cucharadita de ajo en polvo
   1 cucharadita de sal marina
   1 cucharadita de orégano seco

Preparación:
   1. Precalienta el horno a 165 °C. En un *bowl* grande, mezcla la linaza molida, el ajonjolí, la levadura nutricional, el *psyllium*, el ajo en polvo, la sal y el orégano. Añade 1 taza de agua y remueve para ligar bien todos los ingredientes.
   2. Prepara dos hojas de papel de hornear para una bandeja de horno grande o dos medianas. Coloca la mitad de la masa sobre una de las hojas de papel y cúbrela con la otra. Con un rodillo, extiende la masa hasta conseguir un grosor uniforme, de aproximadamente 3 mm. Repite con la otra mitad de la masa. Corta los *crackers* con un cuchillo, con el tamaño deseado. Si prefieres una forma más orgánica, puedes partir los *crackers* después de cocer la masa.

3. Hornea durante 1 hora y 15 minutos, o hasta que los *crackers* estén crujientes y muy dorados. La masa seguirá endureciéndose a medida que se enfríe.

PAY DE LIMÓN Y ALMENDRAS CON MERMELADA DE FRESA

Sin gluten, sin soya
Tiempo: 45 minutos
Raciones: 12

La harina de almendra, una nutritiva alternativa a la harina blanca ultrarrefinada de la mayoría de la repostería, es rica en proteínas, grasas saludables y nutrientes vitales como la vitamina E y el magnesio. La cobertura de fresas, ricas en antioxidantes, aprovecha el dulzor natural de la fruta para prescindir del azúcar.

Ingredientes:
4 cucharadas (½ barrita) de mantequilla de leche orgánica sin sal, derretida, y un poco más para el molde
2 tazas de harina de almendra extrafina
½ taza de edulcorante de fruta del monje, como Lakanto
1 cucharadita de levadura en polvo
½ cucharadita de bicarbonato de sodio
¼ de cucharadita de sal
4 huevos grandes
1 cucharadita de extracto de vainilla
Ralladura y jugo de 2 limones

MERMELADA DE FRESA:
3 tazas de fresas, sin tallos y cortadas en cuartos
Una pizca de sal
½ cucharadita de extracto de vainilla
½ cucharadita de polvo de pétalos de rosa (opcional)

Preparación:

1. Precalienta el horno a 180 °C. Cubre con papel de horno el fondo de un molde de 23 cm (puede ser desmontable). Engrasa los lados del molde con mantequilla.

2. En un *bowl* grande, mezcla la harina de almendras, el edulcorante, la levadura, el bicarbonato y la sal. En un *bowl* mediano, bate los huevos e incorpora la mantequilla derretida, la vainilla, la ralladura y el jugo de limón. Añade la mezcla húmeda a la seca y bate hasta que la masa quede bien ligada.

3. Vierte la masa en el molde preparado. Hornea en el estante central de 25 a 30 minutos, o hasta que un palillo o un cuchillo insertado en el centro salga limpio.

4. Mientras tanto, prepara la mermelada de fresa. Pon las fresas, la sal, la vainilla y ¼ de taza de agua en un cazo mediano, y lleva a ebullición a fuego medio-alto. Deja cocer la mezcla de 15 a 18 minutos, o hasta que las fresas estén blandas y el líquido se haya reducido y presente una consistencia de jarabe. Retira del fuego y añade el polvo de pétalos de rosa, si lo utilizas.

5. Deja enfriar el pay unos 25 minutos. Sácalo del molde desmontable o vuélcalo sobre un plato. Sirve las porciones con una cucharada o dos de mermelada de fresa.

Consejo:

¡Utiliza la masa para preparar panquecitos! Solo tienes que hornear en un molde para panquecitos de 18 a 22 minutos, o hasta que salga limpio un palillo insertado en el centro.

TIRAS DE JÍCAMA AL HORNO CON CÁTSUP CASERA Y ALIOLI CON PEREJIL

Sin gluten, sin lácteos, sin soya, sin frutos secos
Tiempo: 45 minutos
Raciones: 2-4

La jícama es un tubérculo rico en inulina, una fibra beneficiosa para la diversidad del microbioma intestinal. Con mi cátsup casera y mi alioli con perejil, podrás disfrutar de todo el sabor de tus condimentos favoritos sin ninguno de los azúcares procesados o los aceites de semillas poco saludables que forman parte de las versiones comerciales.

Ingredientes:

1 jícama mediana (aproximadamente 680 g), pelada y cortada en tiras (como papas fritas) de 6.5 mm de grosor
1 cucharada de aceite de oliva extra virgen
½ cucharadita de sal marina
¼ de cucharadita de pimienta negra recién molida

Alioli con perejil:

1 yema de huevo grande
1 diente de ajo picado y machacado hasta obtener una pasta
1 cucharadita de jugo de limón recién exprimido
1 cucharadita de mostaza de Dijon
1 cucharada de perejil de hoja plana fresco muy picado
¼ de cucharadita de sal marina
⅓ de taza de aceite de aguacate sin refinar

Cátsup:

1 dátil deshuesado
¼ de taza de pasta de jitomate
1 cucharada de vinagre de vino tinto
¼ de cucharadita de ajo en polvo
¼ de cucharadita de sal marina

Preparación:

1. Precalienta el horno a 220 °C. Llena una olla ancha con 5 cm de agua. Coloca una cesta de vapor en la olla y lleva el agua a ebullición a fuego medio-alto. Añade las tiras de jícama y hazlas al vapor de 8 a 10 minutos, o hasta que estén suaves, pero firmes. Escúrrelas.
2. En una bandeja de horno grande con borde, mezcla las tiras de jícama con el aceite de oliva, sal y pimienta. Extiéndelas en una sola capa. Hornea durante 30 minutos, dando la vuelta a los 15 minutos, hasta que las tiras estén doradas y crujientes en los bordes.

3. Prepara el alioli con perejil. Bate la yema de huevo, el ajo machacado, el jugo de limón, la mostaza, el perejil y la sal en un *bowl* mediano. Sin dejar de batir, añade el aceite de aguacate poco a poco hasta que la mayonesa espese y el aceite quede bien incorporado.
4. Prepara la cátsup. Remoja el dátil en agua caliente de 10 a 15 minutos para que se ablande. Escúrrelo. En un procesador de alimentos pequeño, mezcla la pasta de jitomate, ¼ de taza de agua, el vinagre, el dátil, el ajo en polvo y la sal.
5. Sirve las tiras de jícama recién sacadas del horno con el alioli con perejil y la cátsup.

CHIPS DE BETABEL AMARILLO CON SAL Y VINAGRE

Sin gluten, sin lácteos, sin soya, sin frutos secos
Tiempo: 1 hora
Raciones: 6

Estas chips son el sustituto perfecto de las papas fritas. El betabel es rico en folato, manganeso, potasio y fibra. Además, al hornearlo con aceite de oliva extra virgen en lugar de freírlo en aceite vegetal se reducen las posibilidades de provocar inflamación y estrés oxidativo en el organismo.

Ingredientes:
 3 o 4 betabeles amarillos medianos (aproximadamente 680 g)
  raspadas o peladas
 Aceite de oliva extra virgen
 1 cucharadita de vinagre de sidra de manzana
 ¼ de cucharadita de ajo en polvo
 ¼ de cucharadita de cebolla en polvo
 Sal marina y pimienta negra recién molida

Preparación:

1. Precalienta el horno a 150 °C. Corta el betabel en rodajas muy finas, aproximadamente de 1.5 mm de grosor, con una mandolina o un cuchillo afilado.

2. Engrasa ligeramente dos bandejas de horno con borde con aceite de oliva, lo justo para evitar que el betabel se pegue mientras se hornea. En un *bowl* grande, mezcla las chips con el vinagre, el ajo en polvo, la cebolla en polvo y sal y pimienta al gusto. Colócalas en las bandejas de horno en una sola capa.

3. Hornea de 40 a 55 minutos, o hasta que las chips estén crujientes y doradas. Sácalas del horno y déjalas enfriar por completo antes de servir.

AGRADECIMIENTOS

En primer lugar, queremos dar las gracias a Gayle Means, nuestra querida madre. Decidimos escribir este libro en los días posteriores a su muerte, porque fueron días llenos de pasión por perpetuar su ejemplo de energía vital y empujados por el deseo de ayudar a otras personas a entender su salud y aprender a evitar muertes prematuras y prevenibles.

Gracias a nuestro padre, Grady Means, por ser nuestra inspiración para vivir según los principios descritos en este libro: haciendo ejercicio, escribiendo, navegando, haciendo *bodysurfing*, saliendo de excursión, riendo, creciendo, dedicándose a la jardinería, aprendiendo y practicando la gratitud a sus setenta y siete años. Eres nuestro héroe. Gracias.

Este libro no existiría sin Leslie, la mujer de Calley y mejor amiga de Casey. Gracias por ser nuestro apoyo, consejera y terapeuta incansable durante todo este proceso, y también por ser nuestro modelo de energía vital con el amor y la trayectoria de crecimiento constante que muestras cada día. Durante el proceso de escritura, Leslie dio a luz a Roark, que nos inspira con su alegría y con un asombro ante el mundo al que todos deberíamos aspirar. Gracias a la increíble pareja de Casey, Brian, que ha sido su roca durante el último año y que aporta energía vital a su vida en todo momento.

Gracias a nuestro agente, Richard Pine, por creer en nosotros y por sus consejos fundamentales para dar forma a este libro, y a Eliza Rothstein por su apoyo. Gracias también a Lucia Watson por ser para nosotros un modelo de lo que significa ser una editora brillante y colaboradora.

Escribimos este libro mientras poníamos en marcha *startups* vinculadas a la misión de la salud metabólica, y no podríamos haberlo hecho sin el apoyo de nuestros cofundadores y equipos. De Casey, en Levels: Sam Corcos, Josh Clemente y el incansable equipo que amplifica el mensaje de la salud metabólica a diario (Mike H., Jackie, Tony, Tom, Mike D., Soporte, Crecimiento, Producto, Ingeniería, I+D, Athena y todos los demás que han formado parte del viaje: el mundo es metabólicamente más sano gracias a ustedes). De Calley, en TrueMed: Justin Mares y equipo.

Gracias a nuestros amigos que leyeron el libro y nos proporcionaron comentarios y un apoyo inestimable: entre ellos, Carrie Denning, Fiona O'Donnell McCarthy, Steph Bell, Emily Azer, Ann Voorhees y Nick Alexander. Gracias a Sonja Manning por su amistad y su apoyo en tantos aspectos del libro. Gracias a Kimber Crowe y Sally Nicholson por sus comentarios iniciales sobre el libro y por toda una vida de amor y apoyo. Gracias a Dhru Purohit por su apoyo continuo y por inspirarnos en los negocios, la salud, la escritura y la vida.

Este libro no habría sido posible sin los líderes con visión de futuro en el campo de la medicina que nos inspiraron para dedicar nuestras vidas a esta causa: en especial, los doctores Mark Hyman, Robert Lustig, David Perlmutter, Sara Gottfried, Dom D'Agostino, Terry Wahls, Ben Bikman, Molly Maloof y David Sinclair.

Admiramos profundamente el trabajo de los innumerables pioneros de la salud, la nutrición, el *biohacking* y la agricultura regenerativa que han forjado su propio camino, nos han inspirado profundamente y han creado contenido significativo con nosotros: entre ellos, los doctores Rick Johnson, Will Cole, Tyna Moore, Austin Perlmutter, Gabrielle Lyon, Steve Gundry, Chris Palmer, Howard Luks, Kevin Jubbal, Philip Ovadia, Ken Berry, David Cistola y Bret Scher, así como Jeff Krasno, Shawn Stevenson, Kayla Barnes, Chase Chewning, Louisa Nicola, Kelly LeVeque, Mona Sharma, Jason y Colleen Wachob, Jillian Michaels, Dave Asprey, Carrie Jones, Kara Fitzgerald, Kimberly Snyder (y Jon Bier), Ben Greenfield, Ronit Menashe, Vida Delrahim, Kristen Holmes, Nora LaTorre, Courtney Swan, Sarah Villafranco, Michael Brandt, Mariza Snyder, Molly Chester, Will Harris, Lewis Howes, Max Lugavere, Tom Bilyeu, Liz Moody y tantos otros héroes de los medios de comunicación, los pódcast, la alimentación, el bienestar, la salud y los espacios empresariales que trabajan para crear un mundo mejor. Todos nos han ayudado a difundir el mensaje de la salud fundamental en los últimos años y estamos enormemente agradecidos.

Gracias a Amely Greeven por su ayuda inicial con el libro, a Ashley Lonsdale por colaborar con nosotros en las deliciosas recetas, a Jen Chesak por la corrección de estilo y a Monica Nelson, Nina Bautista, Vika Miller, Sabrina Horn, Robbie Crabtree y Ezzie Spencer por su asesoramiento personal y su apoyo decisivos durante el proceso de escritura y publicación.

Y, lo que es más importante, gracias a los lectores que se encuentran en la misión (como nosotros) de tomar las riendas de su salud. No se nos ocurre un viaje más importante en la vida que alcanzar nuestro potencial ilimitado y nuestra máxima energía vital.

SIGLAS

ACA	Ley del Cuidado de Salud a Bajo Precio (siglas inglesas)
ADH	hormona antidiurética (siglas inglesas)
AGV	ácidos grasos volátiles [SCFA, en inglés]
AINE	antiinflamatorios no esteroideos
AIP	dieta del protocolo autoinmune (siglas inglesas)
ALA	ácido alfa-linolénico
ALT	alanina aminotransferasa
AMP	monofosfato de adenosina (siglas inglesas)
AMPK	proteína quinasa activada por AMP (siglas inglesas)
AOS	apnea obstructiva del sueño
ApoB	apolipoproteína B-100
AST	aspartato transaminasa
AUC	área bajo la curva
BHA	butilhidroxianisol
BPA	bisfenol A (siglas inglesas)
BPC	bifenilos policlorados [PCB, en inglés]
BVO	aceite vegetal bromado (siglas inglesas)
CCK	colecistoquinina (siglas inglesas)
CDC	Centros para el Control y Prevención de Enfermedades (siglas inglesas)
CDR	cantidad diaria recomendada
CDR	respuesta de peligro celular (siglas inglesas)
CGM	monitor continuo de glucosa (siglas inglesas)
CRP	proteína C-reactiva (siglas inglesas)
CTE	cadena de transporte de electrones
DE	disfunción eréctil
DEXA	absorciometría con rayos X de doble energía (siglas inglesas)
DFA	difosfato de adenosina [ADP, en inglés]

DHA	ácido docosahexaenoico (siglas inglesas)
EHGNA	enfermedad del hígado graso no alcohólico [NAFLD, en inglés]
EIA	experiencias infantiles adversas
EII	enfermedad intestinal inflamatoria [IBD, en inglés]
EPA	ácido eicosapentaenoico (siglas inglesas)
EPOC	enfermedad pulmonar obstructiva crónica
EWG	Grupo de Trabajo Medioambiental (siglas inglesas)
FIV	fecundación *in vitro*
FTC	Comisión Federal de Comercio (siglas inglesas)
GGT	gamma glutamil transferasa
GLP-1	péptido similar al glucagón tipo 1 (siglas inglesas)
GLUT4	transportadora de glucosa tipo 4 (siglas inglesas)
GRAS	«considerado un general como seguro» (siglas inglesas)
HDL	lipoproteínas de alta densidad (siglas inglesas)
HF	hipercolesterolemia familiar
HIIT	entrenamiento segmentado de alta intensidad (siglas inglesas)
HOMA-IR	modelo de evaluación homeostático de la resistencia a la insulina (siglas inglesas)
HS	hidradenitis supurativa
hsCRP	proteína C-reactiva de alta sensibilidad (siglas inglesas)
HSP70	proteína de *shock* térmico 70 (siglas inglesas)
HSS	hipotalámico-hipofisario-suprarrenal (siglas inglesas)
IDL-C	lipoproteína de densidad intermedia
IECA	enzima convertidora de la angiotensina
IL-6	interleucina 6
IMC	índice de masa corporal [BMI, en inglés]
ISRS	inhibidor selectivo de la recaptación de serotonina
LDL	lipoproteínas de baja densidad (siglas inglesas)
LDL-C	colesterol de lipoproteínas de baja densidad (siglas inglesas)
Lp (a)	lipoproteína (a)
MDMA	metilendioximetanfetamina («éxtasis»)
MHCP	polímero metil hidroxichalcona
MIPS	Sistema de Pago de Incentivos Basado en el Mérito (siglas inglesas)

NAD+	dinucleótido de nicotinamida y adenina (siglas inglesas)
NADP+	nicotinamida adenina dinucleótido fosfato (siglas inglesas)
NEAT	termogénesis sin ejercicio
NF-κB	factor nuclear potenciador de las cadenas ligeras kappa de las células B activadas (siglas inglesas)
NIH	National Institutes of Health
NSQ	núcleo supraquiasmático
OGTT	prueba oral de tolerancia a la glucosa (siglas inglesas)
ORL	otorrinolaringología
oxLDL	lipoproteínas de baja densidad oxidadas (siglas inglesas)
PCR	reacción en cadena de la polimerasa (siglas inglesas)
PFAS	sustancias perfluoroalquiladas y polifluoroalquiladas (siglas inglesas)
POP	contaminantes orgánicos persistentes (siglas inglesas)
QPP	Programa de Pago por Calidad (siglas inglesas)
RVU	unidades de valor relativo (siglas inglesas)
SII	síndrome del intestino irritable
SNAP	Programa Asistencial de Nutrición Suplementaria (siglas inglesas)
SNC	sistema nervioso central
SNPS	sistema nervioso parasimpático
SNS	sistema nervioso simpático
SOP	síndrome ovárico poliquístico [POS, en inglés]
SPM	síndrome premenstrual [PMS, en inglés]
SPM	mediadores resolutivos especializados (siglas inglesas)
TDAH	trastorno de déficit de atención con hiperactividad [ADHD, en inglés]
TEPT	trastorno por estrés postraumático
TFA	trifosfato de adenosina [ATP, en inglés]
TNF-α	factor de necrosis tumoral alfa
TRF	alimentación con restricción de tiempo (siglas inglesas)
UBE	Unidad de bebida estándar
UCP1	proteína desacoplante 1 (siglas inglesas)
UCSF	Universidad de California-San Francisco
VLDL-C	lipoproteína de muy baja densidad (siglas inglesas)
VRC	variabilidad del ritmo cardiaco [HRV, en inglés]

ÍNDICE ONOMÁSTICO Y DE MATERIAS

Podrás encontrar todas las referencias bibliográficas del libro en línea en <https://www.planetadelibros.com/libro-energia-vital/412757#contenido-extra>.

ACERCA DE LOS AUTORES

Casey Means es médica y cofundadora de Levels, una empresa de tecnología de la salud cuya misión es revertir la crisis mundial de salud metabólica. Se graduó con honores de la Universidad de Stanford, donde posteriormente impartió clases sobre salud metabólica y tecnología médica, y completó sus estudios de Medicina y su formación en Cirugía de Cabeza y Cuello en la Universidad de Ciencias y Salud de Oregón. Casey dejó la medicina tradicional para dedicarse a abordar las causas fundamentales de las enfermedades.

Calley Means, cofundador de TrueMed, es defensor de las políticas de cambio en los incentivos en salud. Se graduó de Stanford y de la Harvard Business School.